临床内科疾病诊断与药物治疗

辛春雷　李　妍　刘景峰
庄　园　郑　梅　张建忠 ◎ 主编

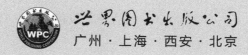

世界图书出版公司
广州·上海·西安·北京

图书在版编目（CIP）数据

临床内科疾病诊断与药物治疗/辛春雷等主编. --
广州 ：世界图书出版广东有限公司,2023.3
　　ISBN 978-7-5192-9890-6

　　Ⅰ．①临… Ⅱ．①辛… Ⅲ．①内科-疾病-诊疗②内科-
疾病-药物疗法 Ⅳ.①R5

中国版本图书馆CIP数据核字(2022)第162711号

书　　名	临床内科疾病诊断与药物治疗
	LINCHUANG NEIKE JIBING ZHENDUAN YU YAOWU ZHILIAO
主　　编	辛春雷 李 妍 刘景峰 庄 园 郑 梅 张建忠
责任编辑	曹桔方
装帧设计	雅卓设计
责任技编	刘上锦
出版发行	世界图书出版有限公司　世界图书出版广东有限公司
地　　址	广州市新港西路大江冲25号
邮　　编	510300
电　　话	020-84460408
网　　址	http://www.gdst.com.cn
邮　　箱	wpc_gdst@163.com
经　　销	各地新华书店
印　　刷	广州小明数码快印有限公司
开　　本	787mm×1092mm　　　　1/16
印　　张	17.75
字　　数	520千字
版　　次	2023年3月第1版　　2023年3月第1次印刷
国际书号	ISBN 978-7-5192-9890-6
定　　价	68.00 元

编 委 会

前　言

内科学是临床医学的一个专科,几乎是所有其他临床医学的基础,故有医学之母之称。随着现代生活水平的提升,人民群众对健康的需求越来越高,对医师的要求也越来越高,然而内科学临床研究日新月异,各种新理论、新治疗观念不断出现,且内科疾病病种多、病情复杂,如何全面、准确地掌握内科常见病、多发病诊疗常规是内科医生当下面临的重大挑战。

本书内容侧重于临床实用,较为细致地阐述了各种内科常见病、多发病的临床诊断与内科治疗技术,力求准确把握医学发展的脉络,做到推陈出新,尽可能展示内科诊疗学最新的进展。本书理论知识与临床实践紧密结合,内容丰富翔实,文字精练,便于查阅,希望本书能为临床内科医师的工作带来实质性的便利。

由于编者的水平有限,书中若有不足之处,敬请各位读者提出宝贵意见。

目　录

第一章

呼吸内科疾病

第一节　急性上呼吸道感染

急性上呼吸道感染简称上感，为外鼻孔至环状软骨下缘，包括鼻腔、咽或喉部急性炎症的概称，是呼吸道最常见的一种传染病。主要病原体是病毒，少数由细菌引起。患者不分年龄、性别、职业和地区，免疫功能低下者易感。本病全年皆可发病，冬、春季节多发，多为散发，但常在气候突变时小规模流行。人体对其感染后产生的免疫力较弱、短暂，病毒间也无交叉免疫，故可反复发病。主要通过患者喷嚏和含有病毒的飞沫经空气传播或经污染的手和用具接触传播。通常病情较轻、病程短，可自愈，预后良好。不仅具有较强的传染性，而且少数可引起严重并发症。

急性上呼吸道感染通常分为普通感冒、流行性感冒（归入传染病）、急性鼻窦炎、急性咽炎、急性扁桃体炎、急性喉炎、急性会厌炎和急性中耳炎等疾病，其中急性鼻窦炎和急性中耳炎通常归入耳鼻喉科专科处理。

急性上呼吸道感染可以造成很大的经济负担。据美国资料显示，仅仅是普通感冒每年可导致 23 亿天的误学、25 亿天的误工，每年因普通感冒就诊的人次为 27 亿人次，每年用于缓解咳嗽等感冒症状的非处方药物费用近 20 亿美元，而抗菌药物的费用 22.7 亿美元。另外，并发症治疗及引起原发病恶化等使得医疗费用明显增加，加重了疾病负担。

一、病因及发病机制

急性上呼吸道感染有 70%～80% 由病毒引起，主要有鼻病毒、腺病毒、呼吸道合胞病毒、流感病毒（甲、乙、丙）、副流感病毒、冠状病毒等。另有 20%～30% 由细菌引起，细菌感染既可以是原发的，也可以继发于病毒感染，以溶血性链球菌为最常见，其次是流感嗜血杆菌、金黄色葡萄球菌、肺炎链球菌、卡他莫拉菌等，偶见革兰阴性杆菌。肺炎支原体和肺炎衣原体较少见。

接触病原体后是否发病，还取决于传播途径和人群易感性。各种可导致全身或呼吸道局部防御功能降低的因素，如受凉、气温变化、淋雨、疲劳等，致使原已存在于上呼吸道的病毒或细菌迅速繁殖或者直接接触含有病原体的患者喷嚏、空气，以及污染的手和用具诱发本病。老幼体弱，免疫功能低下或有慢性呼吸道疾病，如鼻窦炎、扁桃体炎者更易发病。

二、病理生理

组织学上无明显病理改变,可出现上皮细胞的破坏。当病毒到达咽喉部腺体区时,病毒与气道上皮细胞特异性结合。病毒在呼吸道的上皮细胞及局部淋巴组织中复制,引起细胞病变及炎症反应。病毒感染后释放的炎性介质包括激肽、白三烯、IL-1、IL-6、IL-8 和 TNF-α 等,导致血管通透性增加,使鼻腔及咽黏膜充血、水肿、上皮细胞破坏,伴单核细胞浸润,有浆液性及黏液性渗出。临床上出现流清涕、鼻塞等呼吸道症状,并产生发热、全身疼痛等全身症状。症状往往在病毒感染机体后的 16h 内出现,并在 24～48h 达高峰,在 2～3d 达到病毒排出高峰。继发细菌感染者可有中性粒细胞浸润及脓性分泌物。

三、临床表现

根据病因不同,临床表现可有不同的类型。

(一)普通感冒

普通感冒俗称"伤风",又称急性鼻炎或上呼吸道卡他,以鼻咽部卡他症状为主要表现。成人多为鼻病毒引起,其次为副流感病毒、呼吸道合胞病毒、埃可病毒、柯萨奇病毒等。起病较急,初期有咽干、咽痒或烧灼感,发病同时或数小时后,可有喷嚏、鼻塞、流清水样鼻涕,2～3d后变稠。可伴咽痛,有时由于耳咽管炎使听力减退,也可出现流泪、味觉迟钝、呼吸不畅、声嘶、轻微咳嗽等。一般无发热及全身症状或仅有低热、不适、轻度畏寒和头痛。检查可见鼻腔黏膜充血、水肿、有分泌物,咽部轻度充血。如无并发症,一般 5～7d 后痊愈。

(二)流行性感冒

流行性感冒简称"流感",是由流行性感冒病毒引起。潜伏期 1～2d,最短数小时,最长 3d。起病多急骤,症状变化很多,主要以全身中毒症状为主,呼吸道症状轻微或不明显。临床表现和轻重程度差异颇大。

1.单纯型

最为常见,先有畏寒或寒战、发热,继之全身不适,腰背发酸、四肢疼痛,头昏、头痛。部分患者可出现食欲缺乏、恶心、便秘等消化道症状。发热可高达 39～40℃,一般持续 2～3d。大部分患者有轻重不同的喷嚏、鼻塞、流涕、咽痛、干咳或伴有少量黏液痰,有时有胸骨后烧灼感、紧压感或疼痛。年老体弱的患者,症状消失后体力恢复慢,常感软弱无力、多汗,咳嗽可持续1～2 周或更长。体格检查:患者可呈重病容,衰弱无力,面部潮红,皮肤上偶有类似麻疹、猩红热、荨麻疹样皮疹,软腭上有时有点状红斑,鼻咽部充血水肿。本型中轻者,全身和呼吸道症状均不显著,病程仅 1～2d,颇似一般感冒,单从临床表现颇难确诊。

2.肺炎型

本型常发生在两岁以下的小儿或原有慢性基础疾患,如二尖瓣狭窄、肺心病、免疫力低下以及孕妇、年老体弱者。其特点是在发病后 24h 内可出现高热、烦躁、呼吸困难、咯血痰和明显发绀。全肺可有呼吸音减低、湿啰音或哮鸣音,但无肺实变体征。X 线胸片可见双肺广泛小结节性浸润,近肺门较多,肺周围较少。上述症状可进行性加重,抗菌药物无效。病程 1 周至 1

个月余,大部分患者可逐渐恢复,也可因呼吸循环衰竭在5～10d死亡。

3.中毒型

较少见。肺部体征不明显,具有全身血管系统和神经系统损害,有时可有脑炎或脑膜炎表现。临床表现为高热不退、神志昏迷,成人常有谵妄,儿童可发生抽搐。少数患者由于血管神经系统紊乱或肾上腺出血,导致血压下降或休克。

4.胃肠型

主要表现为恶心、呕吐和严重腹泻,病程2～3d,恢复迅速。

(三)以咽炎为主要表现的感染

1.病毒性咽炎和喉炎

由鼻病毒、腺病毒、流感病毒、副流感病毒,以及肠病毒、呼吸道合胞病毒等引起。临床特征为咽部发痒和灼热感,疼痛不持久,也不突出。当有吞咽疼痛时,常提示有链球菌感染,咳嗽少见。急性喉炎多为流感病毒、副流感病毒及腺病毒等引起,临床特征为声嘶、讲话困难、咳嗽时疼痛,常有发热、咽炎或咳嗽。体检可见喉部水肿、充血,局部淋巴结轻度肿大和触痛,可闻及喘鸣音。

2.疱疹性咽峡炎

常由柯萨奇病毒A引起,表现为明显咽痛、发热,病程约为1周。检查可见咽充血,软腭、悬雍垂、咽及扁桃体表面有灰白色疱疹及浅表溃疡,周围有红晕。多于夏季发病,多见于儿童,偶见于成人。

3.咽结膜热

主要由腺病毒、柯萨奇病毒等引起。临床表现有发热、咽痛、畏光、流泪、咽及结膜明显充血。病程4～6d,常发生于夏季,游泳中传播。儿童多见。

4.细菌性咽-扁桃体炎

多由溶血性链球菌引起,次为流感嗜血杆菌、肺炎链球菌、葡萄球菌等引起。起病急,明显咽痛,畏寒,发热,体温可达39℃以上。检查可见咽部明显充血,扁桃体肿大、充血,表面有黄色点状渗出物,颌下淋巴结肿大、压痛,肺部无异常体征。

四、实验室检查

(一)血常规

病毒性感染,白细胞计数多为正常或偏低,淋巴细胞比例升高。细菌感染者白细胞计数和中性粒细胞增多以及核左移。

(二)病毒和病毒抗原的测定

视需要可用免疫荧光法、酶联免疫吸附法、血清学诊断和病毒分离鉴定,以判断病毒的类型,区别病毒和细菌感染。细菌培养可判断细菌类型和进行药物敏感试验。

(三)血清 PCT 测定

有条件的单位可检测血清 PCT,有助于鉴别病毒性感染和细菌性感染。

五、诊断和鉴别诊断

(一)诊断

根据病史、流行情况、鼻咽部发生的症状和体征,结合周围血象和胸部 X 线检查可做出临床诊断。进行细菌培养和病毒分离,病毒血清学检查、免疫荧光法、酶联免疫吸附法、血凝抑制试验等,可能确定病因诊断。

(二)鉴别诊断

1.流行性感冒(以下简称流感)

起病急,具有较强的传染性,以全身中毒症状为主,呼吸道症状较轻。老年人及伴有慢性呼吸道疾病、心脏病者易并发肺炎。普通感冒与流感的鉴别诊断如表 1-1-1 所示。

表 1-1-1 普通感冒与流感的鉴别诊断

症状	普通感冒	流感
发热	少见	常见
鼻塞	很常见,且通常在 1 周内症状自然缓解	常见
打喷嚏	常见	常见
咽痛	常见	常见
头痛	少见	非常常见
咳嗽	通常为间断的、排痰性(有黏液产生)咳嗽	通常为间断性干咳
寒战	少见	有轻-中度恶寒症状
疲倦	较轻微	通常为中度疲倦,且常伴有乏力
胸部不适	轻-中度	中度

2.急性细菌性鼻窦炎

致病菌多为肺炎链球菌、流感嗜血杆菌、葡萄球菌、大肠埃希菌及变形杆菌等,临床多见混合感染。多在病毒性上呼吸道感染后症状加重。主要症状为鼻塞、脓性鼻涕增多、嗅觉减退和头痛。急性鼻窦炎患者可伴有发热和全身不适症状。

3.过敏性鼻炎

分为季节性和常年性,多于接触过敏原(如花粉等)后出现症状,主要症状为阵发性喷嚏、流清水样鼻涕,发作过后如健康人。仅表现为鼻部症状或感疲劳,一般无发热等全身症状,且病程较长,常年反复发作或季节性加重。普通感冒与急性鼻窦炎、过敏性鼻炎的鉴别诊断如表 1-1-2 所示。

表 1-1-2 普通感冒与急性鼻窦炎、过敏性鼻炎的鉴别诊断

普通感冒

1.以鼻部卡他症状为主,初期也可有咽部不适或咽干,咽痒或烧灼感

2.四肢酸痛和头痛等全身症状较轻

3.诊断主要依据典型的临床症状

急性鼻窦炎

1.致病菌多为肺炎链球菌、流感嗜血杆菌、葡萄球菌等,临床多见混合感染

2.多于病毒性上呼吸道感染后症状无改善或加重

3.主要症状为鼻塞,脓性鼻涕增多,嗅觉减退和头痛

4.急性鼻窦炎患者可伴发热及全身不适症状

过敏性鼻炎

1.分为季节性和常年性,多于接触过敏原(如花粉等)后出现症状,主要症状为阵发性喷嚏,流清水样鼻涕,发作过后如正常人

2.仅表现为鼻部症状或感到疲劳,一般无发热等症状,且病程较长,常年反复发作或季节性加重

4.链球菌性咽炎

主要致病菌为 A 组溶血性链球菌。其症状与病毒性咽炎相似,发热可持续3～5d,所有症状将在 1 周内缓解。好发于冬、春季节;以咽部炎症为主,可有咽部不适、发痒、灼热感、咽痛等,可伴有发热、乏力等;检查时有咽部明显充血、水肿,颌下淋巴结肿大并有触痛。链球菌型咽炎的诊断主要靠咽拭子培养或抗原快速检测。

5.疱疹性咽峡炎

多发于夏季,常见于儿童,偶见于成人;咽痛程度较重,多伴有发热,病程约 1 周;有咽部充血、软腭、腭垂、咽及扁桃体表面有灰白色疱疹及浅表溃疡,周围环绕红晕;病毒分离多为柯萨奇病毒 A。

6.急性传染病前驱症状

比如麻疹、脊髓灰质炎、脑炎、肝炎、心肌炎等病,患病初期可有鼻塞、头痛等类似症状,应予重视。如果在上呼吸道症状 1 周内,呼吸道症状减轻但出现新的症状,需进行必要的实验室检查,以免误诊。

六、治疗

(一)治疗原则

本病的治疗原则以对症处理为主。首选口服药物,一般不需要静脉补液。对于急性上呼吸道病毒感染不应用抗菌药物,可选用口服制剂的中成药。同时戒烟,注意休息,多饮水,保持室内空气流通和防治继发细菌感染。

(二)治疗方法及具体措施

1.对症治疗

(1)休息:发热、病情较重或年老体弱的患者应卧床休息,多饮水,保持室内空气流通和防止受寒。

(2)对症药物治疗:急性上呼吸道感染使用药物治疗时应以对症治疗药物为主,且首选口服药物,避免无根据地盲目静脉补液。静脉补液仅适用于以下几种情况:①因感染导致患者原

有基础疾病加重或出现并发症,需要静脉给药;②由于患者严重腹泻或高热导致脱水、电解质紊乱,需补充水和电解质;③由于胃肠不适、呕吐而无法进食,需要通过补液维持身体基础代谢。

1)解热镇痛:主要针对普通感冒患者的发热、咽痛和全身酸痛等症状,可酌情应用解热镇痛类药物,如对乙酰氨基酚、布洛芬等。该类药物通过减少前列腺素合成,使体温调节中枢产生周围血管扩张、出汗与散热而发挥解热作用,通过阻断痛觉神经末梢的冲动而产生镇痛作用。对乙酰氨基酚是其中较为常用的药物,但应注意对乙酰氨基酚超量使用可能造成肝损伤甚至肝坏死。有报道,布洛芬可增加感染的严重性。

2)缓解鼻塞:对于有鼻塞和鼻黏膜充血、水肿及咽痛等症状者,既可应用盐酸伪麻黄碱等选择性收缩上呼吸道黏膜血管的药物,对血压的影响较小,也可用1‰麻黄碱滴鼻。一般连续使用不宜超过7d。

3)抗过敏:对于有频繁喷嚏、流涕量多等症状的患者,可酌情选用第一代抗组胺药马来酸氯苯那敏或苯海拉明等。该类药物具有穿过血脑屏障、渗透入中枢神经细胞与组胺受体结合的能力,因其具有一定程度的抗胆碱作用,通过阻断组胺受体抑制小血管扩张,降低血管通透性,有助于减少分泌物、减轻咳嗽症状,因此,推荐其为急性上呼吸道感染的首选药物。该类药物的常见不良反应包括嗜睡、疲乏等,从事车船驾驶、登高作业或操作精密仪器等行业工作者慎用。为了减轻这类药物引起的头晕、嗜睡等不良反应,宜在临睡前服用。第二代抗组胺药尽管具有非嗜睡、非镇静的优点,但因其无抗胆碱的作用,故不能镇咳。抗组胺的鼻喷剂局部作用较强,而全身不良反应较少。

4)镇咳:对于咳嗽症状较为明显者,可予镇咳药。常用的镇咳药根据其药理学作用特点分为两大类。

A.中枢性镇咳药:常用的中枢性镇咳药为吗啡类生物碱及其衍生物。该类药物直接抑制延髓咳嗽中枢而产生镇咳作用。根据其是否具有成瘾性和麻醉作用,又可分为依赖性和非依赖性两类。依赖性镇咳药:可待因,可直接抑制延髓中枢,镇咳作用强而迅速,并具有镇痛和镇静作用。由于具有成瘾性,仅在其他治疗无效时短暂使用。非依赖性镇咳药:多为人工合成的镇咳药。右美沙芬,是目前临床上应用最广的镇咳药,作用与可待因相似,但无镇痛和镇静作用,治疗剂量对呼吸中枢无抑制作用,亦无成瘾性。英国胸科学会(BTS)指南和世界卫生组织(WHO)均指出,阿片类镇咳药可待因和福尔可定疗效并不优于右美沙芬,且不良反应更多,不推荐用于咳嗽治疗,推荐右美沙芬是一种可取代可待因的中枢镇咳药。多种非处方性复方镇咳剂均含有本品。

B.周围性镇咳药:通过抑制咳嗽反射弧中的感受器、传入神经及效应器中的某一环节而起到镇咳作用。这类药物包括局部麻醉药和黏膜防护剂。如那可丁,即阿片所含的异喹啉类生物碱,作用与可待因相当,无依赖性,对呼吸中枢无抑制作用,适用于不同原因引起的咳嗽;苯丙哌林,非麻醉性镇咳药,可抑制外周传入神经,亦可抑制咳嗽中枢。

5)祛痰药:祛痰治疗可提高咳嗽对气道分泌物的清除率。祛痰药的作用机制包括增加分泌物的排出量、降低分泌物黏稠度、增加纤毛的清除功能。常用祛痰药包括愈创木酚甘油醚、氨溴索、溴己新、乙酰半胱氨酸、羧甲司坦等;其中愈创木酚甘油醚是常用的复方感冒药成分,可刺激胃黏膜,反射性引起气道分泌物增多,降低黏滞度,有一定的舒张支气管的作用,达到增加黏液排出的效果。

鉴于急性上呼吸道感染患者常常同时存在上述多种症状,可用由上述数种药物组成的复方制剂。为了避免抗过敏药物引起的嗜睡作用对白天工作和学习的影响,有一些复方感冒药物分为白片和夜片,仅在夜片中加入了抗过敏药。对于无发热的患者应该使用不含解热镇痛药成分的复方制剂。对有急性咳嗽、鼻后滴漏和咽干的患者应给予伪麻黄碱治疗以减轻鼻部充血,亦可局部滴鼻应用。

有研究资料显示,对早期仅有鼻部卡他症状的上感患者,服用盐酸伪麻黄碱和氯苯那敏第1天,鼻塞、流涕、打喷嚏、流眼泪症状即有改善,服药4d后上述症状改善均达到90%左右,表明这一组合可迅速改善或消除鼻部症状。因此,伪麻黄碱和氯苯那敏作为经典复方组合推荐用于治疗早期仅有鼻部卡他症状的上感的治疗。当在鼻部卡他症状基础上出现咳嗽、全身酸痛、发热等症状时,建议服用含镇咳成分和解热镇痛成分的药物。

尽管治疗感冒的药物品种繁多,名称各异,但其组成成分相同或相近,药物作用大同小异,因此复方抗感冒药物应只选用其中的一种,如果同时服用两种或两种以上的复方制剂,可导致重复用药、超量用药,增加药物不良反应的发生率。

由于感冒是一种自限性疾病,因此普通感冒用药不应超过7d,如果1周后上述症状仍未明显好转或消失,应及时去医院明确诊断,给予进一步治疗。

2.抗菌药物治疗

急性上呼吸道感染是一种自限性疾病,多由病毒感染引起,抗菌药物不能杀灭病毒,抗菌药物预防细菌感染是无效的。抗菌药物应用过程中会产生消化道不良反应,滥用抗菌药物还易诱导细菌耐药发生。只有当合并细菌感染时,才考虑应用抗菌药物治疗,如鼻窦炎、中耳炎、肺炎等,有白细胞升高、咽部脓苔、咳黄痰和流脓鼻涕等细菌感染证据,可根据当地流行病学史和经验用药,选口服青霉素、第一代头孢菌素、大环内酯类或喹诺酮类。极少需要根据病原菌选用敏感的抗菌药物。

急性细菌性上呼吸道感染如细菌性咽炎、扁桃体炎,可以使用抗菌药物。建议使用以下治疗方案:可选用青霉素G,也可肌内注射普鲁卡因青霉素或口服青霉素V或口服阿莫西林、阿莫西林/克拉维酸;青霉素过敏患者可选用口服大环内酯类、克林霉素或喹诺酮类药物;可选用口服第一代或第二代头孢菌素,但不能用于有青霉素过敏性休克史的患者。此外,磺胺类药不易清除咽部细菌,A组化脓性链球菌对四环素类、氨基糖苷类耐药者多见,这几类抗菌药物均不宜选用;可选用头孢曲松或头孢噻肟静脉注射;治疗疗程一般为3～7d,病情严重时可延长至14d。

3.抗病毒药物治疗

由于目前有滥用造成流感病毒耐药现象,所以如无发热,免疫功能正常,一般无须应用。对于免疫缺陷患者,可早期常规使用。利巴韦林和奥司他韦有较广的抗病毒谱,对流感病毒、副流感病毒和呼吸道合胞病毒等有较强的抑制作用,可缩短病程。急性上呼吸道病毒感染(除流行性感冒病毒外)目前尚无特效的抗病毒药物。利巴韦林虽然在体外有广谱的抗病毒活性,但临床疗效不确定,吸入该药后仅对婴幼儿呼吸道合胞病毒引起的呼吸道感染有治疗效果。因此,不推荐利巴韦林用于治疗急性上呼吸道病毒感染。过度使用抗病毒药物有明显增加相关不良反应的风险。

4.中医中药治疗

具有清热解毒和抗病毒作用的中药亦可选用,有助于改善症状,缩短病程。急性上呼吸道感染,尤其是病毒感染可以选用中成药治疗,有较好的临床疗效。

5.特殊人群用药注意事项

由于非处方感冒药物在2岁以下幼儿中应用的安全性尚未被确认,因此,不能用于幼儿的普通感冒。若其症状必须应用药物控制,则应使用国家药政部门批准在幼儿中使用的药物。对于2～5岁的儿童,伪麻黄碱的剂量为成人的1/4;对于6～12岁的儿童,伪麻黄碱的剂量为成人的1/2,尽量使用糖浆或混悬液制剂。儿童发热应慎用阿司匹林等水杨酸类药物,因为后者可诱发Reye综合征并导致患儿死亡。

孕妇、哺乳期女性应特别慎用感冒药物。孕妇尽量不使用阿司匹林、双氯芬酸钠、苯海拉明、布洛芬、右美沙芬等,以免影响胎儿发育或导致孕期延长。妊娠3个月内禁用愈创木酚甘油醚。哺乳期女性尽量不使用苯海拉明、马来酸氯苯那敏、金刚烷胺等,因为这些药物能通过乳汁影响幼儿。

肝肾功能不全、血小板减少、有出血症状者和(或)有溃疡病穿孔病史者应慎用含有对乙酰氨基酚、阿司匹林、布洛芬等成分的感冒药物。

从事驾驶、高空作业或操作精密仪器等工作者应慎用含有马来酸氯苯那敏、苯海拉明的感冒药物,因第一代抗组胺药具有抗胆碱能作用,影响神经元或神经肌肉接头的传导,可导致神经功能一过性紊乱和注意力不集中等。

未控制的严重高血压或心脏病及同时服用单胺氧化酶抑制剂的患者,禁用含有伪麻黄碱成分的感冒药物,甲状腺功能亢进、糖尿病、缺血性心脏病及前列腺肥大的患者,慎用含有伪麻黄碱成分的感冒药物。青光眼患者不建议使用伪麻黄碱作为局部用药。

慢性阻塞性肺疾病和重症肺炎呼吸功能不全的患者应慎用含有可待因和右美沙芬的感冒药物,因为可待因和右美沙芬的中枢镇咳作用可影响痰液的排出。

总之,医师应根据不同人群的特点及普通感冒的不同症状,特别是针对特殊人群,制定个体化的治疗策略。

6.预防

重在预防。隔离传染源有助于避免传染,勤洗手是减少上呼吸道感染的有效方法。加强锻炼,增强体质,生活饮食规律,改善营养。避免受凉和过度劳累,有助于降低易感性,是预防上呼吸道感染最好的方法。年老体弱易感者应注意防护,上呼吸道感染流行时应戴口罩,避免出入人多的公共场合。导致感冒的病毒及血清型众多,且RNA病毒蛋白频繁变异,因此很难研发出感冒疫苗,流感病毒疫苗对普通感冒无效。

第二节 急性气管-支气管炎

急性气管-支气管炎是由各种因素引起的气管-支气管黏膜的急性炎症。

一、病因和发病机制

（一）感染

1.病毒

常见为腺病毒、流感病毒（甲、乙）、冠状病毒、鼻病毒和单纯疱疹病毒等。

2.细菌

常见为流感嗜血杆菌、肺炎链球菌、卡他莫拉菌和支原体、衣原体等。

（二）物理、化学因素

如过冷空气、粉尘、刺激性气体或烟雾吸入等。

（三）过敏反应

多种过敏原引起气管、支气管的变态反应。

二、临床表现

（一）常见表现

起病较急，常先有急性上呼吸道感染症状。

1.症状

全身症状一般较轻，可有发热，38℃左右，多于3～5d降至正常。咳嗽、咳痰，先为干咳或少量黏液性痰，随后可转为黏液脓性或脓性，痰量增多，咳嗽加剧。咳嗽、咳痰可延续2～3周才消失，如迁延不愈，可演变成慢性支气管炎。

2.体征

体征不多，呼吸音常正常，可以在两肺听到散在干、湿性啰音。啰音部位不固定，咳嗽后可减少或消失。

（二）非典型表现

（1）咯血：少部分患者可以出现痰中带血。

（2）如支气管发生痉挛，可出现程度不等的气促，伴胸骨后发紧感，肺部可闻及哮鸣音。

三、实验室检查及器械检查

周围血中白细胞计数和分类多无明显改变。细菌感染较重时，白细胞总数和中性粒细胞增高，痰培养可发现致病菌。X线胸片检查，大多数表现正常或仅有肺纹理增粗。

四、诊断与鉴别诊断

(一)诊断

根据病史、咳嗽和咳痰等呼吸道症状以及两肺散在干、湿性啰音等体征,结合血象和X线胸片检查,可做出临床诊断,进行病毒和细菌检查,可确定病因诊断。

(二)鉴别诊断

本病需与流行性感冒、其他急性上呼吸道感染、支气管肺炎、肺结核、肺癌、肺脓肿、麻疹、百日咳等多种疾病鉴别。

1.流行性感冒

起病急,有流行病史,除呼吸道症状外,全身症状,如发热、头痛明显,病毒分离和补体结合试验阳性可鉴别。

2.上呼吸道感染

鼻塞、流涕、咽痛等症状明显,无咳嗽、咳痰,肺部无异常体征。

3.支气管哮喘

急性支气管炎患者如伴有支气管痉挛时,可出现喘息,应与支气管哮喘相鉴别,后者有发作性呼吸困难、呼气费力、喘鸣及满肺哮鸣音和端坐呼吸等症状与体征。

五、治疗

(一)一般治疗

休息、保暖、多饮水、补充足够的热量。

(1)注意保证充足的睡眠和适当的休息,发病时应增加日间卧床休息时间,调整好饮食,保证足够的能量摄入。

(2)注意大量的饮水,水是痰液最好的生理稀释剂,每日最少饮水2.0L。如有发热,在此基础上还需增加。

(3)保持居室的温、湿度适宜,空气新鲜,避免呼吸道的理化性刺激(如冷空气、灰尘、刺激性气味等)。

(二)抗菌药物治疗

根据感染的病原体及药物敏感试验选择抗菌药物治疗。一般未能得到病原菌阳性结果前,可选用大环内酯类、青霉素类、头孢菌素类和喹诺酮类等药物。

(三)对症治疗

咳嗽无痰,可用右美沙芬、喷托维林(咳必清)或可待因。咳嗽有痰而不易咳出,可选用盐酸氨溴索、溴己新(必嗽平)等,也可雾化帮助祛痰。发生支气管痉挛时,可用平喘药如茶碱类、$β_2$ 受体激动剂等。发热可用解热镇痛药。

六、预防

增强体质,防止感冒。改善劳动环境卫生质量,防止空气污染,净化环境。清除鼻、咽、喉等部位的病灶。

第三节 非典型病原体肺炎

一、肺炎支原体肺炎

肺炎支原体肺炎过去病因不明,称为"原发性非典型肺炎",也曾被称为"Eaton 氏因子肺炎""冷凝集素肺炎",1964 年正式命名为肺炎支原体肺炎。肺炎支原体(MP)是引起社区获得性肺炎的重要致病原,占所有社区获得性肺炎病原体的 5%~30%,甚至更高。肺炎支原体肺炎可呈自限性,大多症状较轻,起病多样,呼吸道症状以干咳最为突出,主要引起间质病变,多见于儿童和青少年,在成年人中也较常见。一般预后较好,其中,约有 10% 的肺炎支原体肺炎患者需要住院治疗,极少数患者也可因合并其他系统并发症而导致死亡。

(一)病因及发病机制

肺炎支原体是介于病毒和细菌之间的一组原核细胞型微生物,是迄今发现的能独立生活的最小微生物。支原体能在有氧和无氧环境中生长,需要胆固醇和葡萄糖,营养要求比细菌高。从临床分离的肺炎支原体一般生长缓慢,需 2~3 周才长成可见的菌落,平皿上菌落呈草莓状,反复传代后呈荷包蛋状。肺炎支原体无细胞壁,仅有 3 层结构的细胞膜,是抗原物质的主要来源,包括糖脂抗原和蛋白质抗原。肺炎支原体主要随飞沫以气溶胶颗粒形式传播,潜伏期为 1~3 周。肺炎支原体感染遍布全球,暴发有家庭聚集性,在人口密集的地区可能因循环感染而延长流行时间。其流行较少受到季节和气候的影响,但我国研究显示多以秋冬季流行为主,可能是与秋冬季室内活动增多、人员密切接触和空气流通差等有关。

人类肺炎支原体肺炎发病机制还不完全清楚,可能是病原体侵入人体后的直接组织反应或者自身免疫介导的过程。支原体是细胞膜表面寄生物,平时牢固吸附于细胞表面,能避免纤毛的清除并逃避吞噬细胞吞噬。一旦机体免疫力下降,就通过释放致病代谢产物至宿主体内引起病变。其中,肺炎支原体细胞膜上的蛋白质抗原在其感染和致病过程中发挥重要作用。P1 蛋白和菌体蛋白作为所有肺炎支原体的共有成分,是肺炎支原体的特异性蛋白,也是目前作为血清学诊断的主要抗原。肺炎支原体入侵呼吸道后,首先借助其细胞膜上的神经氨酸受体吸附于宿主的呼吸道上皮细胞表面,并移动至纤毛的基底部分,抑制纤毛活动和破坏上皮细胞。此外,肺炎支原体还可以释放多种有毒代谢产物,如超氧化物等,进一步引起损伤,包括上皮细胞纤毛脱落、细胞肿胀或溶解、线粒体溶解、细胞质空泡形成、上皮增生和化生等。

肺炎支原体感染和发病除了病原体的直接致病作用外,尚存在复杂的免疫机制。感染后机体血清中产生特异性 IgM、IgG 及 IgA,同时呼吸道产生相应的分泌型抗体,后者具有较强的保护作用。但研究显示大多数成年人体内已有抗体,虽较少发病,但仍可在重复感染时发生肺炎,甚至病变和症状更严重,这说明抗体存在并无完全保护作用。此外,有报道肺炎支原体肺炎合并肾炎者的肾小球检测出含支原体抗原的免疫复合物。细胞免疫可能也参与了肺炎支原体肺炎的发病过程。用支原体抗原给患者皮内注射可见酷似结核菌素反应的迟发型变态反应。还有报道显示,患者外周血淋巴细胞与肺炎支原体共同孵育时,其淋巴细胞转化率增加,且此种特异性细胞免疫随年龄增长而上升。另外,免疫抑制和免疫逃逸可能还参与了肺炎支原体肺炎的发病机制,但具体还未完全阐明。

(二)病理生理和病理

肺炎支原体肺炎的病理生理基础如图 1-3-1 所示。

肺炎支原体感染主要病变为急性气管-支气管炎、细支气管炎、支气管肺炎和间质性肺炎。一般可见支气管黏膜充血、水肿,有多种炎性细胞浸润,细胞坏死及脱落。肺泡内有少量渗出液,也可并发灶性肺不张、肺实变和肺气肿。支气管腔内有多形核白细胞、巨噬细胞、上皮细胞碎片及纤维蛋白束等,重者可见弥散性肺泡坏死,慢性期可有间质纤维化。除支气管、细支气管黏膜层破坏外,多种炎症细胞(包括中性粒细胞、淋巴细胞及浆细胞)浸润、管腔阻塞,并可累及间质,肺泡壁因此而增厚。此外,肺泡壁和间隔中有中性粒细胞和单核细胞浸润,胸膜也有纤维蛋白渗出和少量渗液。开胸肺活检研究还表明肺炎支原体感染时可引起闭塞性细支气管炎伴机化性肺炎。

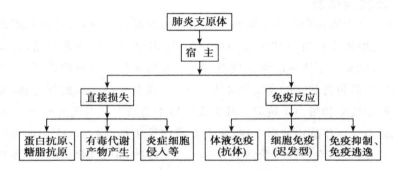

图 1-3-1　肺炎支原体肺炎的病理生理基础

(三)临床表现及辅助检查

1.临床表现

(1)潜伏期为 1~3 周,起病形式多样。

(2)可表现为无症状感染、上呼吸道感染、气管-支气管炎和肺炎。

(3)多数患者可出现乏力、低中热、咽痛、头痛、肌肉酸痛、恶心等全身中毒症状。

(4)呼吸道症状以发作性干咳为主,夜间重,也可有脓痰、高热等,偶有胸闷、胸痛、痰中带血。

(5)可伴鼻窦和耳部疼痛。

体格检查很少有阳性体征。常见的阳性体征有咽部充血和鼓膜充血,颈部淋巴结可有肿大。少数患者肺部可闻及干湿啰音,皮肤可见斑丘疹或红斑。

2.辅助检查

(1)外周血白细胞和中性粒细胞计数一般正常,个别患者可升高,血沉可增快。

(2)胸部影像学表现变异很大,从微小病变到广泛实变都有可能。病变好发于中下肺野,也可发生于肺上叶或起始即为多发片状浸润影或磨玻璃影,肺间质受累多见。较为典型的影像学特征包括支气管壁、支气管血管束增厚及少量的胸腔积液。个别患者还可以出现肺结节、节段性肺不张、肺门淋巴结增大等。与普通细菌性肺炎相比,肺炎支原体肺炎吸收较慢,治疗后大多需要 2~3 周才能吸收,部分患者可出现延迟吸收(4~6 周)。

(3)因肺炎支原体培养条件要求较高,且生长缓慢,鉴定程序较复杂,一般需要 1~3 周才有结果,国内医院较少开展。

(4)血清学检测是目前诊断肺炎支原体的主要方法,包括冷凝集试验、酶免疫测定试验、免疫荧光法和补体结合试验等。冷凝集试验阳性仅提示肺炎支原体感染,诊断价值有限;免疫荧光法诊断标准:IgM 抗体滴度≥1:16,且 IgG 抗体滴度呈 4 倍或 4 倍以上变化;补体结合试验诊断标准:IgM 抗体滴度≥1:64,且呈 4 倍或 4 倍以上变化。

(5)PCR 技术具有敏感性高、特异性好、快速简便等优点,目前检测肺炎支原体的 PCR 引物多选自 16S rRNA 基因或 P1 蛋白基因。有限的文献报道显示 PCR 检测结果差异较大,且感染后肺炎支原体的持续存在和无症状肺炎支原体携带者均可能造成假阳性。

(四)诊断和鉴别诊断

1.诊断标准

(1)流行性发病时,根据流行病学和临床特征能比较容易做出临床诊断,确诊需实验室资料支持。

(2)肺炎支原体肺炎诊断标准必须具备下列 3 项:①呼吸道症状以咳嗽为主,特别是干咳;②胸部影像学提示肺部有炎性病变;③呼吸道标本检出肺炎支原体,符合血清学诊断标准。

2.鉴别诊断

肺炎支原体肺炎临床症状、体征及辅助检查结果缺乏特异性,须与各种实质性和间质性肺病相鉴别(表 1-3-1)。

表 1-3-1 肺炎支原体肺炎的鉴别诊断

	气管-支气管炎	其他肺部感染	SARS	非感染性疾病
临床症状	上呼吸道症状为主,如咳嗽、咳痰等	可有咳嗽、咳痰、气紧、发热、胸痛、咯血等	症状明显,并呈进行性加重,可累及多个器官、系统,传染性强,对抗生素治疗无效	多样性
体征	呼吸音增粗,一般无干湿啰音	体征与症状基本相符	可有干湿啰音、呼吸音消失等,与症状相符	多样性
实验室指标	可有白细胞、中性粒细胞增高,血沉增快等	一般通过病原学相鉴别	血液指标变化明显,尤为严重	一般炎性指标不升高,一般通过病原学相鉴别
影像学	肺纹理增多,无肺实质改变	表现不一	变化明显,可呈进行性加重,多为大片实变,累及双肺	表现不一

(五)治疗及预后

1.治疗原则

(1)予以呼吸道隔离,防止再感染和交叉感染。

(2)可采用止咳、祛痰、解痉等药物对症治疗。

（3）由于肺炎支原体缺乏细胞壁，因此，对作用于细胞壁的抗生素无效，如β-内酰胺类抗生素。氨基糖苷类在体外虽有作用，但尚无体内应用的系统报告。肺炎支原体感染治疗宜选择大环内酯类抗生素、喹诺酮药物和四环素类抗生素等。

（4）除了积极治疗肺炎、控制肺炎支原体感染外，还要针对不同并发症采用不同的对症处理方法。

2.治疗方法及具体措施

大环内酯类抗生素及四环素类对肺炎支原体敏感。但近年来肺炎支原体对大环内酯类抗生素耐药问题日趋严重。研究显示我国分离出的肺炎支原体对红霉素耐药率达 58.9％～71.7％，对阿奇霉素耐药率为 54.9％～60.4％。且由于红霉素有较多不良反应，因此，通常选用新型大环内酯类抗生素，如罗红霉素、克拉霉素等。常规剂量：罗红霉素 0.5g，每天 2 次，疗程 10～14d；克拉霉素 0.5g，每天 2 次，疗程 10～14d。选择药物时需要参考当地流行病学及病原菌耐药情况。

与大环内酯类抗生素日益严峻的耐药形势相比，四环素类抗生素和喹诺酮类药物仍对肺炎支原体保持很好的抗菌活性。其中，呼吸喹诺酮类药物（环丙沙星、左氧氟沙星、莫西沙星等）在肺及支气管分泌物中浓度高，能够穿透细胞壁，半衰期长，对支原体有较好的杀菌作用，通常疗程为 2～3 周。需要注意的是，四环素类抗生素和喹诺酮类药物可能影响儿童骨骼等，不宜用于治疗儿童。

对于急性期病情发展迅速、严重的肺炎支原体肺炎或者肺部病变迁延不愈而出现间质纤维化、肺不张、支气管扩张或合并肺外并发症者，可予以糖皮质激素治疗。如氢化可的松每次 5～10mg/kg 静脉滴注或泼尼松 0.5～2mg/(kg·d) 口服，疗程 3～5d。但还没有较为系统的研究评估使用糖皮质激素的优劣，需慎用。

3.预后

肺炎支原体感染有自限性，不管是否治疗，绝大多数患者都能恢复。抗生素治疗可以缩短病程，加快症状改善。值得注意的是，抗生素治疗并不能完全消除病原体和继发免疫损害，经治疗后患者仍可持续携带病原菌数周。

（六）诊治精要

（1）肺炎支原体感染多有自限性，症状主要以干咳为主，伴有全身中毒症状，体征较少。

（2）常规血液检查阳性少见，胸部影像学表现不一，从微小病变到广泛实变都有可能。

（3）血清学检查是目前诊断肺炎支原体感染较为可靠的方法，近年来分子诊断技术不断提高，具有快速且敏感性、特异性高的优点。

（4）大环内酯类抗生素耐药率高，可使用四环素类抗生素和呼吸喹诺酮类药物。

（5）肺炎支原体感染预后较好，但需要注意病重者可能合并全身并发症。

二、衣原体肺炎

（一）概述

衣原体肺炎是由衣原体感染引起的肺部炎症，衣原体有沙眼衣原体（CT）、肺炎衣原体

（CP）、鹦鹉热衣原体和家畜衣原体。与人类关系密切的为 CT 和 CP，偶见鹦鹉热衣原体肺炎。

1.病原学

衣原体是一种比细菌小但比病毒大的生物，具有两相生活环境。即具有感染性的原体（EB）和无感染性的始体（亦称网状体，RB）。EB 颗粒呈球形，小而致密，直径 $0.2\sim0.4\mu m$，普通光学显微镜下勉强可见；EB 是发育成熟了的衣原体，主要存在于细胞外。RB 是衣原体在宿主细胞内发育周期的幼稚阶段，是繁殖型，不具感染性。

衣原体是专性细胞内寄生的近似细菌与病毒的病原体，属于衣原体目、衣原体科（仅有一个科）、衣原体属，有四个种（即：C.pecorum，C.psittaci，C.trachomatis，C.pneumoniae）。其特点如下：①具有脱氧核糖核酸和 RNA 两种核酸，二分裂增殖，有核糖体和近似细胞壁的膜；②细胞内寄生，完全依赖宿主细胞供应能量（因缺乏 ATP 酶）；③其生活周期分为细胞外期（即具有感染性的原始小体）和细胞内期（即增殖性的网状小体）两个时期；④用 Giemsa 或荧光抗体染色可在细胞核附近原浆查见衣原体包涵体；⑤衣原体基因组的 Mr（相对分子质量）为 660×10^{6}，比除支原体外的任何原核生物都小；⑥除可做涂片检查、补体结合试验及微量免疫荧光试验等检测方法外，还可直接做细胞培养分离衣原体；⑦四环素族、红霉素治疗效果好，喹诺酮及其他抗菌药物也有一定效果。

2.流行病学

血清流行病学显示人类的衣原体感染是世界普遍性的，但具体的流行病学资料尚缺乏。

3.临床表现

轻症可无明显症状。青少年常有声音嘶哑、干咳，有时发热，咽痛等咽炎、喉炎、鼻窦炎、中耳炎和支气管炎等症状，且可持续数周之久，发生肺炎通常为轻型，与肺炎支原体感染的临床表现极为相似，并可能伴随肺外表现如红斑结节、甲状腺炎、脑炎和吉兰-巴雷（格林-巴利）综合征。成年人肺炎多较严重，特别是老年人往往必须住院和呼吸支持治疗。

4.实验室检查

（1）肺部 X 线：显示肺亚段少量片状浸润灶，广泛实变仅见于病情严重者。X 线也可显示双侧间质性或小片状浸润，双肺过度充气，CT 肺炎也可急性发病，迅速加重，造成死亡。

（2）血常规检查：示大部分患者血白细胞在正常范围。

5.诊断及鉴别诊断

（1）沙眼衣原体肺炎：有人开始报告新生儿衣原体肺炎，继发于包涵体脓性卡他之后。本病多由受感染的母亲传染，可眼部感染经鼻泪管传入呼吸道。症状多在出生后 2～12 周出现，起病缓慢，可先有上呼吸道感染表现，多不发热或偶有低热，然后出现咳嗽和气促，吸气时常有细湿啰音或捻发音，少有呼气性喘鸣。胸片显示双侧广泛间质和肺泡浸润，过度充气征比较常见，偶见大叶实变。周围血白细胞计数一般正常，嗜酸性粒细胞增多。鼻咽拭子一定要刮取到上皮细胞。也可用直接荧光抗体试验（DFA）、酶免疫试验（EIA）检测鼻咽标本沙眼衣原体抗原。血清学检查特异性抗体诊断标准为双份血清抗体滴度 4 倍以上升高或 IgM＞1：32，IgG＞1：512。也可应用 PCR 技术直接检测衣原体 DNA。

（2）鹦鹉热衣原体肺炎：来源于家禽接触或受染于鸟粪，是禽类饲养、贩卖和屠宰者的职业病。人与人的感染少见。病原体自分泌物及排泄物排出，可带菌很久。鹦鹉热衣原体通过呼吸道进入人体,在单核细胞内繁殖并释放毒素,经血流播散至肺及全身组织,引起肺实质及血管周围细胞浸润,肺门淋巴结肿大。潜伏期 6～14d,发病呈感冒样症状,常有 38～40.5℃的发热,咳嗽初期为干咳,以后有痰,呼吸困难或轻或重。有相对缓脉、肌痛、胸痛、食欲缺乏,偶有恶心、呕吐。如为全身感染,可有中枢神经系统感染症状或心肌炎表现,偶见黄疸。多有肝、脾大,需与伤寒、败血症鉴别。胸部 X 线检查,从肺门向周边,特别在下肺野可见毛玻璃样阴影中间有点状影。周围血白细胞数正常,血沉在患病早期稍增快。肺泡渗出液的吞噬细胞内可查见衣原体包涵体。轻症患儿 3～7d 发热渐退,中症 8～14d,重症 20～25d 退热。病后免疫力减弱,可复发,有报道复发率达 21%,再感染率 10%左右。

(3)肺炎衣原体肺炎:本症临床表现无特异性,与肺炎支原体肺炎相似。起病缓,病程长,一般症状轻,常伴咽、喉炎及鼻窦炎为其特点。上呼吸道感染症状消退后,出现干湿啰音等支气管炎、肺炎表现。咳嗽症状可持续 3 周以上。白细胞计数正常,胸片无特异性,多为单侧下叶浸润,表现为节段性肺炎,严重者呈广泛双侧肺炎。病原学检查与沙眼衣原体肺炎一样,以气管或鼻咽吸取物做细胞培养,肺炎衣原体阳性。或用荧光结合的肺炎衣原体特异性单克隆抗体来鉴定细胞培养中的肺炎衣原体。PCR 检测肺炎衣原体 DNA 较培养更敏感,但用咽拭子标本检测似不够理想,不如血清学检测肺炎衣原体特异性抗体。微量免疫荧光(MIF)试验检测肺炎衣原体仍最敏感。特异性 IgM 抗体≥1∶16 或 IgM 抗体≥1∶512 或抗体滴度 4 倍以上增高,有诊断价值。

6.治疗

衣原体肺炎的治疗原则与一般肺炎的治疗原则大致相同。

(1)一般治疗:注意加强护理和休息,保持室内空气新鲜,并保持适当室温及湿度。保持呼吸道通畅,经常翻身更换体位。烦躁不安可加重缺氧,故可给适量的镇静药物。供给热量丰富并含有丰富维生素、易于消化吸收的食物及充足水分。

(2)抗生素治疗:

1)大环内酯类抗生素。

A.红霉素:衣原体肺炎的抗生素应首选红霉素,用量为 50mg/(kg·d),分 3～4 次口服,连用 2 周。重症或不能口服者,可静脉给药。眼泪中红霉素可达有效浓度,还可清除鼻咽部沙眼衣原体,可预防沙眼衣原体肺炎的发生。

B.罗红霉素:用量为 5～8mg/(kg·d),分 2 次于早晚餐前服用,连用 2 周。如在第 1 疗程后仍有咳嗽和疲乏,可用第 2 疗程。

C.阿奇霉素:口服吸收很好,最高血清浓度为 0.4mg/L,能迅速分布于各组织和器官。对衣原体作用强。治疗结束后,药物可维持在治疗水平 5～7d。$T_{1/2}$ 为 12～14h,每日口服 1 次,疗程短。以药物原型经胆汁排泄。与抗酸药物的给药时间至少间隔 2h。尚未发现与茶碱类、口服抗凝血药、卡马西平、苯妥英钠、地高辛等有相互作用。儿童(体重 10kg 以上)第一天每次 10mg/kg,以后 4d 每天每次 5mg/kg,一次顿服,其抗菌作用至少维持 10d。

2)磺胺异噁唑:用量为 50～70mg/(kg·d),分 2～4 次口服,可用于治疗沙眼衣原体肺炎。

3)支持治疗:对病情较重、病程较长、体弱或营养不良者应输鲜血或血浆或应用丙种球蛋白治疗,以提高机体抵抗力。

7.预后

衣原体肺炎治疗反应比支原体肺炎慢,如治疗过早停止,症状有复发趋势。年轻人一般治疗效果好,老年人病死率为5%~10%。

8.预防

隔离,避免与病原体接触,锻炼身体。

(二)鹦鹉热衣原体肺炎

鹦鹉热衣原体肺炎是由鹦鹉热衣原体引起的肺部急性炎症。鹦鹉热衣原体的主要宿主是禽类,所以提出了另一病名——鸟疫,以示该病的传染源不限于鹦鹉科鸟类,而包括家禽和野禽在内的诸多鸟类。其次宿主为人类以外的哺乳动物,人只是在接触动物后才会受到感染。

该病来源于家禽接触或受染于鸟粪,是禽类饲养、贩卖和屠宰者的职业病。人与人的感染少见。

病原体自分泌物及排泄物排出,鸟类可长期带菌。人类的鹦鹉热既可以是呼吸道感染,也可能是以呼吸系统为主的全身性感染。

1.病理生理

鹦鹉热衣原体在鸡胚卵黄囊及HeLa细胞、猴肾细胞培养中易于生长,并能感染小鼠发生肺炎、腹膜炎或脑炎而致死。

鹦鹉热衣原体还能产生一种红细胞凝集素,能凝集小鼠和鸡的红细胞。这种凝集素为卵磷脂核蛋白复合物,其作用可被特异性抗体及Ca^{2+}所抑制。

病原体分离可采集患者血液或痰液,痰液宜加链霉素处理,注射至小鼠腹腔及鸡胚卵黄囊内,接种动物常于7~10d死亡。剖检后取脾、肺、肝等涂片涂色,查看有无衣原体及嗜碱性包涵体。结果阳性时,再进行血清学鉴定。

鹦鹉热衣原体通过呼吸道进入人体,在单核细胞内繁殖并释放毒素,经血流播散至肺及全身组织,引起肺实质及血管周围细胞浸润,肺门淋巴结肿大。病理变化为伴单核细胞渗出的肺炎。

2.流行病学

在抗生素问世之前,本病暴发流行病死率达20%。现已降至1%以下,且多数为老年人和幼儿。

病原体自分泌物及排泄物排出,可带菌很久。患病后免疫力减弱,可复发,有报道复发率达21%,再感染率10%左右。

3.临床表现

人类在接触鹦鹉热衣原体受到传染以后即可获得感染。潜伏期多在1~3周,个别病例的潜伏期可长达近40d。本病呈急性发病,出现38~40.5℃发热,轻症3~7d发热渐退,中症8~14d,重症20~25d退热。寒战、喉痛、头痛、周身不适和厌食,若出现脉搏和呼吸进行性加快,则预示预后不良。少数病例可逐渐发作,在开始1周内仅有不同程度的头痛,颇似普通感冒。随着病情发展,患者不安、失眠,甚至谵妄,严重者出现昏迷、全身中毒症状、急性肾衰竭、胰腺炎,迅速死亡。

典型病例临床表现为非典型性肺炎,发热体温逐渐升高并出现干咳,但有时有少量黏液脓性痰,第二周可出现肺炎及明显的突变伴继发化脓性肺部感染,个别主诉胸痛。衣原体毒素引起的毒血症可使患者恶心、呕吐,甚至出现黄疸、少尿。

严重病例可累及心血管及神经系统,表现为心肌炎、心内膜炎、脑膜炎和脑炎等症状,可在心肌炎患者心肌内的巨噬细胞中检查到包涵体。一般有心脏损害病例同时有肺炎出现,病死率也高。严重感染患者多在发病2~3周时死亡。临床上根据症状,有鸟粪接触史即可初步诊断。不过,鉴于临床病情变化很大,必须有实验室的辅助检查以明确诊断。

4.实验室检查

(1)X线胸片:从肺门向周边扩展,特别在下肺野可见毛玻璃样阴影中间有点状影,可能存在游走性病变。

(2)血常规:外周血白细胞数正常或稍低。

(3)血沉:在患病早期稍增快。

(4)病理检查:肺泡渗出液的吞噬细胞内可查见衣原体包涵体,可在心肌炎患者心肌内的巨噬细胞中检查到包涵体。

(5)血清学试验:患本病后常可检出特异性抗体升高。补体结合抗体在体内维护时间较长,可在病初期及后期采集双份血清标本进行试验。如后期血清比早期血清抗体滴度高4倍或以上,则有诊断意义。此外,还可进行血凝抑制试验。

5.诊断

来源于家禽接触或受染于鸟粪,是禽类饲养、贩卖和屠宰者的职业病。发病呈感冒样症状,常有38~40.5℃的发热,咳嗽初期为干咳,以后有痰,呼吸困难或轻或重。有相对缓脉、肌痛、胸痛、食欲缺乏,偶有恶心、呕吐。如为全身感染,可有中枢神经系统感染症状或心肌炎表现,偶见黄疸。结合实验室检查特异性抗体升高或病理组织中吞噬细胞内查见衣原体包涵体可明确诊断。但如有肝、脾大,应与伤寒、败血症鉴别。

6.鉴别诊断

与肺炎支原体肺炎、军团菌肺炎及病毒性肺炎临床表现相似,依靠实验室检查进行鉴别。

7.治疗

四环素0.25g,每6h1次,口服;多西环素0.1g,每12h1次,口服。一般在48~72h内发热和其他症状得到控制,但抗生素至少连用10d,必须卧床休息,必要时吸氧及镇咳。

8.预后

本病预后较差,易发生其他器官的感染。如毒性强的毒株感染引起死亡的概率更高,逐渐康复的期限可能更长。

9.预防

一定要避免与鸽棚内已感染的鸽子(如赛鸽和信鸽)、其他发病的鸟类、羽毛尘埃及鸽笼内的东西接触,进口的鹦鹉必须用金霉素处理过的饲料强制性喂养45d以控制传播,本方法一般(并非绝对)可消灭鸟血液和粪便中的病原体。

由于咳嗽的飞沫和痰液可以通过吸入而感染其他人,因此,当根据临床和流行病学背景(接触可能的传染源)怀疑本病时,应对患者严加隔离。

（三）沙眼衣原体肺炎

沙眼衣原体（CT）被认为是婴幼儿特别是 6 个月以内婴儿肺炎的重要病原之一。对心脏、肝脏及肾脏功能亦有损伤作用。

1.病理生理

沙眼衣原体是一类在细胞内寄生的微生物，大小 250～450nm。分为 3 个生物型，小鼠生物型、沙眼生物型和性病淋巴肉芽肿生物型（LGV 型）。后两者与人类疾病有关。用间接微量免疫荧光试验，沙眼生物型又分 A、B、Ba、C、D、Da、E、F、G、H、I、Ia、J、K 等 14 个血清型，LGV 生物型又有 L_1、L_2、L_{2a}、L_3 四个血清型。

沙眼衣原体生物变种 A、B、Ba、C 血清型可引起沙眼。该病发病缓慢，早期出现眼睑结膜急性或亚急性炎症，表现流泪、有黏液脓性分泌物、结膜充血等症状与体征。沙眼衣原体生物变种 D-K 血清型可引起包涵体包膜炎，包括婴儿及成人两种。病变类似沙眼，但不出现角膜血管翳，一般经数周或数月痊愈，无后遗症。沙眼衣原体生物变种 D-K 血清型引起泌尿生殖道感染，经性接触传播。男性多表现为尿道炎，不经治疗可缓解，但多数转变成慢性，周期性加重，并可合并附睾炎、直肠炎等。女性能引起尿道炎、宫颈炎等以及输卵管炎等较严重并发症。该血清型有时也能引起沙眼衣原体肺炎。沙眼衣原体 LGV 生物变种引起性病淋巴肉芽肿，该病是一种性病，男性可侵犯腹股沟淋巴结，女性可侵犯会阴、肛门、直肠。

2.流行病学

衣原体是与革兰阴性杆菌有密切亲缘关系的专性细胞内寄生微生物，具有独特的发育周期。大量研究证明，衣原体是引起儿童及成人呼吸道感染的病原之一。1 岁以内特别是 6 个月以下婴儿的肺炎及毛细支气管炎的主要病原体之一为沙眼衣原体。

沙眼衣原体是引起人类眼、呼吸道、泌尿生殖道疾病的重要病原之一。孕妇宫颈沙眼衣原体阳性率为 2%～47%。沙眼衣原体阳性孕妇所生婴儿 20%～50% 发生沙眼衣原体结膜炎，10%～20% 发生沙眼衣原体肺炎。

3.临床表现

（1）症状：主要先引起上呼吸道感染如鼻塞、流涕等上感症状，1/2 患儿有结膜炎，以咳嗽为主（占 100%），其中多数为阵发性干咳。少数表现为痉挛性百日咳样咳嗽，最长咳嗽病程达 1.5 个月，又因小儿气道狭窄，气道上皮纤毛运动功能差，有分泌物不易排出，引起喘促明显、呼吸困难，甚至呼吸衰竭等症状。

咳嗽是沙眼衣原体肺炎的主要表现，具有特征性的不连贯的咳嗽，一阵急促的咳嗽后继以一短促的吸气，但无百日咳样回声，阵咳可引起发绀和呕吐，亦可有呼吸暂停。

（2）体征：呼吸频率加快，肺部偶闻及干、湿啰音，甚至捻发音和哮鸣音。

（3）并发症：可发生心脏、肝脏及肾脏功能的损伤。

4.实验室检查

（1）胸部 X 线：双侧广泛间质和肺泡浸润，过度充气征比较常见，偶见大叶实变。

（2）血常规：周围血白细胞计数一般正常，嗜酸性粒细胞增多。

（3）其他检查：鼻咽拭子一定要刮取到上皮细胞。也可用直接荧光抗体试验（DFA）、酶免疫试验（EIA）检测鼻咽标本沙眼衣原体抗原。血清学检查特异性抗体诊断标准为双份血清抗体滴度 4 倍以上升高或 IgM＞1：32,IgG＞1：512。也可应用 PCR 技术直接检测衣原体 DNA。

5.诊断

本病多由受感染的母亲传染,可眼部感染经鼻泪管传入呼吸道。症状多在出生后 2～12 周出现,起病缓慢,可先有上呼吸道感染表现,一般无发热或偶有低热,然后出现咳嗽和气促,吸气时常有细湿啰音或捻发音,少有呼气性喘鸣。

胸部 X 线片显示双侧广泛间质和肺泡浸润,过度充气征比较常见,偶见大叶实变。肺部体征和 X 线所见可持续 1 个多月方能消失。周围血白细胞计数一般正常,嗜酸粒细胞增多。鼻咽拭子一定要刮取到上皮细胞。也可用直接荧光抗体试验(DFA)、酶免疫试验(EIA)检测鼻咽标本沙眼衣原体抗原。血清学检查特异性抗体诊断标准为双份血清抗体滴度 4 倍以上升高或 IgM＞1：32,IgG＞1：512。也可应用 PCR 技术直接检测衣原体 DNA。对于使用头孢类抗生素疗效不佳者应考虑有无沙眼衣原体感染的可能,及时加用红霉素。

6.鉴别诊断

与病毒性肺炎进行鉴别,依靠实验室检查。

7.治疗

抗生素治疗,缩短病程,减少并发症的发生。

(1)一般治疗:注意加强护理和休息,保持室内空气新鲜。保持呼吸道通畅。烦躁不安可给适量的镇静药物。供给热量丰富、易于消化吸收的食物及充足水分。

(2)抗生素治疗。

1)大环内酯类抗生素:a.红霉素,衣原体肺炎的抗生素应首选红霉素。b.罗红霉素。c.阿奇霉素。

2)磺胺甲噁唑(SIZ)。

(3)支持治疗:对病情较重、病程较长、体弱或营养不良者应输鲜血或血浆,应用丙种球蛋白治疗,以提高机体抵抗力。

8.预防

在空气不流通的地方,空气中飘浮物浓度比较高,极易生成衣原体微生物。这些衣原体微生物不光可以引发呼吸道疾病,还可导致泌尿等系统的疾病。因此,不管是家庭还是办公环境,都应经常开窗,保持空气流通和环境清洁卫生。

(四)肺炎衣原体肺炎

肺炎衣原体主要引起呼吸道和肺部感染。在急性呼吸道感染中发现一种衣原体,以后于成人呼吸道疾病中亦被发现,当时命名为鹦鹉热衣原体 TWAR-TW 株,后经研究证明该衣原体为一新种,并定名为肺炎衣原体。

肺炎衣原体与鹦鹉热衣原体相似,但无抗原性。肺炎衣原体引起的呼吸道感染在临床上与鹦鹉热不同,在流行病学上与鸟类无关。可能在人与人之间通过呼吸产生的气溶胶传播。沙眼衣原体是 3～8 岁婴儿肺炎的常见原因,而在较大儿童和成年人肺炎中不是重要原因。

肺炎衣原体与鹦鹉热衣原体和沙眼衣原体有相同的属特异性抗原,而其他特异性抗原血清学特征却不同。通常 DNA 杂交试验和限制性核酸内切酶分析确认其为不同于沙眼衣原体和鹦鹉热衣原体的第三种衣原体。

1.病理生理

肺炎衣原体引起人类感染的机制尚不十分清楚。目前因肺炎衣原体感染者很少进行肺活检,故病理资料亦缺乏。现有动物实验资料,以肺炎衣原体鼻内或静脉接种 Icr 小鼠,在不同时点(1d、3d、7d、14d、21d、28d 和 60d)处死动物,以透射电镜观察小鼠肺炎衣原体肺炎急性期肺组织超微病理改变。结果发现小鼠吸入肺炎衣原体后第 3 天在肺间质、支气管腔和肺泡腔可见明显多形核白细胞浸润,病原体感染肺泡上皮细胞,形成各种发育阶段的肺炎衣原体包涵体。7d 后在支气管及肺泡间质中单核细胞浸润呈上升趋势,肺泡隔中见Ⅱ型上皮细胞、成纤维细胞增生,但未再见到肺炎衣原体的包涵体。静脉接种组亦引起上述类似改变,但程度轻,时间短,未见包涵体形成。

2.流行病学

肺炎衣原体常在儿童和成人中产生上呼吸道和呼吸道感染。现仅知人是该衣原体宿主,感染方式为人与人之间通过呼吸道分泌物传播。5 岁以下儿童极少受染,8 岁以上儿童及青年易被感染,尤其是人群聚集处,如家庭、学校、军营中易于流行。

该病原体可见于 5%～10%患社区获得性肺炎的老年人,且症状严重,需住院治疗。该病原体亦可见于 5%～10%的医院获得性肺炎,但对其流行病学了解甚少。

血清流行病学显示人类的肺炎衣原体感染是世界普遍性的,随着年龄的增加感染率迅速上升,青壮年可达 50%～60%,老年可达 70%～80%,大部分为亚临床型。老年人可再次受到感染,且感染率没有性别差异。

3.临床表现

肺炎衣原体引起的临床表现与肺炎支原体相似,包括咽炎、支气管炎和肺炎,主要发生于较大儿童和青年人。大多数患者有咳嗽、发热和咳痰,但不严重。几乎所有患者均有诸如喉炎或咽炎的上呼吸道症状,老年患者的临床表现不易与其他原因引起的肺炎相区别。持续性咳嗽是本病的主要特点。肺炎衣原体在支气管哮喘的发病机理中亦可能发挥作用。

4.实验室检查

(1)X 线胸片:胸片无特异性,多为单侧下叶浸润,表现为节段性肺炎,严重者呈广泛双侧肺炎。

(2)血常规:白细胞计数正常。

(3)病原学检查:以气管或鼻咽吸取物做细胞培养,肺炎衣原体阳性。用荧光结合的肺炎衣原体特异性单克隆抗体来鉴定细胞培养中的肺炎衣原体。

PCR 检测肺炎衣原体 DNA 较培养更敏感,但用咽拭子标本检测似不够理想,不如血清学检测肺炎衣原体特异性抗体。

微量免疫荧光(MIF)试验检测肺炎衣原体仍最敏感。特异性 IgM 抗体≥1∶16 或 IgM 抗体≥1∶512 或抗体滴度 4 倍以上增高,有诊断价值。

5.诊断

本症临床表现无特异性,与肺炎支原体肺炎极相似。起病缓,病程长,一般症状轻,常伴咽炎、喉炎及鼻窦炎为其特点。上呼吸道感染症状消退后,出现干湿啰音等支气管炎、肺炎表现。

咳嗽症状可持续 3 周以上。白细胞计数正常,胸片无特异性,多为单侧下叶浸润,表现为节段性肺炎,严重者呈广泛双侧肺炎。病原学检查以气管或鼻咽吸取物做细胞培养,肺炎衣原体阳性。用荧光结合的肺炎衣原体特异性单克隆抗体来鉴定细胞培养中的肺炎衣原体,特异性 IgM 抗体≥1:16 或 IgM 抗体≥1:512 或抗体滴度 4 倍以上增高,可以诊断。如果没有病原学证据,β-内酰胺类抗生素无效即可怀疑此病。

6.鉴别诊断

与肺炎支原体肺炎、军团菌肺炎及病毒性肺炎临床表现相似,依靠实验室检查进行鉴别。

7.治疗

四环素或红霉素,治疗 10～21d,剂量与治疗支原体肺炎相同,β-内酰胺类药物无效。

8.预后

治疗反应比肺炎支原体肺炎慢,如治疗过早停止,症状有复发趋势。年轻人一般治疗效果较好。老年人病死率为 5%～10%。

9.预防

在空气不流通的地方,空气中飘浮物浓度比较高,极易生成衣原体微生物。不管是家庭还是办公环境,都应经常开窗,保持空气流通和环境清洁卫生。

三、军团菌肺炎

军团菌肺炎(LP)是指由革兰阴性军团杆菌引起的细菌性肺炎,本病流行于夏秋季节,细菌主要通过污染水的气雾传播,该菌存在于水和土壤中,常经供水系统、空调器和雾化吸入而引起呼吸道感染,可呈暴发流行;散发病例以机会感染和院内感染为主,中老年人、恶性肿瘤、接受免疫抑制剂治疗者以及有心、肺、肾等慢性疾病者易发病。本病主要累及肺脏,亦可产生多系统损害,发病率占成人肺炎的 5%～10%,占院内获得性肺炎的 30%,特点为肺炎伴有全身毒血症状,重者可有呼吸衰竭和周围循环衰竭,本病病情凶险、死亡率高。但早期诊断、及时有效治疗,死亡率可显著降低。大多数病例为散发性,人和人之间的传播尚未得到证实。

(一)临床表现

1.症状

患者自无明显症状至重者影响多器官损害,典型患者亚急性发病,有发热(常高于 39℃,呈弛张热)、畏寒、寒战、厌食、乏力和肌痛,并有以下表现。

(1)肺部表现。

1)咳嗽:发生率 90%,呈非刺激性,伴少量非脓性痰,有时咳嗽可阵发性发生。

2)胸痛:发生率 40%,多呈胸膜炎样疼痛,有时较为剧烈,在部分患者为较突出症状。

3)咯血:发生率 17%,多为痰中带血丝。

4)呼吸困难:发生率为 36%～94%,一般不很严重。

(2)肺外表现:部分患者存在肺外表现,可涉及全身各器官系统,其中以神经、消化和泌尿系统最为多见。

1)神经系统:发生率约 50%,主要表现有神经状态改变,意识模糊,严重者额部头痛、嗜睡和定向力障碍,偶见谵妄、言语障碍、精神错乱和步态失常等。

2)消化系统:25%的患者有恶心、呕吐,30%的患者有腹泻或稀便(可有腹痛、肠鸣音亢进),也可有肝功能异常,但肝大、腹膜炎、胰腺炎、结肠炎、直肠周围脓肿和阑尾脓肿罕见。

3)肾:25%~50%的患者有镜下血尿和蛋白尿,极少数可发生肌红蛋白尿、肾衰竭、急性肾小管间质性肾炎、肾盂肾炎、肾脓肿和肾小球肾炎。

4)其他:心脏、血液系统受累少见,但偶可引起心内膜炎、心肌炎、心包炎或白细胞、血小板计数减低。

2.体征

肺部听诊可在受累的肺段或肺叶部位闻及干、湿啰音,当有较明显的肺实变或胸腔积液时叩诊呈浊音,在有肺外其他系统受累者可能有心脏、胃肠、神经系统的异常征象,如相对缓脉、肠鸣音亢进等,少数患者无阳性体征。

(二)辅助检查

1.非特异性检查

(1)血白细胞数中度增高,可以伴核左移,红细胞沉降率增快,可能有血丙氨酸氨基转移酶、乳酸脱氢酶、碱性磷酸酶轻、中度升高,有高氮质血症或血钠、磷降低。

(2)部分患者可能有蛋白尿、显微镜下血尿。

2.特异性检查

(1)军团菌培养:标本取自痰、血液、胸腔积液、气管抽吸物、肺活检材料,培养基为活性炭酵母浸液琼脂(BCYE)(由酵母浸膏、活性炭、ACE可溶性焦磷酸铁及琼脂组成),在2.5%~5% CO_2 环境下培养1周。

(2)直接免疫荧光(DFA)检测:取痰、胸腔积液或气管抽吸物等标本涂片甲醇固定后,采用荧光素标记的军团菌抗体直接与标本作用,在荧光显微镜下观察军团杆菌,每张涂膜发现5条以上染色鲜明、形态典型的细菌即可报告阳性。

(3)尿抗原测定:采用放射免疫法或酶联免疫法测定尿LP-1抗原;其特异性几乎100%,仅次于菌培养,敏感性80%~90%;测定迅速,3h内可获结果。

(4)血清抗体检查:被军团杆菌感染后,血清可出现两种特异性抗体,即IgG及IgM抗体;其中,特异性IgM抗体在感染后1周左右出现,而IgG抗体在发病2周开始升高,1个月左右达到高峰。

1)间接免疫荧光试验(IFA):a.双份血清测定。急性恢复期血清,根据病情变化,相隔2~4周采集的2次标本IgG抗体滴度4倍升高或下降,IgG抗体滴度持续≥1:128,可作为军团菌肺炎诊断依据(急性期为发病7d以内,恢复期为发病21~42d)。b.单份血清测定。单份血清抗体滴度≥1:256,提示可能军团菌感染,但需结合临床表现分析。

2)微量凝集试验(MAA)与试管凝集试验(TAT):以军团菌全菌为抗原,检测患者血中凝集抗体。相隔2~4周采集的两次标本IgG抗体滴度4倍升高或下降;TAT达1:60或以上,MAA达1:64或以上为阳性。一次血清抗体滴度达1:20或以上也为阳性。

3)酶联免疫吸附试验(ELISA):以军团菌为抗原用EUSA检测军团菌抗体(可检测IgM与IgG抗体)。

4)多聚酶链反应(PCR):PCR技术是一种体外DNA扩增方法,检测军团菌DNA,标本取自尿、支气管肺泡灌洗液和血清等。本方法敏感性和特异性高,具有快速和可测定嗜肺军团杆菌以外的其他军团菌的优点。但操作稍烦琐,同PCR探针方法相比,PCR与ELISA结合检测军团菌操作简便。PCR和DNA探针杂交技术相结合可在一定程度上提高检测的敏感性和特异性,对非LP诊断的敏感性优于菌培养和DFA方法,但对痰LP检测的敏感性不如菌培养高。

3.胸部X线检查

主要表现为迅速进展的非对称性、边缘不清的肺实质性浸润阴影,呈肺叶或肺段性分布,以下叶多见,早期单侧分布,继而涉及两肺,约半数患者可发展成大叶性肺炎,1/3的患者伴有胸腔积液,部分患者有肺脓肿和空洞,特别是在使用大量肾上腺糖皮质激素或其他免疫功能低下者多见。

(三)诊断要点

中华医学会呼吸病学分会诊断标准如下。

(1)临床表现有发热、寒战、咳嗽、胸痛等症状。

(2)胸部X线片具有浸润阴影或伴胸腔积液。

(3)支气管抽吸物、胸腔积液、支气管肺泡灌洗液、血等培养出军团菌。

(4)呼吸道分泌物荧光抗体检测军团菌阳性。

(5)血间接荧光法检测急性期及恢复期两次军团菌抗体效价呈4倍或以上增高。

(6)尿军团菌-1抗原测定阳性。

凡具备(1)(2)项加(3)~(6)项中任何一项即可诊断军团菌肺炎。

当临床上遇到以下情况时应考虑到军团菌肺炎的可能性:①发热,持续过高热;②痰涂片可见大量中性粒细胞而罕见细菌者;③伴随不明原因的肺外症状者,如腹泻、肾功能障碍、相对缓脉等;④不明原因的低钠血症;⑤β-内酰胺类、氨基糖苷类抗生素治疗无效。

(四)鉴别诊断

本病的临床诊断比较困难。凡发生肺炎者,特别是发生在中、老年及免疫功能低下和慢性病患者,应用青霉素、头孢菌素或氨基糖苷类抗生素治疗无效者,结合流行病学资料,应高度怀疑本病。进一步确诊有赖于病原学和血清免疫学检查。军团菌肺炎应和其他各种病原引起的肺炎,如鹦鹉热、真菌性肺炎、大叶性肺炎、支气管炎、病毒性肺炎及肺结核等鉴别。肺外系统受累者还应与肝、肾等器质性疾病和某些中枢神经系统感染做鉴别。非肺炎型军团病应和流行性感冒鉴别。

1.传染性非典型肺炎

传染性非典型肺炎也称严重呼吸窘迫综合征,起病急,表现为发热、头痛、关节酸痛、乏力、腹泻,无上呼吸道卡他症状;肺部体征不明显,严重者出现呼吸加速、明显呼吸窘迫;白细胞计数正常或减低,淋巴细胞计数减低;肺部影像学检查表现为片状、斑片状浸润性阴影或呈网状样改变。一旦发现并确定为传染性非典型肺炎或疑似病例,必须按要求填写《非典型肺炎病例或疑似病例报告登记一览表》,在6h内报告当地县、市卫生行政部门和疾病预防控制机构。

2.革兰阴性杆菌肺炎

一般无流行性,大多无多器官侵犯,氨基糖苷类及内酰胺类抗生素治疗有效,军团菌检查阴性。

3.肺结核

肺结核发病缓慢,有结核中毒症状,痰中可检出结核杆菌。抗结核治疗有效而红霉素治疗无效。

(五)治疗

1.一般治疗

根据患者的症状,予以对症处理。卧床休息,多饮水,注意保暖,摄入足够蛋白质、热量、维生素,纠正水、电解质和酸碱平衡紊乱。保持呼吸道湿化与通畅,有低氧血症的,应给予吸氧。护理人员要做好生活护理,及时清除呕吐物,鼓励患者少食多餐,适量进食。

2.药物治疗

目前,治疗军团菌肺炎仍以红霉素为首选,红霉素每日 1～2g,分次口服;或用红霉素 1～1.5g 加入 5% 葡萄糖注射液 500mL 中静脉滴注;疗程为 2～3 周。也可加用利福平 450mg,每日 1 次,口服,多主张与红霉素联合应用。亦可选用其他有效药物,如新大环内酯类药物如阿奇霉素、克拉霉素或罗红霉素、氟喹诺酮类药物等。

选用容易进入肺组织、支气管分泌物和吞噬细胞内杀灭军团菌的药物,如阿奇霉素、氟喹诺酮类药物等,常在 48h 内见效。尽可能停用免疫抑制药物。

(1)大环内酯类:阿奇霉素或克拉霉素 500mg 静脉滴注或口服。红霉素 1g 静脉滴注,每 6h 1 次;若反应良好,2d 后可改口服,每次 0.5g,每 6h 1 次,疗程 2～3 周,以免复发。阿奇霉素、克拉霉素、罗红霉素较红霉素有更好的抗军团菌活性,应首选。

(2)氟喹诺酮类:莫西沙星、左氧氟沙星有较好的抗军团菌活性,一般用量每次 400mg,每日 1 次,静脉滴注。院内感染、免疫力低下、病情严重者应首选。每次 0.45～0.65g,每日 1 次,静脉滴注或口服。

(3)利福平:单独应用易产生耐药菌株,故一般不推荐单独应用。常与红霉素联合应用治疗严重感染、免疫抑制或对单用红霉素效果不佳的患者,常用剂量为每次 110mg/kg,每日 1 次。

(4)四环素类:多西环素首剂 0.2g,静脉滴注,以后每 2h 给予 0.1g 静脉滴注,有效后改为口服。

第二章

循环内科疾病

第一节　心律失常

一、窦性心律失常

(一)窦性心动过速

正常窦性心律的冲动起源于窦房结,频率为 $60\sim100$ 次/分。当成人窦性心律超过 100 次/分(一般不超过 160 次/分),称为窦性心动过速。窦性心律的频率可因年龄、性别、体力活动等不同而有显著差异。

1.临床表现

患者的临床症状轻重不一,所有患者均有心悸、乏力、眩晕和憋闷等不适症状,少数病例可发生晕厥。晕厥可能是心率太快造成的心输出量下降所致的低血压引起,也可能是服用 β 受体阻滞剂后所致的低血压引起。患者的运动耐量明显下降,晚期轻微活动都可能受限。当患者直立体位,心动过速发生时,无体位性低血压。为控制心率,患者常须服用较大剂量的 β 受体阻滞剂和钙拮抗药,此时可出现这些药物的明显不良反应,如头晕、四肢无力等。中晚期患者可合并心律失常性心肌病、顽固性心力衰竭等,因而还可出现相应的急性肺水肿、心力衰竭、心源性休克等危重症状。此时心功能极度下降,射血分数(EF 值)常低于 30%,预后极差,短期病死率较高。

2.辅助检查

心电图检查可见窦性 P 波(Ⅰ、Ⅱ、aVF 导联直立,aVR 导联倒置,P-R 间期>0.12s)规律出现,P-P 间期<0.6s。

3.诊断要点

窦速指成人的窦性心律(以窦性 P 波为窦房结发放电激动的标志)>100 次/分,是由窦房结病理改变或生理性电活动异常所致。窦速包括窦房结病理改变或生理性电活动异常所致窦速,如发热、感染、脱水、心力衰竭、血容量下降所致的窦速,窦房结生理性或病理性改变所致不适当窦速以及房结折返性心动过速。

4.鉴别诊断

房性阵发性心动过速与窦性阵发性心动过速的心电图鉴别。

(1)房性阵发性心动过速:P 波多低小而不清晰,P-P 规则,心房率在 160～280 次/分。

(2)窦性阵发性心动过速。

1)一系列规则而快速(100～200 次/分)的窦性 P 波,频率多不很快。

2)起始与停止均为阵发性的。

3)P 波形态和方向与未发作时间窦性 P 波相同。

4)可有窦性期前收缩,其联结间期与发作心动过速开始时联结间期相等,发作停止后的间歇可恰好等于一个窦性周期或更长。鉴别要点在于房性者其 P 波与窦性心律的 P 波不同。

5.治疗

寻找窦速的病因,针对病因进行治疗。病因治疗后,如需处理窦性心动过速,可选用下列药物。针对原因,大多数不需特殊治疗,如有心悸不适 β 受体阻滞剂如普萘洛尔(心得安),5～10mg,每日 3 次,若需迅速控制心率,可选用静脉制剂;不用使用 β 受体阻滞剂时,可选用维拉帕米(异搏定)40～80mg,每日 3 次。

(二)窦性心动过缓

成人窦性心律低于 60 次/分,称为窦性心动过缓。

1.临床表现

一般无症状,部分患者可有头晕、胸闷等。心脏听诊心率慢而规则。

2.辅助检查

心电图特征为窦性 P 波规律出现,P-P 间距>1.0s。

3.诊断要点

与迷走神经张力增高有关。常见于运动员和老年人。病理情况下,可见于颅内压增高、严重缺氧、低温、黏液性水肿、梗阻性黄疸、药物(β 受体阻滞剂、维拉帕米、洋地黄、奎尼丁等)作用、病态窦房结综合征等。急性下壁心肌梗死亦常见窦性心动过缓。

4.治疗

治疗原则:生理性窦性心动过缓无须治疗,病理性应针对病因。

(1)窦性心动过缓如心率≥50 次/分,无症状者,无须治疗。

(2)如心率显著减慢或症状明显者可选用阿托品 0.3～0.6mg,每日 3 次口服;山莨菪碱 5～10mg,每日 3 次口服或 10～20mg 加入 500mL 液体静脉滴注;异丙肾上腺素 1mg 加入 500mL 液体静脉滴注,但长期应用易发生严重不良反应,应考虑心脏起搏治疗。由药物引起者应酌情减量或停用。

(3)显著窦性心动过缓伴窦性停搏且出现晕厥者可考虑安装人工心脏起搏器。

(4)原发病治疗。

(5)对症、支持治疗。

二、期前收缩

(一)临床表现

期前收缩又称过早搏动,简称"早搏",是最常见的异位心律。患者可无症状或有心悸、停搏感。听诊表现为提前出现的心搏,其后有一长间歇,期前收缩的第一心音增强,第二心音减弱,桡动脉搏动减弱或消失。期前收缩分为房性、房室交界性和室性,以室性最常见,其次为房性,房室交界性较少见。均常见于正常人,多与过于疲劳、精神紧张,以及过多吸烟、饮酒与浓茶及咖啡有关。在器质性心脏病中,房性期前收缩多见于有心房病变、心房增大或心衰的患者。房室交界性期前收缩常见于洋地黄中毒时。室性期前收缩常见于冠心病、心肌梗死、心肌病、高血压性心脏病、二尖瓣脱垂综合征、洋地黄或抗心律失常药的毒性反应、低血钾、心导管检查或心脏手术过程中。

(二)心电图检查

1.房性期前收缩

①提早出现的 P′ 波,其形态与窦性 P 波不同。②P′R 间期≥0.12s。③代偿间歇多为不完全性。④P′ 后的 QRS 多正常,亦可增宽和变形(室内差异传导)或 P′ 后无 QRS 波(过早的 P′波不能传入心室),此时如 P′ 波被 T 波掩盖,易误诊为窦性心动过缓或窦性停搏。

2.交界性期前收缩

①提早出现的 QRS 波,其形态正常或有室内差异传导。②QRS 波前后有时可见逆行 P′波,表现为 P′R 间期<0.12s 或 RP′ 间期<0.20s。③代偿间歇多为完全性。④交界性期前收缩发生传出阻滞时,心电图上表现为一长间歇。

3.室性期前收缩

①提早出现的畸形 QRS 波,其时限≥0.12s。②QRS 波前无相关的 P 波。③T 波与 QRS主波方向往往相反。④代偿间歇为完全性。

(三)治疗

1.室上性期前收缩的治疗

房性或房室结性期前收缩,无论频率如何,无须治疗。对有症状者可给予苯二氮䓬类药物以解除焦虑,给 β 受体阻滞剂减弱心肌收缩力,以减轻期前收缩时心脏强烈收缩引起的不适。嘱患者戒除烟酒,避免饮茶或咖啡,避免过劳或睡眠不足,常可使期前收缩减少或消失。

2.室性期前收缩的临床评价与治疗

室性期前收缩非常多见。无器质性心脏病的室性期前收缩无临床意义,对患者的预后无影响,无明显症状的室性期前收缩,无应用抗心律失常药物的适应证。如室性期前收缩频发患者有症状,可给抗焦虑药物及 β 受体阻滞剂,并与室上性期前收缩的治疗一样,去除可能诱发室性期前收缩的因素。如果上述措施无效,也可短时间应用抗心律失常药物,包括美西律、普罗帕酮、莫雷西嗪等。因为患者心功能良好,应用这些药物一般不会产生严重心脏不良反应。由于这类室性期前收缩不影响患者预后,不宜应用心外不良反应多的胺碘酮治疗。

急性心肌梗死后 1～2 年,患者由于急性室性心律失常致猝死的危险性很大,但心肌梗死后的室性期前收缩不是预测患者发生猝死的指标,识别高危患者最重要的指标是左心功能不全,其他指标包括心室晚电位、心率变异性、QT 离散度、压力反射敏感性、窦性心律震荡及 T波电交替等。虽然以上指标有助于识别急性心肌梗死后发生猝死的高危患者,但单项指标的阳性预测值低(<30%),复合指标可以提高阳性预测值,但对应该采用何种治疗并无提示价值。

三、阵发性室上性心动过速

(一)分型

室上性心动过速按发病机制主要分为5种类型:①房室结内折返性心动过速(AVNRT),在我国为第二常见的室上性心动过速,占35%。②房室折返性心动过速(AVRT),或称为副束折返性心动过速(BTRT),在我国为最常见的室上性心动过速,占55%。引起AVRT的副束可以兼有前传功能和逆传功能,表现为预激综合征;副束也可仅有逆传功能而无前传功能,即隐性副束,心电图上不出现预激图形。③窦房折返性心动过速(SANRT)。④房内折返性心动过速(IART)。⑤心房自律性心动过速(AAT)。后三者较少见,约合占10%,均常伴有器质性心脏病及房室传导阻滞。前两者则大多数无器质性心脏病基础。

(二)临床表现

室上性心动过速发作突发突止,持续时间为数秒至数天,多为数小时。发作时患者突感心悸、心前区不适、头晕、咽喉部堵塞,常有尿意。发作时间长或心率过快者可有血压下降或晕厥,有器质性心脏病者可诱发心绞痛或心衰。听诊可闻快速、整齐的心律。颈静脉搏动与心率一致。

(三)心电图检查

(1)快速、规则的QRS波群,频率150～240次/分。

(2)QRS波形态正常,但若伴有束支传导阻滞、室内差异传导或由预激综合征引起的逆向性房室折返性心动过速,则QRS增宽变形。

(3)P波与QRS波关系:AVNRT时P波多重合于QRS波内而不能看到或逆行P波紧接QRS波出现,在Ⅱ、Ⅲ、aVF导联呈假性S波,在V_1导联呈假性r'波;在很少见的快慢型AVNRT,逆行P波在QRS波后较晚出现,靠近下一个QRS波。AVRT心电图亦表现为QRS波后逆行P波,RP'/P'R<1,但其RP'长于AVNRT的RP',一般大于110ms。其余三型室上性心动过速P'出现在QRS波之前,RP'/P'R>1,P'R≥0.12s,SANRT的P'波形态类似窦性P波,IART或AAT的P'波与窦性P波不同,可直立、双相或倒置。

体表心电图鉴别各型室上性心动过速有时不易,需依靠心内电生理检查,食管心房调搏检查有时也可有较大帮助。

(四)治疗

1.刺激迷走神经

对AVNRT及AVRT有效,可中止发作。对IART和AAT无效,但可减慢心室率。方法有:①刺激咽部引起恶心、呕吐。②Valsalva动作(深吸气后屏气做呼气动作)。③Miiller动作(深呼气后屏气做吸气动作)。④按摩颈动脉窦:先按摩右侧5～10s,无效改按摩左侧;年老或脑血管病患者不宜用此法。

2.腺苷

腺苷6～12mg快速静脉注射可作为首选初始治疗药物。腺苷可中止房室结参与的AVNRT和AVRT。腺苷静脉注射可产生一过性的面部潮红和呼吸困难,也可引起一过性的严重心动过缓和房室传导阻滞。

3.维拉帕米或地尔硫革

维拉帕米5～10mg静脉注射或地尔硫革0.25～0.35mg/kg静脉注射能有效中止房室结参与的AVNRT与AVRT。

4.β受体阻滞剂

美托洛尔5mg稀释后缓慢静脉注射可有效中止AVNRT和AVRT,也可使房性心动过速的心室率减慢。β受体阻滞剂不作为阵发性室上性心动过速的首选药物。伴心功能不全或支气管痉挛的室上性心动过速不用β受体阻滞剂。

5.洋地黄

伴器质性心脏病或心功能不全者,宜选用洋地黄类药物。洋地黄类起效较慢。可予毛花苷丙0.4mg稀释后缓慢静脉推注,2h后如无效再给0.2mg。应用前先明确患者近期内未用过洋地黄。

6.升压药

升压药通过升高血压(达160～180mmHg)刺激颈动脉窦和主动脉弓的压力感受器,反射性地兴奋迷走神经,可终止AVNRT和AVRT。仅适用于室上性心动过速发作时伴有较明显低血压的患者。可用去氧肾上腺素(新福林)0.5～1mg或甲氧明(甲氧胺)5～10mg,稀释后静脉推注。以收缩压不超过160～180mmHg为宜。一旦心动过速停止,应即停止用药。有器质性心脏病或高血压者不宜使用。

7.同步直流电复律

一般只在阵发性室上性心动过速伴心脏代偿不全的情况下才考虑同步直流电复律。用过洋地黄的患者不采用同步直流电复律,以避免引起严重的电击后室性心律失常。

8.起搏

对折返机制引起的室上性心动过速,如药物无效或对药物不能耐受,可经食管或心房内超速或程序刺激起搏,以中止心动过速发作。实际上临床极少使用此法。

9.预防发作

假如阵发性室上性心动过速偶然发作,患者耐受好,发作持续时间短,能自行终止或患者自行用手法可以终止,则不必药物预防再发作,也可不急于射频消融治疗。假如患者室上性心动过速发作频繁或发作持续时间较长,患者症状较明显,则首选射频消融治疗,以根治室上性心动过速。AVRT和AVNRT射频消融成功率很高,房性心动过速射频消融成功率稍低。阵发性室上性心动过速射频消融治疗不成功者,可选用非二氢吡啶类钙拮抗剂或β受体阻滞剂口服,以预防再发作。

附:几种特殊类型的室上性心动过速

1.伴房室传导阻滞的房性心动过速

可能为触发机制所致。绝大多数为洋地黄毒性反应,偶见于严重的心脏病而与洋地黄无关。心电图表现为房性心动过速而有2:1或文氏型房室传导阻滞。按洋地黄中毒治疗。

2.多源性房性心动过速(MAT)

亦可能为触发机制所致。多见于慢性肺部疾病并发呼吸衰竭时,洋地黄中毒者罕见。心电图特点为：①心房率＞100次/分。②3种以上形态不同的P波，P波之间有等电线。③PP与PR间期均不规则。④房室传导通常为1∶1。治疗原则是去除病因和诱因，如控制肺部感染和改善肺功能。应避免大量使用β受体兴奋剂和茶碱类药物。维拉帕米治疗可能有效，心室率快者可用洋地黄控制。

3.持续性房室交界区反复性心动过速(PJRT)

为临床极少见类型，见于儿童和青年。心动过速为持久性，时有中止，但常在间隔几次窦性心搏之后再度开始。心电图特点为：①P波在QRS波之前，P波倒置。②心动过速时房室传导为1∶1。PJRT药物常难以控制，射频消融治疗可以根治。

四、阵发性室性心动过速

室性心动过速是引起心脏性死亡特别是猝死的主要原因之一。它是一种较复杂的心律失常，种类繁多。不同类型的室性心动过速，其临床表现、诊断、预后及治疗有很大差异。

(一)持续性单形性室性心动过速

1.临床表现

持续性单形性室性心动过速是指室性心动过速发作时间≥30s(或在此之前因病情严重而需要紧急复律)且QRS波保持单一形态者。它具有突发突止的特点和反复发作的倾向。常见病因为冠心病、心肌梗死、扩张型心肌病、重症心肌炎等。一般所指的阵发性室性心动过速即为此型。症状的严重程度取决于室性心动过速的持续时间、心室率的快慢和原来心功能的状态。轻者有心悸、头晕、低血压，严重者出现心衰和休克，也可诱发或加重心绞痛，并可发展为心室颤动。听诊心率在130～220次/分，第一心音强弱不一，颈静脉可有"大炮波"，颈静脉搏动频率低于心室率。

2.心电图检查

(1)QRS波呈单一形态、宽大畸形，频率为130～220次/分，节律规则或基本规则。

(2)房室分离，心室率快于心房率。

(3)有时可出现心室夺获及室性融合波。

3.治疗

(1)发作期治疗：

1)对宽QRS心动过速患者在未能做出鉴别诊断前应先按室性心动过速处理。

2)当怀疑为持续性单形性室性心动过速并伴血流动力学异常，如出现低血压、休克、心衰、心绞痛、脑缺血时，无论处于抢救治疗的任何环节，都推荐在适当镇静后给予同步直流电击复律。

3)持续性单形性室性心动过速不引起血流动力学异常，可静脉注射胺碘酮、利多卡因或普鲁卡因胺。利多卡因经常无效，静脉推注胺碘酮或普鲁卡因胺更为有效。胺碘酮的负荷剂量是10min内给予150mg。随后6h内每分钟滴注1mg，再随后的18h及其后的几天里每分钟滴注0.5mg维持。如室性心动过速不终止或复发，可重复给予负荷量。利多卡因的负荷剂量是75～100mg，稀释后静脉推注，并于10～15min后重复1次，维持量为1～4mg/min，静脉滴注 36～48h。

4)洋地黄中毒引起的室性心动过速除停药和补钾外,首选苯妥英钠静脉推注,也可给利多卡因,并同时给地高辛抗体静脉推注。

5)室性心动过速是严重的心律失常,应严密观察并紧急治疗。应积极寻找和去除与发动和维持室性心动过速有关的因素,如心肌缺血、低血压、低钾血症、洋地黄中毒等。对伴有低血压或休克的患者,应合用拟交感胺类升压药物;对伴有心衰者应积极治疗心衰。这些措施可减少室性心动过速的复发。

(2)长期治疗的目的是预防心脏性猝死及有症状性室性心动过速复发。根据临床试验的结果,目前有几点是清楚的:①Ⅰ类抗心律失常能恶化患者的预后。②胺碘酮经验用药较心电生理检查指导下使用抗心律失常药物,患者有更好的生存率。③对经历过心肺复苏的患者或持续性室性心动过速导致了血流动力学受损及 LVEF<35% 的患者,安置 ICD 较使用胺碘酮有更好的生存率,是首选的治疗。对那些 LVEF 较高的患者,使用胺碘酮可能获得与 ICD 相似的生存率。对那些有指征但拒绝安置 ICD 的患者,经验性使用胺碘酮是最好的治疗。即使安置了 ICD,也应同时给予胺碘酮,以减少室性心动过速的发作。如果合用胺碘酮无效,也可合用索他洛尔、普鲁卡因胺或氟卡尼。

心脏性猝死是缺血性心肌病的临床表现之一。心脏性猝死患者尸检显示,90%患者存在冠心病,其中 75%患者合并有陈旧性心肌梗死。心肌梗死患者同时合并左心室功能低下或室性心律失常,猝死发生率更高。LVEF 值对心肌梗死后 2 年的猝死发生率有重要的预测作用。对于轻度至中度左心衰竭的患者,持续性室性心动过速或心室颤动导致的心脏性猝死是最主要的死亡原因。与之相比,重度心力衰竭患者心脏性猝死的比例较低。

心肌梗死后出现的室性心动过速或扩张性心肌病出现的室性心动过速应用射频消融治疗的效果不理想,加上这类室性心动过速预后差,因而射频消融治疗仅作为安置 ICD 的辅助治疗方法,用以减少室性心动过速发作及 ICD 放电的频率。对于心肌梗死后室性心动过速发作时,患者能够较好耐受,左心室功能良好而药物治疗无效的患者,射频消融或可作为一线治疗。

(二)非持续单形性室性心动过速

非持续单形性室性心动过速指单形性室性心动过速每次发作在 30s 内能自行终止者。此型室性心动过速在临床上最为常见,主要病因为扩张型和肥厚型心肌病、冠心病、心肌梗死及二尖瓣脱垂,也有部分患者原因不明。对无症状非高危性患者,特别是无明显器质性心脏病患者,可不做特殊治疗。对有症状非高危性患者,可应用 β 受体阻滞剂,β 受体阻滞剂对预防复发常常有效。对 β 受体阻滞剂无效者,ⅠC 类及胺碘酮可能有效。但ⅠC 类药物应避免在有器质性心脏病特别是冠心病的患者长时间使用,以避免药物增加死亡率。对冠心病、心肌梗死引起者,应争取做冠状动脉再通术。非持续性室性心动过速并非 ICD 的适应证,如果非持续性室性心动过速发生在陈旧性心肌梗死其左心功能受损、LVEF≤40% 的患者,应积极考虑植入 ICD。因为这类非持续性室性心动过速患者是发生心脏性猝死的高危患者。

(三)特发性室性心动过速

特发性室性心动过速是发生于无明确心脏病,亦无致心律失常因素存在基础上的室性心动过速,占室性心动过速的 7%～10%。常见于年轻人。多数患者症状轻微,预后大多良好。

根据起源部位,又可分为"右心室特发性室性心动过速"和"左心室特发性室性心动过速"。右心室特发性室性心动过速临床上较常见,约占特发性室性心动过速的 70%,大多起源于右心室流出道室间隔,其特征为:①多表现为反复短阵的单形性室性心动过速,发作小于 30s,少数也可表现为持续单形性室性心动过速。②室性心动过速发作时 QRS 呈左束支传导阻滞图形伴电轴正常或右偏。③非发作期间常有同形的室性期前收缩。④易被运动或异丙肾上腺素诱发。⑤刺激迷走神经的动作及腺苷可中止室性心动过速。左心室特发性室性心动过速占特发性室性心动过速的 30%,其特点为:多表现为持续单形性室性心动过速,发作大于 30s;室性心动过速发作时 QRS 呈右束支传导阻滞伴电轴左偏(起源于左心室下部中间隔左后分支附近)或右偏(起源于左心室基底部);非发作期间多无期前收缩,心电图正常;易被程序刺激诱发,有时也可被异丙肾上腺素诱发;腺苷很少能中止室性心动过速发作。

β 受体阻滞剂及维拉帕米能抑制右心室特发性室性心动过速,亦可使用腺苷中止发作。对左心室特发性室性心动过速,药物治疗首选维拉帕米,可中止室性心动过速和预防发作。频发的特发性室性心动过速亦可首选射频消融治疗。

(四)束支折返性室性心动过速

本病为束支间的大折返,激动沿右束支前向传导,后经左束支逆向传导。心电图上 QRS 时限≥0.12s,多呈左束支传导阻滞图形。室性心动过速有时激动沿左束支前向传导,经右束支逆向传导,则心电图呈右束支传导阻滞图形,但少见。电刺激可诱发,记录希氏束、右束支和左束支电图可以确诊。此型室性心动过速多见于扩张型心肌病,也见于冠心病和左束支传导障碍者,大多伴有较严重的心功能受损,心率快,患者最终死于心力衰竭,也有猝死危险。药物治疗大多无效。首选射频消融治疗,消融右束支可根治此型室性心动过速;亦可经手术放射状切除束支根治。

(五)右心室发育不良性室性心动过速

右心室发育不良心肌病又称为致心律失常性右心室发育不良(ARVD)。病理改变为右心室发育不良,部分或全部右心室肌被纤维或脂肪组织代替,局部区域心肌可薄如羊皮纸。病变常累及右心室流出道、心尖及三尖瓣下方,构成所谓"发育不良三角",在这些部位易形成折返产生室性心动过速。本病室性心动过速的特点是:①发作室性心动过速时 QRS 波常呈完全性左束支传导阻滞图形。②窦性心律时胸前导联($V_1 \sim V_4$)T 波倒置,QRS 波终末部与 ST 段交界处出现切迹,亦称为 Epsilon 波,V_1 导联呈右束支阻滞图形。③常可记录到心室晚电位。④心脏程序刺激可诱发和终止室性心动过速。本型室性心动过速的药物治疗基本同持续单形性室性心动过速。也可试行右心室内射频消融术或外科手术(单处或多处心室切开术),但射频消融术不易成功。虽然至今尚无相关的临床试验,但由于病程的进行性和不良的预后,安装 ICD 可能优于药物治疗。

(六)尖端扭转型室性心动过速

尖端扭转型室性心动过速专指由 QT 间期延长引起的多形性室性心动过速。室性心动过速时形态、振幅不一的快速 QRS 波的极性围绕心电图基线发生扭转,频率达到 200~250 次/分,发作间歇期心电图 QT 间期明显延长,U 波巨大并与 T 波融合。室性心动过速反复发作又自行终止,临床上表现为反复发作性晕厥,易进展为心室颤动致猝死。

1.长 QT 综合征

长 QT 综合征是一种遗传性心律失常疾病,属于离子通道病,有关离子通道异常在长 QT 综合征发病中的作用研究已取得很大的进展。基因突变主要导致各离子通道 α 亚单位异常。长 QT 综合征主要有两种形式:一种称为罗马诺-沃德综合征,为常染色体显性遗传,听力正常;另一种称为耶韦尔和朗格-尼尔森综合征,为常染色体隐性遗传,伴先天性神经性耳聋。

长 QT 综合征的临床表现变化很大,可以表现为显著的 QT 延长伴反复发作性晕厥,也可以表现为 QT 间期仅略延长且无心律失常及晕厥发作。尖端扭转型室性心动过速的发作常由体力活动或情绪激动所诱发。症状通常在 20 岁前出现。

治疗要点包括:①由于心律失常发作与交感兴奋有关,β 受体阻滞剂为治疗首选药物,可使病死率明显降低,即使对无晕厥及复杂室性心律失常发作、无猝死家族病史的患者,也主张应用 β 受体阻滞剂。②对有房室传导阻滞或心动过缓或长间歇依赖的室性心动过速患者,安装永久起搏器有良好效果,应与 β 受体阻滞剂合用。③药物治疗无效的患者,可做左侧交感神经节切除。④室性心动过速持续发作时需电击中止。⑤平时禁用儿茶酚胺类及能延长复极的药物。⑥对有晕厥发作的患者应安置 ICD 以预防心脏猝死,对这类患者,ICD 除了电击除颤功能外,还能通过持续起搏预防心动过缓或长间歇的发生。⑦无晕厥发作但有家族性猝死病史的高危患者是否安置 ICD 仍有争议,但对这类患者安置 ICD 为预防猝死提供了保障。

2.获得性 QT 间期延长的尖端扭转型室性心动过速

QT 间期延长由药物如抗心律失常药(ⅠA、ⅠC、Ⅲ类)、吩噻嗪类药、三环和四环类抗抑郁药引起,已知可致 QT 间期延长的药物达 50 余种。QT 间期延长也可由电解质异常如低血钾、低血镁引起。患者常伴基础心率过慢,室性心动过速由长短间歇诱发,即长间歇后的提早心动引起发作,因此获得性 QT 间期延长的尖端扭转型室性心动过速又称长间歇依赖型尖端扭转型室性心动过速。治疗要点包括:①纠正或解除病因。②提高基础心率,使心室复极差异缩小,可用临时性心房或心室起搏或静脉滴注异丙肾上腺素,使心率>110 次/分,在房室传导正常的患者,以心房起搏效果最好。③补钾及补镁为重要治疗措施。补镁用硫酸镁 2g,稀释至 40mL 后缓慢静脉推注,继以 8mg/分静脉滴注。④禁用ⅠA、ⅠC 及Ⅲ类抗心律失常药,可试用ⅠB 类药。⑤因本型室性心动过速有反复发作的特点,一般仅于持续发作引起阿-斯综合征时才采用直流电复律。

(七)QT 间期正常的多形性室性心动过速

多形性室性心动过速的心电图表现与尖端扭转型室性心动过速相似,但尖端扭转型室性心动过速特指由 QT 间期延长引起者。多形性室性心动过速血流动力学障碍严重,凶险,猝死率高。

1.儿茶酚胺敏感性多形性室性心动过速

这是一种少见的遗传性室性心动过速,发生于儿童或少年,无明显的器质性心脏病。本病的主要症状是晕厥或"夭折的"猝死。约 30% 的患者有家族猝死病史或由紧张诱发的晕厥。患者对运动的典型反应是最初的窦性心动过速和室性期前收缩,继而出现短暂的单型或双向性室性心动过速,如继续运动则最终出现多形性室性心动过速。治疗措施包括应用 β 受体阻滞剂和安置 ICD。

2.Brugada 综合征

Brugada 综合征指患者的心电图上有典型的 Brugada 波并伴发多形性室性心动过速、心室颤动或猝死。Brugada 综合征属于遗传性基因突变所致的离子通道疾病。特征性的 Brugada 波在右胸前 $V_1 \sim V_3$ 导联中 1 个或 1 个以上的导联出现，表现为 3 种类型：①ST 段下斜型抬高或呈穹窿型抬高。②ST 段呈马鞍型抬高。③ST 段呈低马鞍型抬高。只有 1 型 Brugada 波才有肯定的诊断价值，仅有 2 型或 3 型 Brugada 波者，只有在Ⅰ类钠通道阻滞剂（最常用阿义马林）做药物激发试验获得 1 型 Brugada 波时，才有诊断意义。

Brugada 综合征的危险分层很重要，自发出现的 1 型 Brugada 波是一个危险因素，发生心律失常事件的风险远高于药物诱发后才出现 1 型 Brugada 波的患者。心脏电生理检查诱发持续的室性心律失常是最强的危险因素，发生猝死的风险远高于不能诱发出室性心动过速、心室颤动者。

ICD 是唯一已证实对 Brugada 综合征治疗有效的方法。对有过猝死、猝死先兆和晕厥的患者，都需植入 ICD 进行二级预防。

3.联律间期极短的多形性室性心动过速

发病机制与触发活动有关。临床特点为：①反复发作多形性室性心动过速，但常无器质性心脏病证据，临床表现为心悸、眩晕、晕厥，反复发作可致猝死。②单个室性期前收缩或诱发室性心动过速的室性期前收缩均显示极短的联律间期，通常在 $280 \sim 320ms$。③基础心律的 QT 间期、T 波和 U 波形态均正常。④交感神经兴奋药物无效且可能加重发作。治疗首选维拉帕米，对终止及预防发作均十分有效。持续发作需直流电复律，药物治疗无效者可安置自动心脏除颤器。

4.其他

心肌缺血、原发性心肌病、二尖瓣脱垂、心室肥厚等也可能引起正常 QT 间期的多形性室性心动过速。

（八）短 QT 综合征

短 QT 综合征是近年来提出的临床及心电图综合征。短 QT 综合征是一种与遗传相关的原发性心电疾病，与编码钾离子通道的基因突变有关。目前多数学者建议将 QT 间期≤330ms 作为短 QT 综合征的心电图诊断标准。约半数以上短 QT 综合征患者胸前导联表现高度对称的 T 波，并常有 ST 段缺失。短 QT 综合征患者常伴有阵发性心房颤动，最严重的后果是伴发室性心动过速、心室颤动时导致猝死。目前，植入 ICD 转复恶性心律失常是治疗短 QT 综合征的有效方法。对不能植入 ICD 者可以应用奎尼丁治疗，奎尼丁能延长 QT 间期至正常范围，但奎尼丁的长期疗效尚在观察中。

（九）双向性室性心动过速

心电图表现为快速、规则、增宽的 QRS 波群，其主波方向上下交替，V_1 导联呈左、右束支阻滞图形交替，肢导联呈 QRS 波电轴左偏与右偏交替。本型室性心动过速多见于洋地黄中毒，尤其见于老年患者或有严重心肌疾病的洋地黄中毒，预后不良。治疗可给予地高辛结合抗体，并给予利多卡因、钾剂及 β 受体阻滞剂等治疗。

五、房室传导阻滞

房室传导阻滞(AVB)指房室交界区脱离了生理不应期后,心房冲动传导延迟或不能传导至心室。按程度分为一度、二度、三度。阻滞部位可发生在房室结、希氏束及束支等不同的部位。该类心律失常病因广泛,包括急性心肌梗死、病毒性心肌炎、急性风湿热、心肌病、先天性心脏病、洋地黄等药物过量、传导系统的退行性病变和迷走神经张力增高等。

(一)临床表现

1.症状

(1)一度房室传导阻滞:无自觉症状,可仅有第一心音减弱。需依赖心电图诊断。

(2)二度房室传导阻滞:心室率较慢时,可有心悸、头晕、乏力等症状。如仅偶有下传脱落,患者可无症状。

二度房室传导阻滞可进一步按心电图区分为Ⅰ型及Ⅱ型。Ⅰ型常可逆且预后通常较好,Ⅱ型大多数不可逆,且预后险恶,可骤然进展为高度阻滞,发生阿-斯综合征,甚至病死。

(3)三度或完全性房室传导阻滞:

1)常有心悸,自觉心脏跳动缓慢,眩晕、乏力,易致晕厥。有时有心力衰竭或阿-斯综合征。

2)心搏慢而规则,20~40次/分。第一心音轻重不等,有"大炮音"。收缩压增高,舒张压减低,脉压增大,运动或注射阿托品后,心室率不加速或加速甚少。

2.体征

(1)有基础心脏疾病的有关症状与体征。

(2)一度AVB听诊可无明显体征或第一心音低钝;二度Ⅰ型AVB者,听诊可发现第一心音逐渐减弱并有心搏脱漏;二度Ⅱ型AVB听诊时,亦有间歇性心搏脱漏,但第一心音强度恒定;三度AVB听诊时,心室率较为缓慢(35~60次/分),听诊可发现第一心音强弱不等,以及心房音、"大炮音"。另外,因心室率慢,心脏每搏量增加,主动脉瓣区可闻及收缩期杂音,收缩期血压也常代偿性升高。

(二)辅助检查

1.心电图检查

(1)一度AVB:P-R间期延长>0.2s,每个心房冲动都能传导到心室。

(2)二度AVB:分为二度Ⅰ型和二度Ⅱ型。二度Ⅰ型表现为P-R间期进行性延长,直至一个P波受阻不能下传心室;相邻的R-R间期进行性缩短,直至一个P波不能下传心室;包括受阻P波在内的R-R间期小于正常窦性P-P间期的两倍。二度Ⅱ型表现为P-R间期不变,心房冲动传导突然阻滞,下传的P-R间期正常或延长,但有周期性P波受阻不能下传心室;包括受阻P波在内的R-R间期等于正常窦性R-R间期的两倍或整数倍。

(3)三度AVB:全部心房冲动均不能传导心室,心房与心室活动各自独立,互不相干;心房率快于心室率,心房冲动来自窦房结或心房异位节律(房速、心房扑动或心房颤动);心室起搏点通常在阻滞部位稍下方,如位于希氏束及其近邻,心室率在40~60次/分,QRS波群正常,心律亦较稳定,如位于室内传导系统的远端,心室率可<40次/分,QRS波群增宽,心室率亦常

稳定。

2.心脏电生理检查

可对房室传导阻滞定位,A-H 阻滞为心房-房室结或房室结阻滞;H 波增宽或分裂为 H′为希氏束阻滞,H-V 阻滞为房室结-希氏束及束支水平阻滞。阻滞点位于希氏束上部,QRS 波形态多为正常;阻滞部位低,则 QRS 波形态畸形增宽,心率仅 35 次/分左右,且不稳定,常可出现长间歇。

3.动态心电图检查

能较长时间观察房室传导的变化,可发现在不同时间不同的房室传导阻滞,故对间歇房室传导阻滞者有诊断意义。

4.超声心动图检查

可发现基础心脏病的征象。

(三)诊断要点

(1)有典型的症状,即由于心室率过慢或长间歇停搏使心排出量减少导致不同程度的脑、心、肾等脏器供血不足的临床表现。

(2)心电图及派生心电图检查确诊。

(3)排除了迷走神经张力增高、药物、电解质紊乱等因素的影响。

(四)鉴别诊断

应与病窦综合征相鉴别。根据典型心电图改变并结合临床表现,不难做出诊断。为估计预后并确定治疗,尚需区分生理性与病理性房室传导阻滞、房室束分支以上阻滞和三分支阻滞以及阻滞的程度。

(五)治疗

一度和二度Ⅰ型房室传导阻滞可能与迷走神经张力增高有关,不需特殊治疗;二度Ⅱ型和三度房室传导阻滞心室率过慢,应该安装临时或永久心脏起搏器稳定病情。

1.一般治疗

房室束分支以上的阻滞形成的一度或二度 AVB,并不影响血流动力学,主要采用针对病因的治疗。房室传导阻滞常见于急性下壁心肌梗死、病毒性心肌炎、急性风湿热、心肌病、洋地黄中毒、传导系统退行性变、心脏介入检查治疗时以及心脏外科手术损伤等。若心室率不慢,无临床表现,不须特殊治疗。各种心肌炎、心脏直视手术损伤或急性心肌梗死引起的 AVB,可试用糖皮质激素治疗;解除迷走神经过高张力,停用相关药物,纠正电解质失调。

2.药物治疗

二度Ⅱ型和三度房室传导阻滞心室率过慢(<40 次/分)或有血流动力学障碍,应积极治疗;QRS 波呈室上性,可立即给予阿托品;宽大畸形的 QRS 波群应用阿托品无效,可立即给予异丙肾上腺素静脉滴注治疗,必要时须安装临时或永久心脏起搏器治疗,尤其是心脏手术后出现者,应该积极处理,以防心室率进一步减慢,导致严重不良后果。

(1)心率较慢者,可用异丙肾上腺素 5~10mg,每 4h 1 次,舌下含服;预防或治疗房室传导阻滞引起的阿-斯综合征发作,可用异丙肾上腺素 3~5mg 加入 5%葡萄糖注射液 500mL 中静脉滴注,一般维持心率在 60~70 次/分。用药过量不仅不能明显增加心率,反而会使传导阻滞加重,而且能导致快速性室性心律失常。

(2)阿托品 0.3mg,每 4h 1 次口服,适用于房室束分支以上的阻滞,尤其是迷走神经兴奋过高者,必要时可用阿托品 1~2mg,皮下注射或静脉注射。不良反应有口干、视物模糊、尿潴留、疲乏、嗜睡等,严重时可有瞳孔散大、皮肤潮红、心率加快、兴奋不安、幻觉、谵妄甚至惊厥、昏迷、呼吸麻痹等。心功能不全、前列腺增生者慎用,青光眼、器质性幽门梗阻、肠梗阻等患者禁用。

(3)氨茶碱 0.1g,每日 3 次,口服;亦可用氨茶碱 0.25g 加入 5% 葡萄糖注射液 500mL 中静脉滴注,4h 滴完,每日 1 次,睡前可加服氨茶碱缓释片 0.2g。该药可引起恶心、呕吐、食欲缺乏、胃部不适、失眠、心率增快等不良反应,静脉给药太快或浓度过高可引起心律失常、惊厥、血压骤降甚至死亡,低血压、休克、急性心肌梗死者忌用。

3.起搏器治疗

(1)临时起搏器:急性心肌梗死、急性心肌炎、药物中毒或电解质紊乱、心脏外科手术后引起的二度Ⅱ型以上的 AVB 均可临时起搏治疗。

(2)永久起搏器:有症状的三度 AVB 是绝对适应证,无症状的三度 AVB 则是相对适应证。有症状的二度Ⅰ型、二度Ⅱ型亦是永久起搏的绝对适应证,无症状的二度Ⅱ型 AVB 为相对适应证。无症状的二度Ⅰ型不主张安置起搏器。

(3)选择性起搏:选择的起搏模式有 VVI、VVD、VAT、DDD。如窦性心律尚可,主张选用 VDD、VAT;伴有心房颤动则首选 VVI;窦性心律不稳定宜选择 VVI、DDD。总之,在患者经济条件许可的情况下,应尽量选择符合生理要求的起搏模式。

第二节　高血压

近年来,随着社会经济发展,人们的生活方式发生巨大变化。受高盐饮食、人口老龄化、肥胖及缺乏运动等因素影响,我国人群高血压发病率呈快速增长,高血压成为脑卒中、心血管疾病的最主要危险因素。

一、高血压合并多种危险因素

与 20 年前相比,高血压的风险发生较大变化。一是单纯高血压的比例下降;二是合并多种危险因素者逐渐增多,包括高同型半胱氨酸血症、肥胖、血脂异常、糖尿病、高尿酸血症、心率增快等。

(一)高血压合并高同型半胱氨酸血症(H 型高血压)

同型半胱氨酸(Hcy)与心脑血管事件呈连续、线性正相关;与 Hcy<10μmol/L 比较,Hcy 升高(≥10μmol/L)显著增加脑卒中风险;同时,高血压和 Hcy 升高(≥10μmol/L)在导致脑卒中风险上具有协同作用;《中国高血压防治指南(2010 版)》将 Hcy≥10μmol/L 列为高血压患者的重要危险因素。中国高血压人群中 Hcy 10~15μmol/L 及≥15μmol/L 的比例分别约为

50%和25%；另外,高血压患者合并 Hcy 10～15(HR 0.78;95% CI:0.63～0.98)μmol/L 及≥15(HR 0.74;95% CI:0.57～0.98)μmol/L 时,使用依那普利、叶酸片同时降压和补充叶酸,较单纯使用依那普利能进一步显著降低脑卒中风险。基于上述证据,2016 年《H 型高血压诊断与治疗专家共识》将 H 型高血压定义为伴有 Hcy≥10μmol/L 的高血压。H 型高血压筛查可以鉴别脑卒中高危人群,现有证据表明,使用依那普利叶酸片降压和补充叶酸,较单纯降压能进一步有效降低 H 型高血压导致的脑卒中风险。德国、澳大利亚、瑞士同型半胱氨酸协会推荐 Hcy<10μmol/L 为安全水平。

(二)高血压与肥胖

近 20 年来,肥胖和高血压的患病率在全球均呈显著上升趋势,二者常合并存在,肥胖既可增加高血压患者的血压控制难度,也促进多重心血管代谢危险因素的聚集,加重了对心脑血管的损害。美国心脏协会/美国心脏病学会(AHA/ACC)自 2003 年以来发表了一系列有关肥胖的评估与防治,以及其与心血管病关系的声明与指南。欧洲高血压学会(ESH)肥胖工作组于 2009—2011 年发表了关于肥胖相关性高血压靶器官损害、减重治疗的降压效应及减肥药物心血管影响的述评;2012 年与欧洲肥胖研究学会(EASO)发布了肥胖和难治性高血压的声明。2013 年美国高血压学会(ASH)与美国肥胖协会联合发布了关于肥胖性高血压病理生理机制、心血管病风险及治疗的立场声明。2013 年 AHA/ACC/TOS(肥胖学会)推出了《成人超重与肥胖管理指南》,《中国高血压防治指南(2010 年版)》中指出,肥胖合并高血压和糖/脂代谢异常是国人代谢综合征的最主要表现形式(84.2%)。鉴于肥胖相关性高血压患病率高、危害大,其评估与防治有特殊性,2016 年,中华医学会心血管病学分会高血压学组制定了《肥胖相关性高血压管理的中国专家共识》,对肥胖相关性高血压的现状、病理生理学机制、诊断与评估、治疗与管理等进行了总结,为中国肥胖相关性高血压的诊治提供临床指导性建议。

(三)高血压合并糖尿病

高血压与糖尿病是心血管系统最主要的两个危险因素,两者并存时风险显著增加。中国糖尿病的患病人数为 1.1 亿左右,另有 5 亿左右空腹血糖受损、糖耐量异常患者。近年,涉及高血压合并糖尿病的研究逐渐增多。

有研究比较了糖尿病与非糖尿病中国患者在不同血压水平发生卒中、冠心病的风险。2005—2009 年间,中国 12 个省份 42 959 例 35～70 岁患者,其中 38 975 例(90.7%)未患糖尿病,3984 例(9.3%)患糖尿病。分为高血压组、正常高值血压组和正常血压组三组和收缩压、舒张压五分位数组。在糖尿病患者中,与正常血压组相比,高血压组卒中风险升高(OR 3.03;95% CI:1.47～6.25)、冠心病风险升高(OR 2.21;95% CI:1.45～3.38)。在非糖尿病组也得到相似结果。而糖尿病、非糖尿病患者中,正常高值血压组和正常血压组患者的卒中或冠心病的风险无显著差别。当收缩压高于 125mmHg 或舒张压高于 72mmHg 时,冠心病和卒中的风险在非糖尿病患者中显著提高,而在糖尿病患者中未见相同水平的提高。高血压可使冠心病的发病风险升高 2 倍、使卒中发病风险升高 3 倍;高血压的此作用与患者是否患糖尿病无关。糖尿病高血压患者需要一种更加综合的策略来评估心血管疾病的发生风险。

(四)高尿酸血症在高血压的发生发展中起重要作用

高血压是心血管疾病最重要的危险因素。随着流行病学和循证医学证据的累积,高尿酸血症（HUA）也作为心血管病的危险因素之一渐受关注。高血压与 HUA 通常并存,相互影响、相互作用,共同增加冠状动脉粥样硬化性心脏病、心力衰竭及肾功能不全等心血管事件风险,因此应重视高血压患者的 HUA 的筛查和管理。

(五)高血压与高脂血症

高血压与高脂血症合并存在越来越多,两者之间的关系不清。β肾上腺素受体(ADRB2)的基因多态性(SNP)与不同种族的脂质特性或高脂血症有关,一项研究探索了 ADRB2 基因多态性与中国高血压伴高脂血症患者的相关性。783 名高血压患者入选医院回顾性研究。检测 ADRB2 的三种多态性(C-47T,A46G 和 C79G)。研究表明,ADRB2 SNPs 可能是中国高血压患者血脂异常的遗传危险因素。

二、诊断性评估

诊断性评估的内容包括以下 3 个方面:①确定血压水平及其他心血管危险因素;②判断高血压的原因,明确有无继发性高血压;③寻找靶器官损害以及相关临床情况,从而做出高血压病因的鉴别诊断和评估患者的心血管风险程度,以指导诊断与治疗。

(一)病史

(1)家族史:询问患者有无高血压、糖尿病、血脂异常、冠心病、脑卒中或肾脏病的家族史。

(2)病程:患高血压的时间、血压最高水平、是否接受过降压治疗及其疗效与不良反应。

(3)症状及既往史:目前及既往有无冠心病、心力衰竭、脑血管病、外周血管病、糖尿病、痛风、血脂异常、支气管哮喘、睡眠呼吸暂停综合征、性功能异常和肾脏疾病等症状及治疗情况。

(4)有无提示继发性高血压的症状:如肾炎史或贫血史,提示肾实质性高血压;有无肌无力、发作性软瘫等低血钾表现,提示原发性醛固酮增多症;有无阵发性头痛、心悸、多汗,提示嗜铬细胞瘤。

(5)生活方式:膳食蛋白、脂肪、盐、酒摄入量,吸烟支数、体力活动量以及体重变化等情况。

(6)药物引起高血压:是否服用使血压升高的药物,如口服避孕药、甘珀酸、滴鼻药、可卡因、安非他明、类固醇、非甾体类抗炎药、促红细胞生长素、环孢素以及中药甘草等。

(7)心理-社会因素:包括家庭情况、工作环境、文化程度及有无精神创伤史。

(二)体格检查

仔细的体格检查有助于发现继发性高血压的线索和靶器官损害情况。体格检查包括:正确测量血压和心率,必要时测定立卧位血压和四肢血压;测量体重指数(BMI)、腰围及臀围;观察有无库欣面容、神经纤维瘤性皮肤斑、甲状腺功能亢进性突眼征或下肢水肿;听诊颈动脉、胸主动脉、腹部动脉和股动脉有无杂音;触诊甲状腺;全面的心肺检查;检查腹部有无肾脏增大(多囊肾)或肿块,检查四肢动脉搏动和神经系统体征。

(三)实验室检查

1.基本项目

血生化(钾、空腹血糖、血清总胆固醇、三酰甘油、高密度脂蛋白胆固醇、低密度脂蛋白胆固醇和尿酸、肌酐);同型半胱氨酸;全血细胞计数、血红蛋白和血细胞比容;尿液分析(尿蛋白、糖和尿沉渣镜检);心电图。

2.推荐项目

24h 动态血压监测(ABPM)、超声心动图、颈动脉超声、餐后血糖(当空腹血糖≥6.1mmol/L时测定)、尿白蛋白定量(糖尿病患者必查项目)、尿蛋白定量(用于尿常规检查蛋白阳性者)、眼底检查、胸片、脉搏波传导速度(PWV)以及踝臂血压指数(ABI)等。

3.选择项目

对怀疑继发性高血压的患者,根据需要可以分别选择以下检查项目:血浆肾素活性、血和尿醛固酮、血和尿皮质醇、血游离甲氧基肾上腺素(MN)及甲氧基去甲肾上腺素(NMN)、血和尿儿茶酚胺、动脉造影、肾和肾上腺超声、CT 或 MRI、睡眠呼吸监测等。对有并发症的高血压患者进行相应的脑功能、心功能和肾功能检查。

(四)血压测量

血压测量是评估血压水平、诊断高血压以及观察降压疗效的主要手段。目前,在临床和人群防治工作中,主要采用测量诊室血压、动态血压以及家庭血压 3 种方法。

诊室血压由医护人员在诊室按统一规范进行测量,目前仍是评估血压水平和临床诊断高血压并进行分级的常用方法。动态血压监测(ABPM)则通常由自动的血压测量仪器完成,测量次数较多,无测量者误差,可避免白大衣效应,并可测量夜间睡眠期间的血压,因此,既可更准确地测量血压,也可评估血压短时变异和昼夜节律。家庭血压监测(HBPM)通常由被测量者自我完成,这时又称自测血压或家庭自测血压,但也可由家庭成员等协助完成,也可以避免白大衣效应。家庭血压监测还可用于评估数日、数周甚至数月、数年血压的长期变异或降压治疗效应,有助于增强患者的参与意识,改善患者治疗的依从性。

诊室血压与动态血压相比更易实现,与家庭血压相比更易控制质量,是目前评估血压水平的主要方法。但如果能够进行 24h 动态血压监测,可以 24h 动态血压为诊治依据。

(五)评估靶器官损害

高血压患者靶器官(心、脑、肾或血管等)损伤的识别,对于评估患者的心血管风险,早期积极治疗具有重要意义。在高血压到最终发生心血管事件的整个疾病过程中,亚临床靶器官损伤是极其重要的中间环节。

1.心脏

心电图检查可以发现左心室肥厚、心肌缺血、心脏传导阻滞或心律失常。近来有报道,aVL 导联 R 波电压与左心室重量指数密切相关,甚至在高血压不伴有心电图左心室肥厚时,也可以预测心血管事件的发生。胸部 X 线检查可以了解心脏轮廓、大动脉及肺循环情况。超声心动图在诊断左心室肥厚和舒张期心力衰竭方面优于心电图。必要时可采用其他诊断方法:心脏磁共振成像(MRI)和磁共振血管造影(MRA)、计算机断层扫描冠状动脉造影(CTA)、心脏放射性核素显像、运动试验或冠状动脉造影等。

2.血管

颈动脉内膜中层厚度(IMT)和粥样斑块可独立于血压水平预测心血管事件。研究证实,脉搏波传导速度(PWV)增快是心血管事件的独立预测因素。踝/臂血压指数(ABI)能有效筛查外周动脉疾病,评估心血管风险。

3.肾脏

肾脏损害主要根据血清肌酐升高、估算的肾小球滤过率（eGFR）降低或尿白蛋白排出量（UAE）增加来诊断。微量白蛋白尿是心血管事件的独立预测因素。高血压患者，尤其合并糖尿病患者应定期检查尿白蛋白排泄量，24h尿白蛋白排泄量或晨尿白蛋白/肌酐比值为最佳，随机尿白蛋白/肌酐比值也可接受。估算的肾小球滤过率（eGFR）是判断肾脏功能的简便而且敏感的指标，eGFR降低与心血管事件发生之间存在着强相关性。血清尿酸水平增高对心血管风险可能也有一定的预测价值。

4.眼底

视网膜动脉病变可反映小血管病变情况。常规眼底镜检查的高血压眼底改变，按 Keith-Wagener 和 Backer 四级分类法，3 级或 4 级高血压眼底对判断预后有价值。

5.脑

头颅 MRA 或 CTA 有助于发现腔隙性病灶或脑血管狭窄、钙化和斑块病变。经颅多普勒超声（TCD）对诊断脑血管痉挛、狭窄或闭塞有一定帮助。目前认知功能的筛查评估主要采用简易精神状态量表（MMSE）。

三、高血压分类与分层

（一）按血压水平分类

目前采用正常血压（收缩压＜120mmHg 和舒张压＜80mmHg）、正常高值［收缩压 120～139mmHg 和（或）舒张压 80～89mmHg］和高血压［收缩压≥140mmHg 和（或）舒张压≥90mmHg］进行血压水平分类。以上分类适用于男女性，18 岁以上任何年龄的成人。

高血压定义为在未使用降压药物的情况下，非同日 3 次测量血压，收缩压≥140mmHg 和（或）舒张压≥90mmHg。收缩压≥140mmHg 和舒张压＜90mmHg 为单纯性收缩期高血压。患者既往有高血压史，目前正在使用降压药物，血压虽然＜140/90mmHg，也诊断为高血压。根据血压升高水平，又进一步将高血压分为 1 级、2 级和 3 级（表 2-2-1）。

表 2-2-1　血压水平分类和定义

分类	收缩压（mmHg）		舒张压（mmHg）
正常血压	＜120	和	＜80
正常高值	120～139	和（或）	80～89
高血压	≥140	和（或）	≥90
1 级高血压（轻度）	140～159	和（或）	90～99
2 级高血压（中度）	160～179	和（或）	100～109
3 级高血压（重度）	≥180	和（或）	≥110
单纯收缩期高血压	≥140	和	＜90

注：当收缩压和舒张压分属于不同级别时，以较高的分级为准。

（二）按心血管风险分层

脑卒中、心肌梗死等严重心脑血管事件是否发生、何时发生难以预测，但应当评估。高血压及血压水平是影响心血管事件发生和预后的独立危险因素,但并非唯一决定因素。高血压患者的诊断和治疗不能只根据血压水平,必须对患者进行心血管风险的评估并分层。高血压患者的心血管风险分层有利于确定启动降压治疗的时机,有利于采用优化的降压治疗方案,有利于确立合适的血压控制目标,有利于实施危险因素的综合管理。

四、鉴别诊断

在确诊高血压之前,应排除各种继发性高血压。继发性高血压在高血压人群中约占10%;常见病因为肾实质性高血压、内分泌性高血压、肾血管性高血压和睡眠呼吸暂停综合征,由精神心理问题而引发的高血压也时常见到。

(一)肾实质性高血压

病因为原发性或继发性肾脏实质病变,是最常见的继发性高血压之一,其血压升高常为难治性,是青少年高血压急症的主要病因。常见的肾脏实质性疾病包括急慢性肾小球肾炎、多囊肾;慢性肾小管-间质病变(慢性肾盂肾炎、梗阻性肾病)。代谢性疾病肾损害(痛风性肾病、糖尿病肾病)。系统性或结缔组织疾病肾损害(狼疮性肾炎、硬皮病)。也少见于遗传性肾脏疾病(Liddle综合征)、肾脏肿瘤(肾素瘤)等。

肾实质性高血压的诊断依赖于:①肾脏实质性疾病病史:蛋白尿、血尿及肾功能异常多发生在高血压之前或同时出现;②体格检查往往有贫血貌、肾区肿块等。常用的实验室检查包括:血、尿常规;血电解质、肌酐、尿酸、血糖、血脂测定;24h尿蛋白定量或尿白蛋白/肌酐比值(ACR)、12h尿沉渣检查,如发现蛋白尿、血尿及尿白细胞增加,则需进一步行中段尿细菌培养、尿蛋白电泳、尿相差显微镜检查,明确尿蛋白、红细胞来源及排除感染;肾脏B超:了解肾脏大小、形态及有无肿瘤,如发现肾脏体积及形态异常或发现肿物,则需进一步做肾脏CT/MRI以确诊并查病因;眼底检查;必要时应在有条件的医院行肾脏穿刺及病理学检查。肾实质性高血压需与高血压引起的肾脏损害和妊娠高血压相鉴别,前者肾脏病变的发生常先于高血压或与其同时出现,血压水平较高且较难控制、易进展为恶性高血压,蛋白尿/血尿发生早、程度重、肾脏功能受损明显。妊娠20周内出现高血压伴蛋白尿或血尿,而且易发生先兆子痫或子痫、分娩后仍有高血压,则多为肾实质性高血压。

肾实质性高血压应低盐饮食(每日<6g);大量蛋白尿及肾功能不全者,宜选择摄入高生物价蛋白,并限制在0.3~0.6g/(kg·d);在针对原发病进行有效治疗的同时,积极控制血压在<130/80mmHg,有蛋白尿的患者应首选ACEI或ARB作为降压药物;长效钙拮抗剂、利尿剂、β受体阻滞剂、α受体阻滞剂均可作为联合治疗的药物;如肾小球滤过率<30mL/min或有大量蛋白尿时,噻嗪类利尿剂无效,应选用袢利尿剂治疗。

(二)内分泌性高血压

内分泌组织增生或肿瘤所致的多种内分泌疾病,由于其相应激素,如醛固酮、儿茶酚胺、皮质醇等分泌过度增多,导致机体血流动力学改变而使血压升高。这种由内分泌激素分泌增多而致的高血压称为内分泌性高血压,也是较常见的继发性高血压,如能切除肿瘤,去除病因,高血压可被治愈或缓解。

1.原发性醛固酮增多症

原发性醛固酮增多症是由于肾上腺自主分泌过多醛固酮而导致水钠潴留、高血压、低血钾和血浆肾素活性受抑制的临床综合征,常见原因是肾上腺腺瘤、单侧或双侧肾上腺增生,少见原因为腺癌和糖皮质激素可调节性醛固酮增多症(GRA)。原发性醛固酮增多症在高血压中占 5%～15%,在难治性高血压中接近 20%,仅部分患者有低血钾。建议对早发高血压或血压水平较高特别是血压＞180/110mmHg 的患者、服用 3 种以上降压药物而血压不能达标的难治性高血压、伴有持续性或利尿剂引起的低血钾(血钾＜3.5mmol/L)或肾上腺意外瘤的高血压,以及 40 岁以前有脑血管意外家族史的高血压患者和原发性醛固酮增多症一级亲属中的高血压患者进行原发性醛固酮增多症的筛查。

确诊为单侧醛固酮分泌瘤或单侧肾上腺增生的患者,服用盐皮质激素受体拮抗剂,待血压、血钾正常后行腹腔镜单侧肾上腺手术切除术。如为肾上腺肿瘤所致,则手术切除肿瘤后高血压可得到纠正,也可用导管消融术治疗。如患者不能手术,推荐用盐皮质激素受体拮抗剂进行长期治疗。如为双侧肾上腺增生,推荐用盐皮质激素受体拮抗剂治疗,螺内酯为一线用药,依普利酮为选择用药。推荐用小剂量肾上腺糖皮质激素治疗 GRA 患者以纠正高血压和低血钾,成人地塞米松开始剂量为 0.125～0.25mg/d,泼尼松开始剂量为 2.5～5mg/d。仅有少数原发性醛固酮增多症患者报告使用其他药物,如 CCB、ACEI、ARB,这些药物有抗高血压作用,但无明显拮抗高醛固酮的作用。

2.嗜铬细胞瘤

嗜铬细胞瘤是一种起源于肾上腺嗜铬细胞的过度分泌儿茶酚胺,引起持续性或阵发性高血压和多个器官功能及代谢紊乱的肿瘤。嗜铬细胞瘤可起源于肾上腺髓质、交感神经节或其他部位的嗜铬组织。嗜铬细胞瘤 90%以上为良性肿瘤,80%～90%的嗜铬细胞瘤发生于肾上腺髓质嗜铬质细胞,90%左右为单侧单个病变。位于肾上腺外的嗜铬细胞瘤约占 10%,恶性嗜铬细胞瘤约占 5%～10%。嗜铬细胞瘤间断或持续的释放儿茶酚胺作用于肾上腺素能受体后,可引起持续性或阵发性高血压,伴典型的嗜铬细胞瘤三联征,即阵发性"头痛、多汗、心悸",同样可造成严重的心、脑、肾血管损害;肿瘤释放的大量儿茶酚胺入血可导致剧烈的临床症候,如高血压危象、低血压休克及严重心律失常等称为嗜铬细胞瘤危象。如果能早期、正确诊断并行手术切除肿瘤,临床可治愈。建议出现以下情况应进行筛查:①高血压:为阵发性、持续性或持续性高血压伴阵发性加重;压迫腹部、活动、情绪变化或排大小便可诱发高血压发作;一般降压药治疗常无效。②高血压发作时伴头痛、心悸、多汗三联征表现。③高血压患者同时有直立性低血压。④高血压患者伴糖、脂代谢异常,腹部肿物。⑤高血压伴有心血管、消化、泌尿、呼吸、神经系统等相关体征,但不能用该系统疾病解释的高血压。

嗜铬细胞瘤的诊断依赖于肿瘤的准确定位和功能诊断,CT、MRI 可以发现肾上腺或腹主动脉旁交感神经节的肿瘤,对肾上腺外嗜铬细胞瘤诊断的敏感性较低,而间位碘苄胍(MIBG)扫描弥补了 CT、MRI 的缺点,尤其是对肾上腺外、复发或转移肿瘤的定位具有一定的优势,对于嗜铬细胞瘤的定位诊断具有重要的价值;嗜铬细胞瘤的功能诊断主要依赖于生化检测体液中的儿茶酚胺含量,其中包括肾上腺素、去甲肾上腺素和多巴胺及其代谢产物;间甲肾上腺素类物质(MNs)是儿茶酚胺的代谢产物,具有半衰期较长、不易产生波动、受药物影响小的优点,其诊断价值优于儿茶酚胺。多数嗜铬细胞瘤为良性,手术切除是最有效的治疗方法,手术有一定的危险性,术前需做好充分准备;^{131}I-MIBG治疗是手术切除肿瘤以外最有价值的治疗方法,主要用于恶性及手术不能切除的嗜铬细胞瘤。α受体阻滞剂和(或)β受体阻滞剂可用于控制嗜铬细胞瘤的血压、心动过速、心律失常和改善临床症状。

3.库欣综合征

库欣综合征即皮质醇增多症,其主要病因分为ACTH依赖性或非依赖性库欣综合征两大类。前者包括垂体ACTH瘤或ACTH细胞增生(即库欣病)、分泌ACTH的垂体外肿瘤(即异位ACTH综合征);后者包括自主分泌皮质醇的肾上腺腺瘤、腺癌或大结节样增生。有下述临床症状与体征的肥胖高血压患者应进行库欣综合征临床评估及确诊检查:①向心性肥胖、水牛背、锁骨上脂肪垫;满月脸、多血质;皮肤菲薄、瘀斑、宽大紫纹,肌肉萎缩。②高血压、低血钾、碱中毒。③糖耐量减退或糖尿病。④骨质疏松或病理性骨折、泌尿系结石。⑤性功能减退,男性阳痿、女性月经紊乱、多毛、不育等。⑥儿童生长、发育迟缓。⑦神经、精神症状。⑧易感染,机体抵抗力下降。

(三)肾动脉狭窄

肾动脉狭窄的根本特征是肾动脉主干或分支狭窄,导致患肾缺血,肾素-血管紧张素系统活性明显增高,引起高血压及患肾功能减退。肾动脉狭窄是引起高血压和(或)肾功能不全的重要原因之一,患病率约占高血压人群的1%～3%。目前,动脉粥样硬化是引起我国人群肾动脉狭窄的最常见病因,约为70%,其次为大动脉炎(约25%)及纤维肌性发育不良(约5%)。

肾动脉狭窄诊断的目的包括:

(1)明确病因。

(2)明确病变部位及程度。

(3)血流动力学意义。

(4)血管重建是否能获益。其临床线索包括:①恶性或顽固性高血压;②原来控制良好的高血压失去控制;③高血压并有腹部血管杂音;④高血压合并血管闭塞证据(冠心病、颈部血管杂音、周围血管病变);⑤无法用其他原因解释的血清肌酐升高;⑥血管紧张素转换酶抑制剂或血管紧张素Ⅱ受体拮抗剂降压幅度非常大或诱发急性肾功能不全;⑦与左心功能不匹配的发作性肺水肿;⑧高血压并两肾大小不对称。目前有许多无创诊断方法,主要包括两方面:肾动脉狭窄的解剖诊断(多普勒超声、磁共振血管造影、计算机断层血管造影)和功能诊断(卡托普利肾图、分肾肾小球滤过率、分肾静脉肾素活性)。经动脉血管造影目前仍是诊断肾动脉狭窄的金标准。如肾动脉主干或分支直径狭窄≥50%,病变两端收缩压差≥20mmHg或平均压差≥10mmHg,则有血流动力学的功能意义。

(四)主动脉缩窄

主动脉狭窄系少见病,包括先天性主动脉缩窄及获得性主动脉狭窄。先天性主动脉缩窄表现为主动脉的局限性狭窄或闭锁,发病部位常在主动脉峡部原动脉导管开口处附近,个别可发生于主动脉的其他位置;获得性主动脉狭窄主要包括大动脉炎、动脉粥样硬化及主动脉夹层剥离等所致的主动脉狭窄。主动脉狭窄只有位于主动脉弓、降主动脉和腹主动脉上段才会引发临床上的显性高血压，升主动脉狭窄引发的高血压临床上常规的血压测量难以发现，肾动脉开口水平远端的腹主动脉狭窄一般不会导致高血压。本病的基本病理生理改变为狭窄所致血流再分布和肾组织缺血引发的水钠潴留和 RAS 激活，结果引起左心室肥厚、心力衰竭、脑出血及其他重要脏器损害。由于主动脉狭窄远端血压明显下降和血液供应减少，可导致肾动脉灌注不足。

主动脉缩窄主要表现为上肢高血压，下肢脉弱或无脉，双下肢血压明显低于上肢（ABI＜0.9），听诊狭窄血管周围有明显血管杂音。无创检查，如多普勒超声、磁共振血管造影、计算机断层血管造影可明确狭窄的部位和程度。一般认为，如果病变的直径狭窄≥50％，且病变远近端收缩压差≥20mmHg，则有血流动力学的功能意义。

（五）阻塞性睡眠呼吸暂停低通气综合征

睡眠呼吸暂停低通气综合征（SAHS）是指由于睡眠期间咽部肌肉塌陷，堵塞气道，反复出现呼吸暂停或口鼻气流量明显降低，临床上主要表现为睡眠打鼾、频繁发生呼吸暂停的现象，可分为阻塞性、中枢性和混合性三型，以阻塞性睡眠呼吸暂停低通气综合征（OSAHS）最为常见，约占 SAHS 的 80％～90％，是顽固性高血压的重要原因之一。其诊断标准为每晚 7h 睡眠中，呼吸暂停及低通气反复发作在 30 次以上和（或）呼吸暂停低通气指数≥5 次/h；呼吸暂停是指口鼻气流停止 10s 以上；低通气是指呼吸气流降低到基础值的 50％以下并伴有血氧饱和度下降超过 4％。其临床表现为：①夜间打鼾，鼾声-气流停止-喘气-鼾声交替出现，严重者可以憋醒。②睡眠行为异常，表现为夜间惊叫恐惧、呓语、夜游。③白天嗜睡、头痛、头晕、乏力，严重者可随时入睡。部分患者精神行为异常，注意力不集中、记忆力和判断力下降、痴呆等。④个性变化，烦躁、激动、焦虑；部分患者可出现性欲减退、阳痿；患者多有肥胖、短颈、鼻息肉、鼻甲、扁桃体及腭垂肥大，软腭低垂、咽腔狭窄、舌体肥大、下颌后缩及小颌畸形。OSAHS 常可引起高血压、心律失常、急性心肌梗死等多种心血管疾病。

多导睡眠监测是诊断 OSAHS 的"金标准"。呼吸暂停低通气指数（AHI）是指平均每小时呼吸暂停低通气次数，依据 AHI 和夜间 SaO_2 值，将 OSAHS 分为轻、中、重度。轻度：AHI 5～20，最低 SaO_2≥86％；中度：AHI 21～60，最低 SaO_2 80％～85％；重度：AHI＞60，最低 SaO_2＜79％。

减轻体重和生活模式改良对 OSAHS 很重要，口腔矫治器对轻中度 OSAHS 有效；中重度 OSAHS 往往需用持续正压通气（CPAP）；注意选择合适的降压药物；鼻、咽、腭、颌解剖异常者可考虑相应的外科手术治疗。

（六）药物性高血压

药物性高血压是常规剂量的药物本身或该药物与其他药物之间发生相互作用而引起血压升高，当血压＞140/90mmHg 时即考虑药物性高血压。主要包括：①激素类药物；②调节中枢神经类药物；③非类固醇类抗炎药物；④中草药类；⑤其他。原则上，一旦确诊高血压与用药有关，应该停用这类药物，换用其他药物或者采取降压药物治疗。

五、治疗

(一)治疗目标

1.标准目标

对检出的高血压患者,在非药物治疗的基础上,使用高血压诊断与治疗指南推荐的抗高血压药物,特别是那些每日 1 次使用能够控制 24h 血压的降压药物,使血压达到治疗目标,同时,控制其他的可逆性危险因素,并对检出的亚临床靶器官损害和临床疾病进行有效干预。

2.基本目标

对检出的高血压患者,在非药物治疗的基础上,使用国家食品药品监督管理局审核批准的任何安全有效的抗高血压药物,包括短效药物每日 2~3 次使用,使血压达到治疗目标,同时,尽可能控制其他的可逆性危险因素,并对检出的亚临床靶器官损害和临床疾病进行有效干预。

3.高血压治疗的基本原则

(1)高血压是一种以动脉血压持续升高为特征的进行性"心血管综合征",常伴有其他危险因素、靶器官损害或临床疾患,需要进行综合干预。

(2)抗高血压治疗包括非药物治疗和药物治疗两种方法,大多数患者需长期甚至终身坚持治疗。

(3)定期测量血压;规范治疗,改善治疗依从性,尽可能实现降压达标;坚持长期、平稳、有效地控制血压。

4.治疗高血压的主要目的

最大限度地降低心脑血管并发症发生和死亡的总体危险,应在治疗高血压的同时干预所有其他的可逆性心血管危险因素(如吸烟、高胆固醇血症或糖尿病等),并适当处理同时存在的各种临床情况。危险因素越多,其程度越严重,若还兼有临床情况,则心血管病的绝对危险就越高,对这些危险因素的干预力度也应越大。

5.降压目标

心血管危险与血压之间的关系在很大范围内呈连续性,即便在<140/90mmHg 的所谓正常血压范围内也没有明显的最低危险阈值。因此,应尽可能实现降压达标。

高血压患者的降压目标:一般高血压患者,应将血压(收缩压/舒张压)降至 140/90mmHg 以下;65 岁及以上的老年人的收缩压应控制在 150mmHg 以下,如能耐受还可进一步降低;伴有慢性肾脏疾病、糖尿病或病情稳定的冠心病或脑血管病的高血压患者,治疗更宜个体化,一般可以将血压降至 130/80mmHg 以下。伴有严重肾脏疾病或糖尿病或处于急性期的冠心病或脑血管病患者,应按照相关指南进行血压管理。舒张压<60mmHg 的冠心病患者,应在密切监测血压的情况下逐渐实现降压达标。

(二)治疗策略

按低危、中危、高危及很高危分层。应全面评估患者的总体危险,并在危险分层的基础上做出治疗决策。

1.很高危患者

立即开始对高血压及并存的危险因素和临床情况进行综合治疗。

2.高危患者

立即开始对高血压及并存的危险因素和临床情况进行药物治疗。

3.中危患者

先对患者的血压及其他危险因素进行为期数周的观察,评估靶器官损害情况,然后决定是否以及何时开始药物治疗。

4.低危患者

对患者进行较长时间的观察,反复测量血压,尽可能进行24h动态血压监测,评估靶器官损害情况,然后决定是否以及何时开始药物治疗。

(三)非药物治疗

非药物治疗主要指生活方式干预,即去除不利于身体和心理健康的行为和习惯。它不仅可以预防或延迟高血压的发生,还可以降低血压,提高降压药物的疗效,从而降低心血管风险。

1.减少钠盐摄入

钠盐可显著升高血压以及高血压的发病风险,而钾盐则可对抗钠盐升高血压的作用。我国各地居民的钠盐摄入量均显著高于目前WHO每日应<6g的推荐,而钾盐摄入则严重不足。因此,所有高血压患者均应尽可能减少钠盐的摄入量,并增加食物中钾盐的摄入量。主要措施包括:①尽可能减少烹调用盐,建议使用可定量的盐勺;②减少味精、酱油等含钠盐的调味品用量;③少食或不食含钠盐量较高的各类加工食品,如咸菜、火腿、香肠以及各类炒货;④增加蔬菜和水果的摄入量;⑤肾功能良好者使用含钾的烹调用盐。

2.控制体重

超重和肥胖是导致血压升高的重要原因之一,中心型肥胖还会进一步增加高血压等心血管与代谢性疾病的风险,适当减轻体重,减少体内脂肪含量,可显著降低血压。

衡量超重和肥胖最简便和常用的生理测量指标是体质指数(BMI)[计算公式为:体重(kg)÷身高^2(m^2)]和腰围。前者通常反映全身肥胖程度,后者主要反映中心型肥胖的程度。成年人正常BMI为18.5～23.9kg/m^2,BMI在24～27.9kg/m^{2}为超重,提示需要控制体重;BMI≥28kg/m^{2}为肥胖,应减重。成年人正常腰围<90/85cm(男/女),如腰围≥90/85cm(男/女),同样提示需控制体重;如腰围≥95/90cm(男/女),也应减重。

最有效的减重措施是控制能量摄入和增加体力活动。在饮食方面要遵循平衡膳食的原则,控制高热量食物(高脂肪食物、含糖饮料及酒类等)的摄入,适当控制主食(碳水化合物)用量。在运动方面,规律的、中等强度的有氧运动是控制体重的有效方法。减重的速度因人而异,通常以每周减重0.5～1kg为宜。对于非药物措施减重效果不理想的重度肥胖患者,应在医师指导下使用减肥药物控制体重。

3.不吸烟

吸烟是心血管病和癌症的主要危险因素之一,被动吸烟也会显著增加心血管疾病的危险。吸烟可损害血管内皮,显著增加高血压患者发生动脉粥样硬化的风险。戒烟的益处十分肯定,任何年龄戒烟均能获益。烟草依赖是一种慢性成瘾性疾病,不仅戒断困难,复发率也很高。医师应强烈建议并督促高血压患者戒烟,并鼓励患者寻求药物辅助戒烟(使用尼古丁替代品、安非他酮缓释片和伐尼克兰等),同时也应对戒烟成功者进行随访和监督,避免复吸。

4.限制饮酒

长期大量饮酒可导致血压升高,限制饮酒量则可显著降低高血压的发病风险。我国男性长期大量饮酒者较多,部分少数民族女性也有饮酒的习惯。高血压患者均应控制饮酒量。每日酒精摄入量男性不应超过 25g,女性不应超过 15g;不提倡高血压患者饮酒,如饮酒,则应少量,白酒、葡萄酒(或米酒)与啤酒的量分别少于 50mL、100mL、300mL。

5.合理膳食

膳食结构合理,摄入蛋白、脂肪、碳水化合物及植物纤维比例合理,补充维生素 B_6、维生素 B_{12} 与叶酸,尤其应补充叶酸。

6.体育运动

一般的体力活动可增加能量消耗,对健康十分有益。定期体育锻炼可产生重要的治疗作用,可降低血压、改善糖代谢等。每天应进行适当的 30min 左右的体力活动;每周则应有 1 次以上的有氧体育锻炼,如步行、慢跑、骑车、游泳、做健美操、跳舞和非比赛性划船等。典型的体力活动计划包括 3 个阶段:①5～10min 的轻度热身活动;②20～30min 的耐力活动或有氧运动;③放松阶段,约 5min,逐渐减少用力,使心脑血管系统的反应和身体产热功能逐渐稳定下来。运动的形式和运动量均应根据个人的兴趣、身体状况而定。

7.减轻精神压力,保持心理平衡

心理或精神压力引起心理应激(反应),即人体对环境中心理和生理因素的刺激做出的反应。长期、过量的心理反应,尤其是负性的心理反应会显著增加心血管风险。精神压力增加的主要原因包括过度的工作和生活压力以及病态心理,包括抑郁症、焦虑症、A 型性格(一种以敌意、好胜和妒忌心理及时间紧迫感为特征的性格)、社会孤立和缺乏社会支持等。应采取各种措施,帮助患者预防和缓解精神压力,以及纠正和治疗病态心理。

(四)药物治疗

1.降压的目的和平稳达标

(1)降压治疗的目的:实施降压药物治疗的目的是,通过降低血压,有效预防或延迟脑卒中、心肌梗死、心力衰竭、肾功能不全等心脑血管并发症的发生;有效控制高血压的疾病进程,预防高血压急症、亚急症等重症高血压的发生。较早进行的以舒张压≥90mmHg 为入选标准的降压治疗试验显示,舒张压每降低 5mmHg(收缩压降低 10mmHg),可使脑卒中和缺血性心脏病的风险分别降低 40% 和 14%;稍后进行的单纯收缩期高血压(收缩压≥160mmHg,舒张压<90mmHg)降压治疗试验显示,收缩压每降低 10mmHg(4mmHg),可使脑卒中和缺血性心脏病的风险分别降低 30% 和 23%。

(2)降压达标的方式:将血压降低到目标水平(140/90mmHg 以下;高风险患者 130/80mmHg;老年人收缩压 150mmHg),可以显著降低心脑血管并发症的风险。但在达到上述治疗目标后,进一步降低血压可能增加心血管风险。大多数高血压患者应根据病情在数周至数月内将血压逐渐降至目标水平。年轻、病程较短的高血压患者,降压速度可快一点;但老年人、病程较长或已有靶器官损害或并发症的患者,降压速度则应慢一点。

(3)降压药物治疗的时机:高危、很高危或 3 级高血压患者,应立即开始降压药物治疗。确诊的 2 级高血压患者,应考虑开始药物治疗;1 级高血压患者,可在生活方式干预数周后血压仍≥140/90mmHg 时,再开始降压药物治疗。

2.降压药物应用的基本原则

降压药物应用应遵循以下 4 项原则,即小剂量开始、优先选择长效制剂、联合用药及个体化。

(1)小剂量开始:初始治疗时通常应采用较小的有效治疗剂量,并根据需要逐步增加剂量。

(2)优先选择长效制剂:尽可能使用一天一次给药而有持续 24h 降压作用的长效药物,以有效控制夜间血压与晨峰血压,更有效预防心脑血管并发症的发生。

(3)联合用药:增加降压效果又不增加不良反应,在低剂量单药治疗效果不满意时,可以采用两种或多种降压药物联合治疗。2 级以上高血压为达到目标血压常需联合治疗。对血压≥160/100mmHg 或中危及以上患者,起始即可采用小剂量两种药联合治疗或用小剂量固定复方制剂。

(4)个体化:根据患者具体情况和耐受性及个人意愿或长期承受能力,选择适合的降压药物。

3.常用降压药物的种类和作用特点

常用降压药物包括钙拮抗剂(CCB)、血管紧张素转换酶抑制剂(ACEI)、血管紧张素受体阻滞剂(ARB)、利尿剂和 β 受体阻滞剂五类,以及由上述药物组成的固定配比复方制剂。此外,α 受体阻滞剂或其他种类降压药有时亦可应用于某些高血压人群。

CCB、ACEI、ARB、利尿剂和 β 受体阻滞剂及其低剂量固定复方制剂,均可作为降压治疗的初始用药或长期维持用药,单药或联合治疗。

(1)钙拮抗剂:主要通过阻断血管平滑肌细胞上的钙离子通道发挥扩张血管降低血压的作用。包括二氢吡啶类钙拮抗剂和非二氢吡啶类钙拮抗剂。前者如硝苯地平、尼群地平、拉西地平、氨氯地平和非洛地平等。此类药物可与其他四类药联合应用,尤其适用于老年高血压、单纯收缩期高血压以及伴稳定型心绞痛、冠状动脉或颈动脉粥样硬化及周围血管病患者。常见不良反应包括反射性交感神经激活导致心跳加快、面部潮红、脚踝部水肿、牙龈增生等。二氢吡啶类钙拮抗剂没有绝对禁忌证,但心动过速与心力衰竭患者应慎用,如必须使用,则应慎重选择特定制剂,如氨氯地平等分子长效药物。急性冠状动脉综合征不推荐使用短效硝苯地平。

临床上常用的非二氢吡啶类钙拮抗剂主要包括维拉帕米和地尔硫䓬两种药物,也可用于降压治疗。常见不良反应包括抑制心脏收缩功能和传导功能,有时也会出现牙龈增生。禁用于二至三度房室传导阻滞、心力衰竭患者。在使用非二氢吡啶类钙拮抗剂前应详细询问病史,进行心电图检查,并在用药 2～6 周内复查。

(2)ACEI:作用机制是抑制血管紧张素转换酶,阻断肾素-血管紧张素系统发挥降压作用。常用药包括卡托普利、依那普利、贝那普利、雷米普利、培哚普利等。ACEI 单用降压作用明确,对糖脂代谢无不良影响。限盐或加用利尿剂可增加 ACEI 的降压效应。尤其适用于伴慢性心力衰竭、心肌梗死后伴心功能不全、糖尿病肾病、非糖尿病肾病、代谢综合征、蛋白尿或微量白蛋白尿患者。最常见的不良反应为持续性干咳,多见于用药初期,症状较轻者可坚持服药,不能耐受者可改用 ARB。其他不良反应有低血压、皮疹,偶见血管神经性水肿及味觉障碍。长期应用有可能导致血钾升高,应定期监测血钾和血肌酐水平。双侧肾动脉狭窄、高钾血症及孕妇禁用。

（3）ARB：作用机制是阻断血管紧张素Ⅰ型受体发挥降压作用。常用药包括氯沙坦、缬沙坦、厄贝沙坦、替米沙坦等。临床试验研究显示，ARB可降低高血压患者心血管事件危险，降低糖尿病或肾病患者的蛋白尿及微量白蛋白尿。尤其适用于伴左心室肥厚、心力衰竭、心房颤动、糖尿病肾病、代谢综合征、微量白蛋白尿或蛋白尿患者，以及不能耐受ACEI的患者。不良反应少见，偶有腹泻，长期应用可升高血钾，应注意监测血钾及肌酐水平变化。双侧肾动脉狭窄、妊娠、高钾血症者禁用。

（4）利尿剂：通过利钠排水、降低高血容量负荷发挥降压作用。主要包括噻嗪类利尿剂、袢利尿剂、保钾利尿剂与醛固酮受体拮抗剂等几类。用于控制血压的利尿剂主要是噻嗪类利尿剂。我国常用的噻嗪类利尿剂主要是氢氯噻嗪和吲达帕胺。PATS研究证实，吲达帕胺治疗可明显减少脑卒中再发危险。小剂量噻嗪类利尿剂（如氢氯噻嗪6.25~25mg）对代谢影响很小，与其他降压药（尤其ACEI或ARB）合用可显著增加后者的降压作用。此类药物尤其适用于老年和高龄高血压、单独收缩期高血压或伴心力衰竭患者，也是难治性高血压的基础药物之一。其不良反应与剂量密切相关。噻嗪类利尿剂可引起低血钾，长期应用者应定期监测血钾，并适量补钾。痛风者禁用；对高尿酸血症、肾功能不全者慎用，后者如需使用利尿剂，应使用袢利尿剂，如呋塞米等。

保钾利尿剂如阿米洛利、醛固酮受体拮抗剂如螺内酯等有时也可用于控制血压。在利钠排水的同时不增加钾的排出，在与其他具有保钾作用的降压药如ACEI或ARB合用时需注意发生高钾血症的危险。螺内酯长期应用有可能导致男性乳房发育等不良反应。

（5）β受体阻滞剂：主要通过抑制过度激活的交感神经活性、抑制心肌收缩力、减慢心率发挥降压作用。常用药物包括美托洛尔、比索洛尔、卡维地洛和阿替洛尔等。美托洛尔、比索洛尔对β_1受体有较高的选择性，因此阻断β_2受体而产生的不良反应较少，既可降低血压，也可保护靶器官、降低心血管事件风险。β受体阻滞剂尤其适用于伴快速性心律失常、冠心病心绞痛、慢性心力衰竭、交感神经活性增高以及高动力状态的高血压患者。常见的不良反应有疲乏、肢体冷感、激动不安、胃肠不适等，还可能影响糖、脂代谢。高度心脏传导阻滞、哮喘患者为禁忌证。慢性阻塞性肺疾病、运动员、周围血管病或糖耐量异常者慎用；必要时也可慎重选用高选择性β受体阻滞剂。长期应用者突然停药可发生反跳现象，即原有的症状加重或出现新的表现，较常见有血压反跳性升高，伴头痛、焦虑等，称为撤药综合征。

（6）α受体阻滞剂：不作为一般高血压治疗的首选药，适用于高血压伴前列腺增生患者，也用于难治性高血压患者的治疗，开始用药应在入睡前，以防直立性低血压的发生，使用中注意测量坐立位血压，最好使用控释制剂。直立性低血压者禁用。心力衰竭者慎用。

（7）肾素抑制剂：为一类新型降压药，其代表药为阿利吉仑，可显著降低高血压患者的血压水平，但对心脑血管事件的影响尚待大规模临床试验评估。

4.降压药的联合应用

（1）联合用药的意义：联合应用降压药物已成为降压治疗的基本方法。许多高血压患者为了达到目标血压水平需要应用≥2种降压药物。

（2）联合用药的适应证：2级高血压和（或）伴有多种危险因素、靶器官损害或临床疾患的高危人群,往往初始治疗即需要应用 2 种小剂量降压药物,如仍不能达到目标水平,可在原药基础上加量或可能需要 3 种甚至 4 种以上降压药物联合应用。

(3)联合用药的方法:两药联合时,降压作用机制应具有互补性,因此,具有相加的降压效果,并可互相抵消或减轻不良反应。例如,在应用 ACEI 或 ARB 基础上加用小剂量噻嗪类利尿剂,降压效果可以达到甚至超过将原有的 ACEI 或 ARB 剂量翻倍的降压幅度。同样的,加用二氢吡啶类钙拮抗剂也有相似效果。

(4)联合用药方案。

1)ACEI 或 ARB 加噻嗪类利尿剂:利尿剂的不良反应是激活 RAAS,可造成一些不利于降低血压的负面作用。与 ACEI 或 ARB 合用则抵消此不利因素。此外,ACEI 和 ARB 由于可使血钾水平略有上升,从而能防止噻嗪类利尿剂长期应用所致的低血钾等不良反应。ARB 或 ACEI 加噻嗪类利尿剂联合治疗有协同作用,有利于改善降压效果。

2)二氢吡啶类钙拮抗剂加 ACEI 或 ARB:前者具有直接扩张动脉的作用,后者通过阻断 RAAS,既扩张动脉,又扩张静脉,故两药有协同降压作用。二氢吡啶类钙拮抗剂常见的踝部水肿可被 ACEI 或 ARB 消除。CHIEF 研究表明,小剂量长效二氢吡啶类钙拮抗剂加 ARB 初始联合治疗高血压患者,可明显提高血压控制率。ACEI 或 ARB 也可部分阻断钙拮抗剂所致反射性交感神经张力增加和心率加快的不良反应。

3)钙拮抗剂加噻嗪类利尿剂:我国 FEVER 研究证实,二氢吡啶类钙拮抗剂加噻嗪类利尿剂治疗可降低高血压患者脑卒中发生风险。

4)二氢吡啶类钙拮抗剂(D-CCB)加 β 受体阻滞剂:前者具有的扩张血管和轻度增加心率的作用,正好抵消 β 受体阻滞剂的缩血管及减慢心率的作用。两药联合可使不良反应减轻。

临床主要推荐应用的优化联合治疗方案是:D-CCB+ARB;D-CCB+ACEI;ARB+噻嗪类利尿剂;ACEI+噻嗪类利尿剂;D-CCB+噻嗪类利尿剂;D-CCB+β 受体阻滞剂。

次要推荐使用的可接受联合治疗方案是:利尿剂+β 受体阻滞剂;α 受体阻滞剂+β 受体阻滞剂;D-CCB+保钾利尿剂;噻嗪类利尿剂+保钾利尿剂。

不常规推荐的但必要时可慎用的联合治疗方案是:ACEI+β 受体阻滞剂;ARB+β 受体阻滞剂;ACEI+ARB;中枢作用药+β 受体阻滞剂。

多种药物的合用:a.三药联合的方案:在上述各种两药联合方式中加上另一种降压药物便构成三药联合方案,其中二氢吡啶类钙拮抗剂+ACEI(或 ARB)+噻嗪类利尿剂组成的联合方案最为常用。b.四药联合的方案:主要适用于难治性高血压患者,可以在上述三药联合基础上加用第 4 种药物,如 β 受体阻滞剂、螺内酯、可乐定或 α 受体阻滞剂等。

(5)固定配比复方制剂:是常用的一组高血压联合治疗药物。通常由不同作用机制的两种小剂量降压药组成,也称为单片固定复方制剂。与分别处方的降压联合治疗相比,其优点是使用方便,可改善治疗的依从性。对 2 级或 3 级高血压或某些高危患者可作为初始治疗的药物选择之一。应用时注意其相应组成成分的禁忌证或可能的不良反应。

1)传统的固定配比复方制剂包括:a.复方利血平(复方降压片);b.复方利血平氨苯蝶啶片(降压 0 号);c.珍菊降压片等。以当时常用的利血平、氢氯噻嗪、盐酸双屈嗪或可乐定为主要成分。此类复方制剂组成成分的合理性虽有争议,但仍在基层广泛使用。

2)新型的固定配比复方制剂:一般由不同作用机制的两种药物组成,多数每天口服 1 次,每次 1 片,使用方便,改善依从性。目前我国上市的新型的固定配比复方制剂主要包括:ACEI＋噻嗪类利尿剂;ARB＋噻嗪类利尿剂;二氢吡啶类钙拮抗剂＋ARB;二氢吡啶类钙拮抗剂＋β受体阻滞剂;噻嗪类利尿剂＋保钾利尿剂等。

3)降压药与其他心血管治疗药物组成的固定复方制剂:有二氢吡啶类钙拮抗剂＋他汀、ACEI＋叶酸等。此类复方制剂使用应基于患者伴发的危险因素或临床疾患,需掌握降压药和相应非降压药治疗的适应证及禁忌证。

5.危险因素的处理

(1)调脂治疗:血脂异常是动脉粥样硬化性疾病的重要危险因素,高血压伴有血脂异常显著增加心血管病危险,高血压对我国人群的致病作用明显强于其他心血管病危险因素。《中国成人血脂异常防治指南》强调了在中国人群中高血压对血脂异常患者心血管综合危险分层的重要性。

他汀类药物调脂治疗对高血压或非高血压者预防心血管事件的效果相似,均能有效降低心脑血管事件;小剂量他汀类药物用于高血压合并血脂异常患者的一级预防安全有效。他汀类药物降脂治疗对心血管疾病危险分层为中高危者可带来显著临床获益,但低危人群未见获益。

对高血压合并血脂异常的患者,应同时采取积极的降压治疗以及适度的降脂治疗。调脂治疗建议如下:首先应强调治疗性生活方式改变,当严格实施治疗性生活方式 3～4 个月后,血脂水平不能达到目标值,则考虑药物治疗,首选他汀类药物。血清总胆固醇(TC)水平较低与脑出血的关系仍在争论中,需进一步研究。他汀类药物应用过程中应注意肝功能异常和肌肉疼痛等不良反应,需定期检测血常规、转氨酶(ALT 和 AST)和肌酸磷酸激酶(CK)。

(2)抗血小板治疗:阿司匹林在心脑血管疾病二级预防中的作用有大量临床研究证据支持,且已得到广泛认可,可有效降低 25％严重心血管事件风险,其中非致命性心肌梗死下降 1/3,非致命性脑卒中下降 1/4,所有血管事件下降 1/6。①高血压合并稳定型冠心病、心肌梗死、缺血性脑卒中或 TIA 史以及合并周围动脉粥样硬化疾病患者,需应用小剂量阿司匹林(100mg/d)进行二级预防;②合并血栓症急性发作,如急性冠状动脉综合征、缺血性脑卒中或 TIA、闭塞性周围动脉粥样硬化症时,应按相关指南的推荐使用阿司匹林,通常在急性期可给予负荷剂量(300mg/d),而后应用小剂量(100mg/d)作为二级预防;③高血压合并房颤的高危患者宜用口服抗凝剂如华法林,中低危患者或不能应用口服抗凝剂者,可给予阿司匹林;④高血压伴糖尿病、心血管高风险者可用小剂量阿司匹林(75～100mg/d)进行一级预防;⑤阿司匹林不能耐受者可用氯吡格雷(75mg/d)代替。

高血压患者长期应用阿司匹林应注意:①需在血压控制稳定(＜150/90mmHg)后开始应用,未达良好控制的高血压患者,阿司匹林可能增加脑出血风险。②服用前应筛查有无发生消化道出血的高危因素,如消化道疾病(溃疡病及其并发症史)、65 岁以上、同时服用皮质类固醇或其他抗凝药或非甾体抗炎药等。如果有高危因素,应采取预防措施,包括筛查与治疗幽门螺杆菌感染,预防性应用质子泵抑制剂,以及采用合理联合抗栓药物的方案等。③合并活动性胃溃疡、严重肝病、出血性疾病者需慎用或停用阿司匹林。

（3）血糖控制：高血压伴糖尿病患者心血管病发生危险更高。高于正常的空腹血糖或糖化血红蛋白（HbA1c）与心血管病发生危险增高具有相关性。治疗糖尿病的理想目标是空腹血糖≤6.1mmol/L 或 HbA1c≤6.5%。对于老年人，尤其是独立生活的、病程长、并发症多、自我管理能力较差的糖尿病患者，血糖控制不宜过于严格，空腹血糖≤7.0mmol/L 或 HbA1c≤7.0%，餐后血糖≤10.0mmol/L 即可。对于中青年糖尿病患者，血糖应控制在正常水平，即空腹血糖≤6.1mmol/L，餐后 2h 血糖≤8.10mmol/L，HbA1c≤6.5%。

（4）综合干预多种危险因素：高血压患者往往同时存在多个心血管病危险组分，包括危险因素、并存靶器官损害、伴发临床疾患。除了针对某一项危险组分进行干预外，更应强调综合干预多种危险组分。综合干预有利于全面控制心血管危险因素，有利于及早预防心血管病。高血压患者综合干预的措施是多方面的，常用的有降压、调脂、抗栓治疗。有资料提示，高同型半胱氨酸与脑卒中发生危险有关，而添加叶酸可降低脑卒中发生危险，因此，对叶酸缺乏人群，补充叶酸也是综合干预的措施之一。通过控制多种危险因素、保护靶器官、治疗已确诊的糖尿病等疾患，来达到预防心脑血管病发生的目标。

附：特殊类型高血压

1.白大衣性高血压

指至少偶测 3 次诊所血压≥140/90mmHg，非诊所测血压至少 2 次＜140/90mmHg，同时没有靶器官损害。

据估计，我国白大衣性高血压者有 4 000 万人。白大衣性高血压者心室壁增厚更早，RAAS 和交感神经系统活性更强，更早出现胰岛素抵抗、脂质水平升高等代谢性改变。白大衣性高血压者的不良转归与正常血压者相似。

2.隐匿性高血压（MH）

隐匿性高血压指诊所偶测血压＜140/90mmHg，而动态血压或家庭自测白天血压≥135/85mmHg。患病率8%～15%，男性多，约35%可发展为持久性高血压，并有较高的心血管危险性，我国估计有 5 000 万隐匿性高血压者。

（1）机制：机制不明，可能与下列因素有关。①与体位反射有关：日常活动中由于体位变化，反射出现直立性血压升高，常是高血压的早期表现。②与血管活性物质平衡失调有关。③与交感神经兴奋性增强有关。运动试验时血压明显升高者，常提示可能有隐匿性高血压。24h 动态血压监测常示日间收缩压升高更明显。④与 25-羟化维生素 D 水平呈负相关。⑤与人体必需微量元素 Ni 水平低下有关（Ni 维持心肌细胞膜结构的稳定）。⑥与不良生活方式（饮酒、吸烟、喝咖啡、少体力活动）有关。

（2）临床特点：常有较多的危险因素，如 LDL-C 升高、体质指数增大、饮酒多、吸烟多。有程度不等的心血管性肾损害（中心动脉压升高、动脉顺应性下降、发生动脉硬化、尿 β_2-MG 增高）。

（3）防治对策：注意检出（24h 动态血压监测），生活方式干预，有靶器官损害时按高血压治疗，给予降压药（长效 CCB、ACEI、ARB、β 受体阻滞剂）。

3.单纯夜间高血压

国际合作数据库分析示中国患病率约为 10%，欧洲为 7%，多项前瞻性人群研究示夜间高血压与靶器官损害及心血管事件关系密切。此类患者夜间血压仅轻度升高,但大动脉弹性功能显著下降。

某市高血压研究所对单纯夜间高血压者随访3.5年后,再次进行24h血压测定,其中1/3仍为夜间高血压,1/3为正常,1/3日夜血压均高。

此类患者易漏诊,应尽量进行24h动态血压监测,及早检出。针对此类患者究竟用什么药治疗、其效果如何均不清楚,国内最近正在进行多中心研究。

4.H型高血压

指伴有血浆同型半胱氨酸升高(Hcy≥10μmol/L)的原发性高血压。一般Hcy<5μmol/L。

(1)病因:与人种、遗传基因、环境、生活习惯,如蛋氨酸摄入过多,维生素B_6、维生素B_{12}与叶酸摄入过少,含硫氨基酸排泄障碍,甲状腺功能减退等有关。同型半胱氨酸是蛋氨酸代谢过程中产生的一种含硫氨基酸,是导致血管粥样硬化的主要危险因素之一。

(2)同型半胱氨酸升高引起的病理变化:损伤血管内皮细胞;影响血管平滑肌细胞增殖;促使载脂蛋白在血管壁堆积;影响纤溶蛋白活性。高同型半胱氨酸可增加心脑血管风险。H型高血压是卒中的双重危险因素。在中国高血压人群中的比例高达75%。中国40%的卒中者伴高同型半胱氨酸血症。

(3)治疗:控制多重危险因素,预防为主。除降血压外,还必须降低同型半胱氨酸水平,补充叶酸可预防卒中。我国生产的依那普利/叶酸可用。

5.直立性高血压(体位性高血压)(OHT)

多以舒张压升高为主。指卧位时血压正常(舒张压≤90mmHg),但立位时血压升高(舒张压>90mmHg)。患者应卧位10min和直立位3min后测血压;必要时行直立倾斜试验。在国内高血压者中占4.2%(80岁以上老年人患病率达8.7%),国外报道占10%。

(1)机制:在正常人,体位改变多是卧位到立位,血液从胸内血管床转到腿部,此时心室舒张末容量减少,心搏量及心排血量降低,经压力感受器反射性兴奋交感神经系统引起周围血管收缩,阻力升高,脉压轻度降低。体位性高血压者也是类似反应,但更大。下垂静脉中的血液由于重力性充盈过度(重力血管池),使静脉回流明显减少,输出量降低,交感神经兴奋,血管阻力明显升高,引起高血压。可见于多种疾病,如自主神经功能紊乱、嗜铬细胞瘤、老年高血压等。

(2)临床体征:①伴有体位性的心动过速加剧;②立位时腿、足部呈蓝色;③不能耐受利尿剂的治疗,利尿剂不但不降低血压,反而激发血压进一步升高;④严重者可伴有心悸、易疲乏、入睡快、血浆肾素活性较正常人高。

(3)治疗:主要是抑制交感神经兴奋。药物如α_1受体拮抗剂或α_2肾上腺素受体激动剂如可乐定。其他,如锻炼身体,增加肌肉,防止下垂部位过度充盈;可服用维生素B、谷维素、肌苷等,调节神经功能。

第三节 心力衰竭

一、急性心力衰竭

急性心力衰竭又称急性心功能不全。是由心脏做功不正常引起血流动力学改变而导致的心脏和神经内分泌系统的异常反应的临床综合征。机械性循环障碍引起的心力衰竭称机械性心力衰竭。心脏泵血功能障碍引起的心力衰竭,统称泵衰竭。由各种原因引起的发病急骤,心排血量在短时间内急剧下降,甚至丧失排血功能引起的周围循环系统灌注不足称急性心力衰竭。

(一)临床表现

1.症状

根据心脏排血功能减退程度、速度和持续时间的不同,以及代偿功能的差别,分下列4种类型表现:昏厥型、心源性休克型、急性肺水肿型、心搏骤停型。

(1)昏厥型:又称之心源性昏厥,以突发的短暂的意识丧失为主。发作时间短暂,发作后意识立即恢复。并伴随面色苍白、出冷汗等自主神经功能障碍的症状。

(2)心源性休克型:早期见神志清醒、面色苍白、躁动、冷汗、稍有气促;中期见神志淡漠、恍惚、皮肤湿冷、口唇四肢发绀;晚期见昏迷、发绀加重、四肢厥冷过肘膝、尿少。同时见颈静脉怒张等体循环淤血症状。

(3)急性肺水肿型:突发严重气急、呼吸困难伴窒息感,咳嗽,咯粉红色泡沫痰(严重者由鼻、口涌出)。

(4)心搏骤停型:意识突然丧失(可伴全身抽搐)和大动脉搏动消失,并伴呼吸微弱或停止。

2.体征

(1)昏厥型:意识丧失,数秒后可见四肢抽搐、呼吸暂停、发绀,称阿-斯综合征。伴自主神经功能障碍症状,如冷汗、面色苍白。心脏听诊可发现心律失常、心脏杂音等体征。

(2)心源性休克型:早期脉搏细尚有力,血压不稳定,有下降趋势,脉压<2.7kPa(<20mmHg);中期神志恍惚、淡漠,皮肤呈花斑纹样,厥冷,轻度发绀,呼吸深快,脉搏细弱,心音低钝,血压低,脉压小,尿量减少;晚期昏迷状态,发绀明显。四肢厥冷过肘、膝,脉搏细或不能触及,呼吸急促表浅,心音低钝,呈钟摆律、奔马律。严重持久不纠正时,合并消化道出血,甚至DIC。

(3)急性肺水肿型:端坐呼吸,呼吸频率快,30～40次/分,严重发绀,大汗,早期肺底少量湿啰音,晚期两肺布满湿啰音,心脏杂音常被肺内啰音掩盖而不易听出,心尖部可闻及奔马律和哮鸣音。

(4)心搏骤停型:为严重心功能不全的表现,昏迷伴全身抽搐,大动脉搏动消失,心音听不到,呼吸微弱或停止,全身发绀,瞳孔散大。

(二)辅助检查

1.X线检查

胸部 X 线检查对左心衰竭的诊断有一定帮助。除原有心脏病的心脏形态改变之外,主要为肺部改变。

(1)间质性肺水肿:产生于肺泡性肺水肿之前。部分病例未出现明显临床症状时,已先出现下述一种或多种 X 线征象。a.肺间质淤血,肺透光度下降,可呈云雾状阴影;b.由于肺底间质水肿较重,肺底微血管受压而将血流较多地分布至肺尖,产生肺血流重新分配,使肺尖血管管径等于甚至大于肺底血管管径,肺尖纹理增多、变粗,尤显模糊不清;c.上部肺野内静脉淤血可致肺门阴影模糊、增大;d.肺叶间隙水肿可在两肺下野周围形成水平位的 Kerley-B 线;e.上部肺野小叶间隙水肿形成直而无分支的细线,常指向肺门,即 Kerley-A 线。

(2)肺泡性肺水肿:两侧肺门可见向肺野呈放射状分布的蝶状大片雾状阴影;小片状、粟粒状、大小不一结节状的边缘模糊阴影,可广泛分布两肺,可局限一侧或某些部位,如肺底、外周或肺门处;重度肺水肿可见大片绒毛状阴影,常涉及肺野面积的 50% 以上;亦有表现为全肺野均匀模糊阴影者。

2.动脉血气分析

左心衰竭引起不同程度的呼吸功能障碍,病情越重,动脉血氧分压(PaO_2)越低。动脉血氧饱和度低于 85% 时可出现发绀。多数患者二氧化碳分压($PaCO_2$)中度降低,系 PaO_2 降低后引起的过度换气所致。老年、衰弱或神志模糊患者,$PaCO_2$ 可能升高,引起呼吸性酸中毒。酸中毒致心肌收缩力下降,且心电活动不稳定易诱发心律失常,加重左心衰竭。如肺水肿引起 $PaCO_2$ 明显降低,可出现代谢性酸中毒。动脉血气分析对早期肺水肿诊断帮助不大,但据所得结论观察疗效则有一定意义。

3.血流动力学监护

在左心衰竭的早期即行诊治,多可挽回患者生命。加强监护,尤其血流动力学监护,对早期发现和指导治疗至关重要。

应用 Swan-Ganz 导管在床边即可监测肺动脉压(PAP)、肺毛细血管楔嵌压(PCWP)和心排血量(CO)等,并推算出心脏指数(CI)、肺总血管阻力(TPR)和外周血管阻力(SVR)。其中间接反映 LAP 和 LVEDP 的 PCWP 是监测左心功能的一个重要指标。在血浆胶体渗透压正常时,心源性肺充血和肺水肿是否出现取决于 PCWP 水平。当 PCWP 2.40~2.67kPa(18~20mmHg),出现肺充血;PCWP 2.80~3.33kPa(21~25mmHg),出现轻度至中度肺充血;PCWP 高于 4.0kPa(30mmHg),出现肺水肿。

肺循环中血浆胶体渗透压为是否发生肺水肿的另一重要因素,若与 PCWP 同时监测则价值更大。即使 PCWP 在正常范围内,若其与血浆胶体渗透压之差<0.533kPa(4mmHg),亦可出现肺水肿。

若 PCWP 与血浆胶体渗透压均正常,出现肺水肿则应考虑肺毛细管通透性增加。

左心衰竭患者的血流动力学变化先于临床和 X 线改变,PCWP 升高先于肺充血。根据血流动力学改变,参照 PCWP 和 CI 两项指标,可将左心室功能分为 4 种类型。

Ⅰ型:PCWP 和 CI 均正常。无肺充血和末梢灌注不足。予以镇静剂治疗。

Ⅱ型:PCWP>2.40kPa(18mmHg),CI 正常,仅有肺淤血。予以血管扩张剂加利尿剂治疗。

Ⅲ型:PCWP 正常,CI<2.2L/(min·m²)。仅有末梢灌注不足。予以输液治疗。

Ⅳ型：PCWP＞2.40kPa(18mmHg)，CI＜2.2L/(min·m²)。兼有肺淤血和末梢灌注不足。予以血管扩张剂加强心药(如儿茶酚胺)治疗。

4.心电监护及心电图检查

可以发现心脏左、右房室肥大及各种心律失常改变。严重致命的心律失常如室性心动过速、紊乱的室性心律、室颤、室性自主心律，甚至心室暂停、严重窦缓、Ⅲ度房室传导阻滞等有助于诊断。

5.血压及压力测量

(1)动脉血压下降：心源性休克时动脉血压下降是特点，收缩压＜10.6kPa(80mmHg)，一般均在9.2kPa(70mmHg)，脉压＜2.7kPa(20mmHg)；高血压者血压较基础血压下降20％以上或降低4kPa(30mmHg)。

(2)静脉压增高：常超过1.4kPa(14cmH₂O)。

(3)左心室充盈压测定：左心室梗死时达3.3～4kPa(25～30mmHg)，心源性休克时达5.3～6kPa(40～45mmHg)。

(4)左心室舒张末期压力：以肺楔压为代表，一般均超过2.77kPa(20mmHg)。

(5)冠状动脉灌注压：平均＜8kPa(60mmHg)。

(三)诊断要点

1.病因诊断

急性心力衰竭无论以哪种表现为主，均存在原发或继发原因，足以使心排血量在短时间内急剧下降，甚至丧失排血功能。

2.临床诊断

(1)胸部X线片见左心室阴影增大。

(2)无二尖瓣关闭不全的成人，于左心室区听到第三心音或舒张期奔马律。

(3)主动脉瓣及二尖瓣无异常而左心室造影见左心室增大，心排血量低于2.7L/(min·m²)。

(4)虽无主动脉瓣及二尖瓣膜病变，亦无左心室高度肥大，但仍有如下情况者：a.左心室舒张末期压力为1.3kPa(10mmHg)以上，右心房压力或肺微血管压力在1.6kPa(12mmHg)以上，心排血量低于2.7L/(min·m²)；b.机体耗氧量每增加100mL，心排血量增加不超过800mL，每搏排血量不增加；c.左心室容量扩大同时可见肺淤血及肺水肿。

(5)有主动脉狭窄或闭锁不全时，胸部X线检查左心室阴影迅速增大，使用洋地黄后改善。

(6)二尖瓣狭窄或闭锁不全，出现左心室舒张末期压升高，左心房压力或肺微血管压力增高，体循环量减少，有助于诊断由瓣膜疾病导致的心力衰竭。

(四)鉴别诊断

急性心力衰竭应与其他原因引起的昏厥、休克和肺水肿鉴别。

1.昏厥的鉴别诊断

昏厥发生时，心律、心率无严重过缓、过速、不齐或暂停，又不存在心脏病基础的，可排除心源性昏厥。可与以下常见昏厥鉴别。

(1)血管抑制性昏厥。其特点是：a.多发于体弱年轻女性；b.昏厥发作多有明显诱因，如疼痛、情绪紧张、恐惧、手术、出血、疲劳、空腹、失眠、妊娠、天气闷热等,昏厥前有短时的前驱症状;c.常在直立位、坐位时发生昏厥;d.昏厥时血压下降,心率减慢,面色苍白且持续至昏厥后期;e.症状消失较快,1～2d康复,无明显后遗症。

(2)直立性低血压性昏厥。其特点是:血压急剧下降,心率变化不大,昏厥持续时间较短,无明显前驱症状。常于生理性障碍、降压药物使用及交感神经切除术后,以及全身性疾病如脊髓炎、多发性神经炎、血紫质病、高位脊髓损害、脊髓麻醉、糖尿病性神经病变、脑动脉粥样硬化、急性传染病恢复期、慢性营养不良等时发生。往往是中枢神经系统原发病的临床症状之一。故要做相应检查,以鉴别诊断。

(3)颈动脉窦综合征。特点是:a.患者有昏厥或伴抽搐发作史;b.中年以上发病多见,各种压迫颈动脉窦的动作,如颈部突然转动、衣领过紧均是诱因;c.发作时脑电波出现高波幅慢波;d.临床上用普鲁卡因封闭颈动脉窦后发作减轻或消失可支持本病诊断。

2.心源性休克与其他类型休克的鉴别诊断

由心脏器质性病变和(或)原有慢性心力衰竭基础上的急性心力衰竭而引发心源性休克,患者的静脉压和心室舒张末压升高,与其他休克不同。而且,其他类型休克多有明确的各类病因,如出血、过敏、外科创伤及休克前的严重感染等,可相应鉴别。另外,即刻心电图及心电监护有致命性心律失常,可有助于诊断。

3.急性心力衰竭肺水肿与其他原因所致肺水肿的鉴别诊断

(1)由刺激性气体吸入中毒引起的急性肺水肿的特点是:①有刺激性气体吸入史;②均有上呼吸道刺激症状,重者可引起喉头水肿、肺炎及突发肺水肿,出现明显呼吸困难;③除呼吸道症状外,由于吸入毒物种类不同,可并发心、脑、肾、肝等器官损害。

(2)中枢神经系统疾病所致的肺水肿,有中枢神经系统原发病因存在,如颅脑创伤、脑炎、脑肿瘤、脑血管意外等。

(3)高原性肺水肿是指一向生活在海拔1000m以下,进入高原前未经适应性锻炼的人,进入高原后,短则即刻发病,长则可在两年后发病,大多在一个月之内发病,且多在冬季大风雪气候发病,亦与劳累有关。前驱症状有头痛、头晕,继之出现气喘、咳嗽、胸痛、咳粉红色泡沫样痰、双肺湿啰音、发绀等急性肺水肿症状。依其特定的发病条件不难诊断。

(五)治疗

治疗原则为急性心力衰竭发生后,首先根据病因做相应处理。紧急镇静,迅速降低心脏前后负荷。

1.心源性晕厥发作

(1)晕厥发生于心脏排血受阻者,给予卧位或胸膝位休息、保暖和吸氧后,常可缓解。

(2)晕厥由于房室瓣口被血栓或肿瘤阻塞者,发作时改变患者体位可使阻塞减轻或终止发作。

(3)由严重心律失常引起者,迅速控制心律失常。

(4)彻底治疗在于除去病因,如手术解除流出道梗阻,切除血栓或肿瘤,彻底控制心律失常。

2.心源性休克

(1)常规监护和一般治疗:吸氧,保暖,密切监测血压、尿量、中心静脉压、肺楔压和心排血量的变化,随时调整治疗措施。

(2)补充血容量:根据血流动力学监测结果决定输液量,可以防止补充过多而引起心力衰竭。尤适于右心室心肌梗死并发的心源性休克。中心静脉压低于 $5\sim10kPa$（$49\sim98cmH_2O$），肺楔压在 $0.8\sim1.6kPa$（$6\sim12mmHg$）以下,心排血量低,提示血容量不足,可静脉滴注低分子右旋糖酐或 10% 葡萄糖液。输液过程中如中心静脉压增高,超过 $20cmH_2O$,肺楔压高于 $2.0\sim2.7kPa$（$15\sim20mmHg$）即停止输液。

(3)血管收缩药的应用:当收缩压低于 $10.7kPa$（$80mmHg$）,静脉输液后血压仍不上升,而肺楔压和心排血量正常时,可选用以下血管收缩药。

1)多巴胺:$10\sim30mg$,加入 5% 葡萄糖注射液 $100mL$ 中静脉滴注,也可和间羟胺同时滴注。

2)间羟胺:$10\sim30mg$,加入 5% 葡萄糖注射液 $100mL$ 中静脉滴注,紧急抢救时可以用 $5\sim10mg$ 肌内注射或静脉推注 1 次。

3)多巴酚丁胺:$20\sim25mg$,溶于 5% 葡萄糖注射液 $100mL$ 中,以 $2.5\sim10\mu g/(kg\cdot min)$ 的剂量静脉滴注,作用似多巴胺,但增加心排血量作用较强,增加心率的作用较轻,无明显扩张肾血管作用。

4)去甲肾上腺素:作用与间羟胺相同,但较快、强而短。对长期服用利血平、胍乙啶的患者有效。上述药治疗无效时再选此药,以 $0.5\sim1mg$ 加入 5% 葡萄糖注射液 $100mL$ 中静脉滴注,渗出血管外时,易引起局部损伤、坏死。

(4)强心苷:可用毛花苷 C $0.4mg$ 加入 50% 葡萄糖注射液 $20mL$ 中缓慢静脉推注,有心脏扩大时效果明显。

(5)肾上腺皮质激素:地塞米松每日 $20\sim40mg$,分 4 次静脉注射,一般用 $3\sim5d$ 即可。氢化可的松每日 $200\sim600mg$,最大每日 $600\sim1\,000mg$,分 $4\sim6$ 次静脉滴注。

(6)纠正酸中毒和电解质紊乱,避免脑缺血和保护肾功能:可选用 5% 碳酸氢钠、11.2% 乳酸钠或 3.63% 三羟甲基氨基甲烷静脉滴注,依血的酸碱度和二氧化碳结合力测定结果调节用量,并维持血钾、钠、氯正常。

(7)血管扩张药:上述药物无效时,即血压仍不升,而肺楔压增高、周围血管阻力增高时,患者面色苍白、四肢厥冷并有发绀,可用血管扩张药如减低周围阻力和心脏后负荷。需要在血流动力学监测下谨慎使用。

(8)辅助循环和外科手术:当药物治疗无效,可采用主动脉内气囊反搏器进行反搏治疗或在反搏支持下行选择性冠状动脉造影。对病因是急性心肌梗死的,施行坏死心肌切除和主动脉-冠状动脉旁路移植术,可能挽救患者生命。

3.急性肺水肿

(1)体位:使患者取坐位或半卧位,两腿下垂,使下肢回流血液减少。

(2)给氧:一般以鼻导管给氧或面罩给氧,以 40% 浓度氧吸入效果较好。另外适当的加压给氧,不仅能纠正缺氧,同时可增加肺泡和胸腔内压力,减少液体渗入肺泡内和降低静脉回心血量,利于液体自血管内进入组织间隙,减少循环血量。但注意肺泡压力过高,可影响右心室搏出量,此时应调整给氧压力,缩短加压给氧时间,延长间歇时间。

(3)镇静:吗啡 3～5mg 静脉推注,可迅速扩张体静脉,减少回心血量,降低左房压,还能减轻烦躁不安和呼吸困难。还可选用地西泮 10mg 肌内注射。

(4)硝酸甘油:当动脉收缩压＞13.3kPa(100mmHg)以后应用,可迅速降低肺楔压或左房压,缓解症状。首剂 0.5mg 舌下含服,5min 后复查血压,再给予 0.5mg,5min 后再次测血压(收缩压降低至 12kPa 以下时,应停药)。硝酸甘油静脉滴注时,起始剂量为每分钟 10μg,在血压监测下,每 5min 增加 5～10μg,使收缩压维持在 12kPa 以上。

(5)酚妥拉明:每分钟 0.1～1mg 静脉滴注,可迅速降压和减轻后负荷。注意有致心动过速作用,对前负荷作用弱。

(6)硝普钠:每分钟 15～20μg 静脉滴注,在血压监测下每 5min 增加 5～10μg,当收缩压降低 13.3kPa(100mmHg)时或症状缓解时,以有效剂量维持到病情稳定。以后逐渐减量、停药,防止反跳。此药可迅速有效地减轻心脏前后负荷,降低血压,适用于高血压心脏病肺水肿。

(7)利尿剂:呋塞米 40mg,静脉注射,给药 15～30min 尿量增加,可减少血容量,降低左房压。

(8)强心苷:1 周内未用过洋地黄者,毛花苷 C 首剂 0.4～0.6mg,稀释后缓慢静脉注射。正在服用地高辛者毛花苷 C 使用从小剂量开始。

(9)低血压的肺水肿治疗:先静脉滴注多巴胺 2～10μg/(kg·min),保持收缩压在13.3kPa(100mmHg),再进行扩血管药物治疗。

(10)肾上腺皮质激素:地塞米松 5～10mg 静脉推注。

(11)放血疗法:上述疗效不佳时,尤其在大量快速输液或输血所致肺水肿者,有人主张静脉穿刺放血 250mL,有一定疗效。

4.心搏骤停

须紧急心肺复苏处理。

二、慢性心力衰竭

慢性心力衰竭(CHF)又称为慢性心功能不全,简称慢性心衰,是指心脏由于收缩和舒张功能严重低下或负荷过重,使泵血明显减少,不能满足全身代谢需要而产生的临床综合征。包括动脉供血不足和静脉系统淤血甚至水肿,伴有神经内分泌系统激活的表现。慢性心力衰竭是各种病因所致心脏疾病的终末阶段,也是最主要的死亡原因。

(一)病因

1.慢性左侧心力衰竭

(1)先天性或获得性心肌、心脏瓣膜、心包或大血管、冠状动脉结构异常导致的血流动力学异常是慢性心力衰竭的基础病因。

(2)冠心病、高血压、心脏瓣膜病和扩张型心肌病是成人慢性心衰的常见病因。较为常见的病因有心肌炎、肾炎、先天性心脏病。较少见和易被忽视的病因有心包疾病、甲状腺功能亢进症与减退、贫血、脚气病、动静脉瘘、心房黏液瘤、其他心脏肿瘤、结缔组织疾病、高原病、少见的内分泌病。

2.慢性右侧心力衰竭

任何导致慢性心血管结构和(或)功能异常,损害右心室射血功能和(或)充盈能力的因素都可引起慢性右侧心力衰竭。右心室容量或压力负荷过重及右心室心肌的严重病变是其主要原因。

(1)右心室超负荷。①压力超负荷:肺动脉高压是引起右心室压力超负荷的常见原因,右心室流出道梗阻(如双腔右室、漏斗部肥厚、肺动脉瓣狭窄)、肺动脉狭窄、体循环化右心室等比较少见。②容量超负荷:三尖瓣关闭不全、肺动脉瓣关闭不全等右心瓣膜病。房间隔缺损、肺静脉异位引流、瓦氏窦瘤破入右心房、冠状动脉-右心室或右心房瘘等先天性心脏病。其他疾病如类癌晚期,尤其是合并肝转移时,类癌细胞分泌并释放生物活性物质累及心脏时常引起右侧心脏瓣膜和心内膜病变,导致右心室容量超负荷和右心衰竭。③先天性心脏病:三尖瓣下移畸形、法洛四联征、右心室双出口合并二尖瓣闭锁、大动脉转位等。

(2)右心室心肌自身病变。①右心室心肌梗死:右室心肌梗死很少单独出现,常合并左心室下壁梗死,患病率为20%～50%,其中约10%的患者可出现明显的低血压。右心室心肌缺血、损伤、坏死均可引起右心室功能降低,导致右心衰竭。②右心室心肌疾病:限制型心肌病累及右心室时也可使右心室舒张功能下降,导致右侧心力衰竭。心肌炎累及右心室时也可以引起右侧心力衰竭。③严重感染:可引起心肌损伤,约50%的严重败血症和脓毒性休克患者同时伴随左心室收缩功能低下,部分患者出现右心室功能障碍。

(二)发病机制

1.原发性心肌收缩力受损

心肌梗死、炎症、变性、坏死、心肌病等。

2.心室的后负荷(压力负荷)过重

肺或体循环高压、左或右心室流出道狭窄、主动脉瓣或肺动脉瓣狭窄等,使心肌收缩时阻力升高,后负荷过重,引起继发性心肌舒缩功能障碍而出现心衰。

3.心室的前负荷(容量负荷)过重

瓣膜关闭不全、心内或大血管之间左向右分流等,使心室舒张期容量增加,前负荷加重,也可引起心衰。

4.高动力性循环状态

主要发生于贫血、体循环动静脉瘘、甲状腺功能亢进症、脚气病性心脏病等。由于周围血管阻力降低,心排血量增多,以及心室容量负荷加重而发生心衰。

5.心室前负荷不足

二尖瓣狭窄、缩窄性心包炎、心脏压塞和限制型心肌病等引起心室充盈受限,导致体、肺循环淤血,由此发生心衰。

(三)临床表现

1.症状

(1)呼吸困难:左侧心力衰竭的主要表现之一,随着心衰程度的加重,依次表现为劳动性呼吸困难、端坐呼吸、夜间阵发性呼吸困难、静息呼吸困难和急性肺水肿。

（2）运动耐量降低：运动耐量降低表现为劳力时或日常活动时气促、乏力、活动受限。疲乏或无力的患者常常伴有肢体的沉重感。采集病史时应记录运动受限的程度，如爬楼梯、走平路、日常家务活动或生活自理的能力等。

（3）体循环淤血：右心衰相关的症状，淤血性肝大伴随的不适，如腹胀、腹部钝痛、右上腹沉重感等，以及胃肠道淤血的症状，如食欲减退、恶心、胃部气胀感、餐后不适及便秘等。

（4）其他：低心排血量相关的症状，如神志模糊、软弱、肢体冰冷。心衰早期可以出现夜尿增多。少尿则是心衰加重的一种征兆，它与心排血量严重降低导致尿液生成受到抑制相关。长期慢性的肾血流减少可出现肾功能不全的表现，即心肾综合征。心衰的患者可有贫血的症状，除了与慢性肾功能不全（导致促红细胞生成素生成减少、促红细胞生成素抵抗、尿毒症性肠炎及出血，离子吸收减少）有关外，也与有些药物如阿司匹林引起的胃肠道出血有关。重度心衰的老年患者，可出现反应迟钝、记忆力减退、焦虑、头痛、失眠，噩梦等精神症状。

2.体征

心衰患者的体征主要包括三个方面：容量负荷的状况，心脏的体征，相关病因、诱因及并发症的体征。

（1）容量负荷的状况。

1）体循环静脉高压：颈静脉充盈反映右心房压力增高。三尖瓣反流时，颈静脉搏动明显。正常吸气时，颈静脉压下降，但是心衰的患者是升高的，类似于缩窄性心包炎，称之为Kussmaul征。轻度的右心衰患者，静息时颈静脉压力可以正常，但是肝颈静脉反流征阳性，提示腹部充血和右心无法接受和射出增多的血容量。

2）肺部啰音：肺底满布湿啰音是左心衰至少中度以上的特征性体征，通常出现在双侧肺底，如果单侧出现，则以右侧常见，可能与一侧的胸膜渗出有关。急性肺水肿时，双肺满布粗糙的水泡音和哮鸣音，可伴有粉红色泡沫痰。未闻及啰音并不能排除肺静脉压的显著升高。支气管黏膜充血，过多的支气管分泌物或支气管痉挛可引起干啰音和喘鸣。

3）肝大：肝大常常出现在水肿之前。如果近期内肝脏迅速增大，由于包膜被牵拉可出现触痛，长期心衰的患者触痛可消失。严重的慢性心衰患者或三尖瓣疾病及缩窄性心包炎引起严重淤血性肝大的心衰患者，也可以出现脾大。

4）水肿：心衰患者水肿的特征为首先出现于身体低垂的部位，常为对称性和可压陷性。可走动的患者首先表现为下午踝部水肿，经过夜间休息，清晨水肿消失；长期卧床的患者表现为骶尾部的水肿。终末期心衰的患者，水肿严重且呈全身性，伴有体重增加，此时查心电图可见QRS波群振幅的降低。长期的水肿可以导致下肢皮肤色素沉着、红化和硬结等。合并营养不良或肝功能损害，低蛋白血症时，也出现全身水肿。

5）胸腔积液：胸腔积液的出现表明体静脉或肺静脉压力增高，以双侧多见，如为单侧则以右侧更多见。一旦出现胸腔积液，呼吸困难会进一步加重，这是因为肺活量进一步降低，同时激活了受体的缘故。随着心衰的改善，胸腔积液可以逐步吸收，偶尔叶间包裹性渗出液可持续存在，需要胸腔穿刺治疗。

（2）心脏体征。

1）心脏扩大：心脏扩大见于大多数慢性收缩性心衰的患者，但此体征无特异性，一部分患者没有此体征，如单纯舒张期心衰、慢性缩窄性心包炎或限制性心肌病、急性心衰的患者等。

2）奔马律：儿童或年轻患者可以听到生理性第三心音，40岁以上的患者极少听到这种心音。一旦出现通常是病理性的，称为舒张早期奔马律或第三心音奔马律，多数来自左心室，可见于任何年龄的心衰患者。第三心音奔马律是预测死亡或住院的独立危险因素。

3）肺动脉瓣区第二心音亢进和收缩期杂音：随着心衰的发展，肺动脉压力增高，肺动脉瓣区第二心音逐渐增强（$P_2 > A_2$）并且广泛传导。收缩期杂音在心衰患者中很常见，多继发于心室或瓣环的扩张所引起的功能性二尖瓣或三尖瓣反流，治疗后杂音可以减轻。

（3）病因、诱因及并发症的体征：器质性心脏病病因的体征，如风湿性瓣膜性心脏病的心脏杂音等；心衰诱因和并发症相关的体征，如肺部感染、甲状腺肿大、血管杂音、皮疹、黄疸和栓塞征象等。

（四）辅助检查

1.影像学常规检查

（1）心电图：心衰常并发心脏电生理传导异常，导致房室、室间或室内运动不同步（不协调），房室不协调表现为心电图中PR间期延长，使左心室充盈减少；左右心室间不同步表现为左束支传导阻滞，使右心室收缩早于左心室；室内传导阻滞在心电图上表现为QRS时限延长（>120ms）。以上不同步现象均严重影响左心室收缩功能。

（2）X线胸片：X线胸片显示心脏大小的外部轮廓，肺淤血、肺水肿、胸腔积液、肺动脉高压、大血管病变、肺部疾病等，侧位片能够反映右心室的大小，不应省略。

（3）超声心动图和多普勒超声心动图：两者在左室射血分数正常或代偿的心衰诊断方面具有较大的价值。通常将其分为松弛异常、假性正常化、可逆性限制型和不可逆限制型四级。主要通过二尖瓣流速（E/A），减速时间（DT），Valsalva动作时E/A的变化，舒张早期二尖瓣流速/舒张期二尖瓣环室间隔侧运动速度（E/e'），二尖瓣A波的时间减去肺静脉回流的A波时间等指标进行评估。

2.影像学选择性应用检查

（1）放射性核素心室显影及核素心肌灌注显像：当超声心动图不能提供足够的功能信息时或者透声窗小，图像显示不清楚时，可选择放射性核素心室显影，能准确测定心室容积、射血分数及室壁运动。核素心肌灌注显像可诊断心肌缺血和心肌梗死，并对鉴别扩张型心肌病或缺血性心肌病有一定帮助。

（2）心脏磁共振显像：评估右心结构和功能最好的方法，需要操作者手动选取多重切面，解剖节段的截取需要人工编辑。本法有助于评价左右腔室容积、局部室壁运动、心肌厚度和肌重，尤其适用于检测先天性缺陷（如右心室发育不良、心肌致密化不全）及肿物或肿瘤、心包疾病等，同时评价心功能，区别存活心肌或瘢痕组织。

（3）冠状动脉造影：适用于有心绞痛或心肌梗死需血管重建或临床怀疑冠心病的患者；也可鉴别缺血性或非缺血性心肌病，对65岁以下不明原因的心衰可行冠状动脉造影。

（4）心内膜活检：有助于明确心肌炎症性或浸润性病变的诊断；评估癌症患者继续服用抗

癌药物的危险性;拟行心脏移植前证实心脏病性质,权衡心脏移植可行性;发现巨细胞性心肌炎这种迅速致死的疾病,从而为选择机械循环支持或心脏移植提供依据。

(5)有创性血流动力学检查:主要用于严重威胁生命,并对治疗无反应的泵衰竭患者或需对呼吸困难和低血压休克做鉴别诊断的患者。

(6)动态心电图:用于怀疑心衰诱因与心律失常有关时;陈旧性心肌梗死患者怀疑心动过速拟行电生理检查前;拟行 ICD 治疗前。评估 T 波电交替、心率变异性。

(7)心肺运动试验:当无法确定运动耐量降低是否与心力衰竭有关时,为明确诊断可行心肺运动试验。心肺运动试验能够客观反映患者的运动耐量,同时也能显示患者心脏的储备功能,为制定患者的运动处方提供依据。

3.实验室检查

实验室检查可证实导致或加重心力衰竭的病因和诱因,初诊心衰患者应当完成血常规、尿常规、血清电解质(钙、镁)、肾功能(BUN、Cr)及空腹血糖(糖化血红蛋白)、血脂、肝功能和甲状腺功能的测定。随诊时应常规监测血清电解质和肾功能。

(五)诊断及鉴别诊断

1.慢性心力衰竭的阶段

(1)心力衰竭易患阶段:即前心力衰竭阶段,此阶段存在发生心脏病和心力衰竭的高危因素,没有明显的心脏结构异常,没有心力衰竭的症状和体征,危险因素包括高血压、动脉粥样硬化、糖尿病、肥胖、代谢综合征、酗酒及服用对心脏有毒害作用的物质、风湿热史、心肌病家族史等。这些危险因素造成心脏初始损伤,也可称为心脏重构的启动阶段。

(2)无症状心力衰竭阶段:此阶段存在心脏重构,有器质性心脏病,无心力衰竭的症状和体征,实验室检查存在心功能不全的征象;无症状的瓣膜性心脏病;陈旧性心肌梗死等,也可称为心脏重构阶段。从这一阶段起,临床诊断进入心力衰竭范围。

(3)有症状心力衰竭阶段:此阶段有器质性心脏病,近期或既往出现过心力衰竭的症状和体征。可以分为左侧心力衰竭、右侧心力衰竭和全心衰竭。根据左心室射血分数(LVEF 小于或大于 45%)又可以分为 LVEF 下降的心力衰竭(HFrEF 或收缩性心衰)和 LVEF 正常或代偿的心力衰竭(HFnEF 或舒张性心力衰竭)。

(4)顽固性或终末期心力衰竭阶段:此阶段器质性心脏病严重,即使合理用药,静息时仍有心力衰竭的症状,需特殊干预,如长期或反复因心力衰竭住院治疗;拟行心脏移植;需持续静脉用药缓解症状;需辅助循环支持等。

2.诊断标准

(1)主要条件:①阵发型夜间呼吸困难和或睡眠中憋醒;②颈静脉曲张或搏动增强;③有湿啰音和(或)呼吸音减弱,尤其双肺底;④心脏扩大;⑤急性肺水肿;⑥第三心音奔马律;⑦交替脉;⑧颈静脉压升高>15cmH_2O;⑨X 线胸片示中、上肺野纹理增粗或见 Kerley 线。

(2)次要条件:①踝部水肿和(或)尿量减少而体重增加;②无上呼吸道感染的夜间咳嗽;③劳力性呼吸困难;④淤血性肝大;⑤胸腔积液;⑥肺活量降低至最大的 1/3;⑦心动过速;⑧按心力衰竭治疗 5d 内体重减少>4.5kg。

(3)判断标准:具有两项主要条件或具有一项主要条件及两项次要条件即可诊断。

3.鉴别诊断

(1)舒张性心力衰竭与收缩性心力衰竭的鉴别:见表 2-3-1。

表 2-3-1　舒张性心力衰竭与收缩性心力衰竭的鉴别

	特点	舒张性心力衰竭	收缩性心力衰竭
临床特点	症状(如呼吸困难)	有	有
	充血状态(如水肿)	有	有
	神经内分泌激活	有	有
左心室结构和功能	射血分数	正常	降低
	左心室质量	增加	增加
	相对室壁厚度	增加	增加
	舒张末容积	正常	增加
	舒张末压	增加	增加
	左心房	增大	增大
运动	运动能力	降低	降低
	心排血量变化	降低	降低
	舒张末压	增加	增加

(2)慢性心力衰竭与其他疾病的鉴别。

1)支气管哮喘:该病以年轻者居多,常有多年病史,查体心脏正常,双肺可以闻及哮鸣音,胸部 X 线示肺野清晰,心脏正常。

2)心包积液、缩窄性心包炎所致肝大、下肢水肿:可以根据病史、心脏及周围血管体征及超声心动图进行鉴别。

3)肝硬化腹腔积液伴下肢水肿与右心室衰竭鉴别:基础病有助于鉴别,且仅有心源性肝硬化才有颈静脉怒张。

(六)治疗

1.治疗原则

根据慢性心衰发生发展的四个阶段,治疗原则或目标分别有所不同。

(1)心力衰竭易患阶段:控制或消除各种导致心力衰竭和心脏重构的危险因素,早期阻断心室重构的始动环节,预防心室重构的发生。

(2)无症状心力衰竭阶段:逆转或减缓心脏重构的进展,治疗心脏病的病因,防止进展到有症状心力衰竭,减少不良事件。

(3)有症状心力衰竭阶段:改善或消除心衰的症状和体征,逆转或减缓心脏重构,降低心衰的病死率或致残率。

(4)顽固性或终末期心力衰竭阶段:提高患者生存质量,降低心衰住院率。

2.早期干预

(1)降压目标:一级目标血压<140/90mmHg;高危人群(糖尿病或肾功能不全或脑卒中/

TIA 史)血压＜130/80mmHg；肾功能不全，尿蛋白＞1g/d，血压＜125/75mmHg。

（2）调脂治疗目标：积极的调脂治疗将减少冠心病和动脉粥样硬化的发生，慢性心衰患者的调脂治疗目标为：①极高危人群：LDL-C＜2.07mmol/L；②高危人群：LDL-C＜2.6mmol/L；③中危人群：LDL-C＜3.41mmol/L；④低危人群：LDL-C＜4.14mmol/L。

（3）慢性心衰患者糖尿病的治疗目标：餐前血糖＜5.6mmol/L(次级目标＜7.2mmol/L)，餐后 2h 血糖＜7.8mmol/L(次级目标＜10mmol/L)，糖化血红蛋白 HbA1c＜7%，LDL＜100mg/dL，TG＜150mg/dL，HDL＞40mg/dL。

（4）动脉粥样硬化的治疗：一旦肯定冠心病的诊断和存在外周动脉粥样硬化的依据，推荐抗动脉粥样硬化的治疗，建议采用 ABCDE 方案。①A：抗血小板聚集或抗凝，抗 RAS 系统，推荐阿司匹林和血管紧张素转换酶抑制药，不能耐受 ACEI 的患者选用 ARB，心肌梗死后患者加用醛固酮受体拮抗剂，特殊情况选用其他抗血小板聚集药物或抗凝；②B：控制血压，使用β受体拮抗剂；③C：调脂治疗，戒烟及不暴露在吸烟环境；④D：健康饮食，治疗糖尿病；⑤E：运动和健康教育。

（5）早期发现和干预心脏重构：定期随访和评估高危人群，包括明确心肌病家族史或接受心脏毒性物质的人群。

（6）心力衰竭易患阶段药物：血管紧张素转换酶抑制剂应用于动脉粥样硬化性疾病、糖尿病、高血压合并心血管危险因素的患者。在这些高危人群中，ACEI 能够减少新发的心力衰竭，有效干预心脏重构的始动过程，ARB 也有类似的作用。

3.药物治疗

（1）无症状心力衰竭阶段的治疗。

1）逆转心脏重构的治疗：一旦明确存在左心室重构，推荐使用 ACEI 和β受体拮抗剂。大规模的临床研究证实，慢性左心室射血分数下降而无症状的患者长期应用 ACEI 可延缓心衰症状的发生，降低心衰病死率和住院的联合终点。心肌梗死的患者联合应用 ACEI 和β受体拮抗剂可以降低再梗死和死亡的危险，延缓心力衰竭的进展。

2）针对病因治疗：冠心病、心肌梗死和心绞痛的患者应遵循相应的指南进行冠脉血供重建，挽救缺血和冬眠的心肌，逆转和阻断心室重构。瓣膜性心脏病，如严重的主动脉瓣或二尖瓣狭窄或关闭不全，即使没有心力衰竭的症状也应考虑行瓣膜修复（球囊扩张）或置换术。

3）无症状心力衰竭阶段的药物推荐：除非存在禁忌证，推荐使用 ACEI 和β受体拮抗剂，逆转心脏重构，延缓无症状心功能不全进展到有症状心衰。不能耐受 ACEI 者，可选用 ARB。

（2）左室功能下降，有症状心力衰竭的治疗。

1）一般治疗。

A.去除诱发因素：监测体重，每日测体重，以早期发现液体潴留非常重要。调整生活方式，限钠：轻度心衰患者钠盐摄入应控制在 2～3g/d，中到重度心衰患者应＜2g/d；限水：严重低钠血症（血钠＜130mmol/L），液体摄入量应＜2L/d；营养和饮食：宜低脂饮食，肥胖患者应减轻体重，严重心衰伴明显消瘦（心脏恶病质）者，应给予营养支持，包括给予人血白蛋白；戒烟戒酒。

B.休息和适度运动：失代偿期需卧床休息，多做被动运动以预防深部静脉血栓形成。临床情况改善后应鼓励在不引起症状的情况下进行体力活动,以防止肌肉的"去适应状态",但要避免长时间的用力运动。较重患者可在床边围椅小坐。其他患者可每日步行多次,每次 5～10min,并酌情逐步延长步行时间。

C.心理和精神治疗:压抑、焦虑和孤独在心衰恶化中有很大的作用,也是心衰患者死亡的主要预后因素。综合性情感干预包括心理疏导可改善心功能状态,必要时可考虑酌情应用抗抑郁或焦虑的药物。

D.治疗中避免使用的药物:下列药物可加重心衰症状,应尽最避免使用:非甾体类抗炎药和 COX-2 抑制剂,可引起钠潴留、外周血管收缩,减弱利尿剂和 ACEI 的疗效,并增加其毒性;皮质激素,生长激素或甲状腺激素等激素疗法;Ⅰ类抗心律失常药物;大多数 CCB,包括地尔硫草、维拉帕米、短效二氢吡啶类制剂;"心肌营养"药,包括辅酶 Q_{10}、牛磺酸、抗氧化药等,因疗效尚不确定,且和治疗心衰的药物之间可能有相互作用,不推荐使用。

E.氧疗:氧气用于治疗急性心衰伴有的低氧血症,单纯慢性心衰并无应用指征,但对心衰伴夜间睡眠呼吸障碍者,夜间给氧可减少低氧血症的发生。

2)常规药物治疗:左心功能下降,有症状心力衰竭阶段的常规药物治疗主要包括:利尿剂、ACEIARB 和 β 受体阻滞剂,必要时加用地高辛。

(3)左室功能正常,有症状心力衰竭(HFnEF)的治疗。

1)针对病因治疗:进行基础心脏病的规范化治疗,对高血压伴有 HFnEF 的患者强化降压治疗达标血压宜低于单纯高血压患者的标准,即收缩压<130mmHg、舒张压<80mmHg;冠心病的高危患者,推荐血供重建;治疗糖尿病;纠正贫血、甲状腺功能亢进、动静脉瘘等高动力学状态;有可能转复为窦性心律的心房颤动患者,恢复窦律并维持窦律等。

2)缓解症状:有液体潴留征象的患者选用利尿剂,可以选用噻嗪类利尿剂或袢利尿剂;噻嗪类利尿剂无效时,改用袢利尿剂。过度的利尿,有可能影响血压,使肾功能恶化,应该避免;快速心房纤颤的患者控制心室率,可选用 β 受体拮抗剂或非二氢吡啶类钙拮抗剂。

3)逆转左心室肥厚,改善舒张功能:推荐使用 ACEI、ARB、β 受体拮抗剂等。维拉帕米有益于肥厚型心肌病。对心肌肥厚或纤维化疾病的患者,如高血压、糖尿病等,可以应用醛固酮受体拮抗药。

4)其他:地高辛不能增加心肌的松弛性,不推荐使用地高辛。

(4)难治性或终末期心力衰竭阶段的治疗。

顽固性或终末阶段心衰的诊断需排除因治疗不当或可逆性心衰诱因未纠正等因素,确认所有常规心衰治疗均得到合理应用,而患者仍有静息或轻微活动时气促,极度无力,常有心源性恶病质,需反复住院甚至无法出院。此期的心衰患者病死率高,治疗目的是改善症状,提高生活质量,降低病死率和病残率。

1)液体潴留:顽固性终末期心力衰竭的治疗,最重要的是如何使利尿剂的应用最佳化,在水盐代谢、肾功能、电解质之间寻求平衡。每日限盐 2g 或更少,入液量<2 000mL。每日测体重,若体重增加超过每日 1kg,应考虑有隐性水肿。顽固性心衰患者低钠血症常常是血管加压素系统高度激活和(或)肾素-血管紧张素-醛固酮系统抑制不充分的结果。血管加压素受体拮抗药可减轻体重和水肿,使低钠血症患者的血钠正常化,有望减少低钠血症的发生。另外,可

考虑增加对肾素-血管紧张素-醛固酮系统的抑制或使用重组 B 类利钠肽。出现低钠血症时，应鉴别缺钠性或稀释性低钠血症，前者发生于大量利尿后，属容量减少性低钠血症，患者可有直立性低血压，尿少而比重高，治疗应予补充钠盐；后者又称难治性水肿，见于心衰进行性恶化者，此时钠、水有潴留，而水潴留多于钠潴留，故称高容量性低钠血症，患者尿少而比重低，治疗应严格限制入水量，并按利尿剂抵抗处理。伴有低钠血症的顽固性水肿可选用新型利尿剂托伐普坦。

2)神经内分泌拮抗药：顽固性终末期心力衰竭的患者常常仅能耐受小剂量的神经内分泌抑制剂或者完全无法耐受。对血压<80mmHg 或呈外周低灌注状态的患者不要使用 ACEI，对能够耐受小剂量神经内分泌抑制剂的患者则应坚持使用。有液体潴留或正在使用正性肌力药的患者不宜用 β 受体阻滞剂。终末期心衰的患者常常血压偏低、肾功能不全，合用 ACEI 易诱发低血压和肾衰竭，加用 β 受体阻滞剂后心衰可进一步加重，此时应权衡利弊，个体化处理。

3)血管扩张药和正性肌力药物：在临床症状恶化期可选用血管扩张药（硝普钠、硝酸甘油和奈西立肽）和持续静脉滴注正性肌力药物缓解症状，作为姑息治疗手段。不主张常规间歇静脉滴注正性肌力药，可试用钙增敏药左西孟旦。

4)心衰的非药物治疗：优化的内科药物治疗无效，应考虑非药物治疗，包括心脏移植、左室辅助装置、超滤等。

5)临终关怀：主张尽力缓解患者的痛苦，以减轻症状为目的，包括使用麻醉药、频繁使用利尿剂、持续静脉滴注正性肌力药等。避免不必要的检查和干预，与患者及其家属协商终末期的支持治疗。在生命弥留之际是否进行心肺复苏，应征询家属意见，当进行积极的操作（气管插管、应用 ICD）也无法改变最终的结局时，不推荐这些操作。

4.慢性心衰的非药物治疗

(1)心脏再同步化治疗：心脏失同步的慢性心力衰竭患者常规药物治疗效果不佳，可应用心脏再同步化治疗（CRT），不仅提高 CHF 患者生活质量、增加日常生活能力，缓解临床症状，而且使 CHF 患者住院率、病死率明显下降。心脏再同步化治疗的适应证如下。

1)Ⅰ类：a.缺血或非缺血性心肌病；b.充分抗心力衰竭药物治疗后，心功能仍在Ⅲ级及不必卧床的Ⅳ级；c.窦性心律；d.左心室射血分数（LVEF）≤35%；e.左心室舒张末期内径（LVEDD）≥55mm；f.QRS 时限≥120ms 伴有心脏运动不同步。

2)Ⅱa 类：a.充分药物治疗后心功能好转至Ⅱ级，并符合Ⅰ类适应证其他条件；b.慢性心房颤动患者，符合Ⅰ类适应证其他条件可行 CRT 治疗，部分患者结合房室结射频消融以保证有效夺获双心室。

3)Ⅱb 类：a.符合常规心脏起搏适应证并心室起搏依赖患者，合并器质性心脏病或心功能Ⅲ级以上；b.常规心脏起搏并心室起搏依赖患者，起搏治疗后出现心脏扩大，心功能Ⅲ级及以上；c.QRS 时限<120ms 并符合Ⅰ类适应证的。

(2)左心室辅助装置（LAVD）：LAVD 是将人工制造的机械装置植入体内，从左心房或左心室引出血液，通过植入的机械装置升压后将血液泵入主动脉系统，起到部分或全部替代心脏泵血功能，以维持全身组织、器官血液供应；此外 LAVD 免除左心室负荷，可改善心力衰竭患者症状；同时通过正常化心室压力容积，使肥大的心室逐渐缩小，发挥逆转左心室重塑、降低病死率的作用。

LAVD 适用于心脏手术后心功能不全恢复前辅助治疗,心脏移植术前临时支持,终末期心力衰竭长久支持。

(3)基因治疗:当前采用的药物治疗虽能控制心力衰竭症状,减轻左心室扩张,改善功能,延缓死亡,但不能使其治愈。心力衰竭的实质是心肌细胞基因异常表达,造成心肌细胞膜上受体、细胞内信号传导系统、钙离子(Ca^{2+})调节及细胞生长和凋亡调控机制等发生一系列改变,从而出现以心肌舒缩功能不全为特征的临床综合征,最终导致心肌储备能力耗竭。基因治疗通过对引起心力衰竭的相关基因进行调整和修补,从而达到获得、替代或放大目标蛋白组和改善心功能的目的。

(4)心脏移植:心脏移植可作为终末期心衰的一种治疗方式,主要适用于无其他可选择治疗方法的重度心衰患者。

1)心脏移植适应证:a.药物及其他治疗均无法治愈的终末期心力衰竭的患者;b.顽固性心力衰竭引起血流动力学障碍;c.难治性心源性休克;d.长期依赖正性肌力药来维持器官灌注;e.运动峰耗氧量<10mL/kg 伴无氧代谢;f.严重心肌缺血,即使冠状动脉搭桥或经皮冠状动脉血供重建也无法缓解症状;g.顽固性恶性室性心律失常,各种干预措施无效。

2)心脏移植的禁忌证:a.严重的外周及脑血管疾病;b.其他器官(肾、肝、肺)不可逆损害(除非考虑多器官移植);c.有恶性肿瘤史及恶性肿瘤复发;d.无法或不能耐受术后的药物综合治疗;e.不可逆的肺动脉高压(肺血管阻力>6Wood 单位);f.全身感染(HIV、播散性肺结核等);g.胰岛素依赖的糖尿病伴有终末器官损伤;h.吸毒;i.精神状态不稳定;j.高龄。

三、顽固性心力衰竭

顽固性心力衰竭(简称顽固性心衰)亦称为难治性心力衰竭,是指症状持续,且对各种治疗反应较差的充血性心力衰竭,它可能是心脏病终末期的表现,亦可能是由急性暴发性心肌炎所致,其中一部分还有可能是由于考虑不周、治疗措施不力或治疗不当所致。对于这部分患者,经过努力调整治疗方案和悉心治疗后,有可能挽回患者生命,康复出院,变难治为可治。必须指出,不同时期对顽固性心衰的概念和诊断标准不尽相同。近年来由于心肌力学、心脏血流动力学和心衰的病理生理机制的认识深化,心衰治疗也取得了长足的进步,使以往认为是顽固性心衰的患者病情得到控制。经典的所谓顽固性心衰是指休息、限制水钠等非药物治疗的基础上给予标准(恰当)的抗心力衰竭药物(如利尿剂、强心剂及血管活性药物)后,心衰仍难以控制者,而这类心衰可能仍有部分患者通过更合理地应用利尿剂、血管扩张剂、ACEI 和非洋地黄类正性肌力药物以及心脏辅助装置等而控制。因此,目前顽固性心衰的诊断标准应包括上述治疗措施均难以控制的心衰。

(一)诊断前的注意事项

心衰患者疗效不佳时,应深入细致地探索其原因,一般应考虑以下几方面。

1.患者是否真有心衰

有无诊断错误,不要把肺部疾患、代谢性酸中毒和肝、肾疾病等所致呼吸困难或水肿误认为是心衰,特别是器质性心衰患者同时合并有上述疾病时,必须认真加以鉴别。

2.是否存在可以完全或部分矫正的病因

如甲状腺功能亢进、贫血、维血素 B_1 缺乏症等可以通过内科治疗获得根治或缓解;心瓣膜病、某些先天性心脏病、心肌梗死后室壁瘤等,可能通过介入性治疗技术或手术治疗获得矫正。对上述病因在治疗上是否已做相应治疗。

3.心衰的诱因是否合理去除

如感染(特别是呼吸道感染)、妊娠、心律失常、风湿活动、感染性心内膜炎、肺栓塞、尿路梗阻等。

4.心衰的治疗措施应用是否适当

包括利尿剂、洋地黄、血管扩张剂、ACEI 和 β 受体阻滞剂使用是否合理,有无严格限制液体出入量平衡,电解质紊乱、酸碱平衡失调有无纠正,有无影响心功能的药物合并使用。如果上述问题都注意到了,能矫正的都矫正了,心衰仍难以控制,则是真正的顽固性心衰。

(二)治疗

顽固性心衰的治疗是迄今尚未解决的难题,现将治疗中可能遇到的实际问题及其对策,简述如下,供临床参考。

1.洋地黄过量与不足

洋地黄仍是治疗心衰最基本和最主要的正性肌力药物。严重心衰患者对洋地黄需要量大而耐受性差,因此治疗量与中毒量更为接近,使用不当极易发生用量不足或过量,这是治疗中经常遇到的矛盾,在临床实践中,发现多数有用量偏大的倾向,不少医务人员知道洋地黄过量可引起各种心律失常,但不了解过量也可抑制心肌收缩力,使心排血量降低,使一度好转的心衰再度加重,甚至呈持续心衰状态,若此时误认为洋地黄不足,继续追加洋地黄必将进一步导致心衰加重和出现严重毒副反应。有条件的单位可监测血清洋地黄浓度来判断,若血清地高辛浓度 $>2\mu g/L$,则往往提示过量,宜停药观察。在基层只能通过临床缜密的观察来判断,如果停用洋地黄后心衰反而改善,则可认为是洋地黄过量,对于鉴别困难时可暂停洋地黄 1~2d,并用其他正性肌力药物代替或加强其他治疗措施。必须指出,有时洋地黄剂量并不大,由于某些因素的影响,如低血钾、低血镁、高血钙、高龄、肾功能不全,并用某些药物如口服吗啡类、抗胆碱能药物,青霉素、红霉素、氯霉素、新霉素和四环素类抗生素,以及胺碘酮、维拉帕米等抗心律失常药和利尿剂等亦可出现毒副反应,应予注意。此外或属于舒张功能不全性心衰,洋地黄弊多利少,应用不当反而会加重心衰。

2.顽固性水肿与利尿剂

顽固性水肿之所以难治,其中相当部分与合并低钠或低钾血症有关,必须予以纠正,因为无论是缺钠性还是稀释性低钠血症,均能使利尿剂失去利尿作用,前者应口服或静脉补充钠盐,后者必须严格限制水分摄入,唯此才能发挥利尿剂的作用。明显水肿者可选用呋塞米、布美他尼等髓袢类利尿剂,视病情采用静脉推注或口服。若仍然无效,可采用呋塞米 40~120mg、多巴胺 20~40mg、酚妥拉明 10~15mg,微泵静脉推注或加入 5% 葡萄糖液 250~500mL 中静脉滴注,必要时加用多巴酚丁胺 20~240mg,加于上述补液内,更具有强心利尿作用。此外,如有明显的低白蛋白血症需给予纠正以增强利尿效果。对于药物治疗无效者,也可考虑采用高渗性腹膜透析或血液净化疗法。必须指出，消除心源性水肿不能太快，短期内过度利尿不仅可引起水、电解质紊乱，增加洋地黄的毒副反应，而且也可造成有效血容量和回心血量明显减少，导致心脏前负荷不足，反而使心排血量降低，达不到治疗目的。近年来对合并低钠(无论是缺钠性低钠血症还是稀释性低钠血症)使用精氨酸血管加压素 AVP 受体拮抗剂(如托伐普坦)可阻滞 V_2 受体，促进自由水的排泄，同时维持钠和其他电解质的浓度，提高肾脏处理水的能力，改善低钠血症的水潴留。

3.正确使用血管扩张剂

该类药物只能降低心脏前、后负荷，并无增强心肌收缩力的作用，有时使用不当反而有害。使用何种血管扩张剂最好，应根据血流动力学监测结果进行选择，并应在足够的有效血容量前提下使用。虽然在心力衰竭治疗指南中强调使用血管扩张剂最好收缩压在 100mmHg 以上，但对顽固性心衰建议在 90mmHg 以上即可试用。

4.使用非洋地黄类正性肌力药物

如米力农、多巴酚丁胺、依诺昔酮等，该类药物亦可与洋地黄联用。近年来临床上使用的钙离子增敏剂左西孟旦可通过 Ca^{2+} 浓度依赖性结合 TnC 增强心肌收缩、激活血管平滑肌的 K^+ 通道扩张组织血管而改善心功能。一般认为该类药物短期内使用可改善心功能，长期大剂量应用并不能提高心衰生存率，应予注意。

5.糖皮质激素

曾经有建议使用激素，现已较少推荐。建议使用者认为它可改善衰竭心肌的代谢、纠正长期心衰患者潜在的肾上腺皮质功能不全，抑制醛固酮和抗利尿激素的分泌，对改善症状和消除水肿有效，但不宜长期使用，因激素亦有潴留水钠和排钾的不良反应。一般可用地塞米松，每天 10～20mg，分次静脉推注或静脉滴注，用 2～4d。

6.心脏再同步治疗

LVEF<0.35、NYHAⅢ级以上、LBBB 伴 QRS 增宽>120ms(其他>150ms)的心力衰竭患者提示心室收缩不同步。通过使用双心室起搏装置同步刺激左、右心室可治疗不同步收缩，称为心脏再同步化治疗(CRT)，它可提高心室收缩并减少继发性二尖瓣反流的程度，改善心脏功能和血流动力学的同时不增加氧耗，并使衰竭心脏产生适应性生化改变。有充分证据支持 CRT 可改善接受理想药物治疗后仍有症状的心脏不同步患者的症状、运动能力、生活质量、LVEF、生存以及降低住院率。最新的心力衰竭指南则要求评估患者的预计寿命在 1 年以上，所以对这类患者基本排除在安装 CRT 之外。

7.有条件单位可施行室壁瘤切除术和冠状动脉搭桥术

若严重瓣膜病变可做瓣膜置换术，先天性心脏病用手术矫治畸形等。对于极重度心衰也可开展辅助循环，如主动脉内球囊反搏术、左心室辅助泵、双心室辅助泵等，通过机械装置减轻心脏工作负荷或暂时代替心脏工作，使病变心脏得到及时休息，有利于功能恢复。对于终末期患者也可施行同种心脏移植。

8.人工膜肺(ECMO)

急性暴发性心肌炎所致的急性心力衰竭死亡率较高，近年来的研究表明 ECMO 用于暂时替代心脏功能可明显提高抢救成功率，对这类疾病所致的急性心力衰竭伴有明显血流动力学障碍时建议尽早使用 ECMO。

第四节　室性心动过速

一、概述

室性心动过速（VT）是起源于心室的快速节律。

室性心动过速的机制可能是折返性、自动激活或触发激活。绝大部分的室性心动过速见于心肌病和（或）冠心病以及伴有瘢痕或缺血的心肌。有一些少见的室性心动过速综合征，可能为良性的临床过程，可发生在心脏结构正常的患者。

二、治疗和预后

（一）急性期治疗

急性期治疗包括稳定患者，终止室速，而后行诊断性评价。如果患者短阵性室速但伴先兆晕厥、低血压或严重的呼吸困难，患者应该在适当的镇静后给予直接同步电复律。一般 10～50J 同步电复律即可终止室速。一旦室速终止，恢复成窦性心律，应着手采取措施防止复发。如果因宽 QRS 波使同步困难，应予非同步电除颤。如果患者室速持续和（或）无反应，应立即按高级心脏生命支持指南进行治疗，包括心肺复苏和高能量除颤。

如果室速发作时患者能够耐受，无血流动力学障碍，可以给予药物，如静脉应用普鲁卡因胺、利多卡因、胺碘酮、索他洛尔和镁剂。如果这些药物能够有效终止室速，可以继续静脉维持。除非室速发生于急性心肌缺血或心肌梗死，否则普鲁卡因胺比利多卡因更有效。胺碘酮常需要 24～48h 起作用，很少能快速转复单形性室速。胺碘酮可在另一种药物（如普鲁卡因胺）转复心律后用于维持窦性心律或与该药同时合用。对合并缺血性心脏病的室速，胺碘酮优于利多卡因。罕见静脉用胺碘酮引起窦性心动过缓或房室传导阻滞。静脉用胺碘酮引起低血压较少见，常发生于静脉推注较快时。尖端扭转型室速静脉用镁剂非常有效。如果室速用药后仍未能终止，应在患者适当的镇静后进行同步电复律。对于反复发作的室速，可用竞争性心室起搏的方法防止复发；无休止发作的室速，如条件许可，可行急诊导管射频消融。应当积极寻找诱发及维持室速的各种可能因素，如心肌缺血、充血性心力衰竭、低氧、电解质紊乱和（或）药物中毒等。应立即采血查全血细胞计数、电解质，包括镁、血尿素氮、肌酐、心肌标志物、血糖和毒理学筛查。必要时查动脉血气分析。随后室速患者的治疗取决于病因和有无可逆性诱因。

对于植入埋藏式心脏复律除颤器（ICD）的患者，在心律失常开始后的 30s 至数分钟内应给予治疗。对该仪器的程控常可获得足够的信息，如明确心律失常是超速起搏引起的还是真正的室速，并对其进行除颤，以及快速性心律失常的频率和治疗等信息。如果判断患者有室速，但没有触发 ICD 超速起搏或电转复，有几种可能：室速的心率低于设定的感知心率或心律失常被 ICD 误认为室上速。如果 ICD 不能被有经验的人员紧急程控，该患者应作为没有植入ICD 治疗。事后该 ICD 应尽早被评价。

总之，新发的任何宽 QRS 波心动过速，特别是合并血流动力学不稳定者，均应当按照室速处理，直到被证明为非室性心动过速；同时，应避免静脉用维拉帕米或地尔硫草，这些药物可导致病情危重的患者血流动力学进一步恶化和促发室颤。任何房室结阻滞剂是绝对禁忌，除非高度怀疑是室上速。房室结阻滞剂治疗室速的后果可能是灾难性的。用治疗室速的抗心律失常药物治疗室上速则不会有危险。

(二)长期治疗

长期治疗以预防症状性室速的再发和心脏性猝死为目的，内容包括：危险分层、抗心律失常药物和(或)ICD 植入。

无症状性低危(左心室功能正常)非持续性室速(发作持续时间＜30s)一般无须治疗。有症状性非持续性室速可选用 β 受体阻滞剂，常能有效预防复发。β 受体阻滞剂治疗无效的患者，胺碘酮、索他洛尔可能有效，但应注意药物潜在的延长 QT 间期的作用。有持续性室速和左心室功能减低病史的患者，以及有心搏骤停病史的患者可以从 ICD 植入中获益。如果 ICD 植入后室速仍反复发作，导致多次放电，可以用胺碘酮减小室速周长，可能使 ICD 通过超速起搏来终止随后的发作。如果胺碘酮无效，可选择 β 受体阻滞剂、索他洛尔、普鲁卡因胺和美西律，但效果常常不如胺碘酮。药物无反应而血流动力学稳定的室速可进行电生理检查。通过电激动标测和三维电解剖图技术，对环路进行定位，并可行射频消融终止折返。缺血性心脏病或扩张型心脏病患者可以有数个环路，使射频消融很难消除室速。对于复杂的复发性室速，血流动力学难以耐受的，在窦性心律时标测出瘢痕，在瘢痕之间进行线性消融，可能有效减少室速发作的频率，但多只能作为 ICD 的辅助治疗措施。

室速的类型、相关的病因和特点不同，长期治疗的方法也有所不同。

1.单形性室性心动过速

单形性室速是最常见的宽 QRS 波心动过速。通常是起源于心室的规则的持续性节律。多见于器质性心脏病，其中最常见的是冠心病；也可见于无器质性心脏病患者，称为特发性室速。其发生机制往往取决于潜在病因。

(1)冠心病：心肌梗死后持续性单形性室速常发生在急性心肌梗死后 2 周，局部瘢痕形成以后；在心肌梗死后数年，即使没有继续的心肌缺血，仍可发生室速，其发生率约为 3%。瘢痕中活的心肌组织提供了缓慢传导的区域，这是室速折返环能维持的关键。室壁瘤也可引起室速。严重左心室功能不全和广泛瘢痕形成的患者中发生持续性单形性室速的风险较高。室速还与心肌缺血、充血性心力衰竭、浸润性心肌病和高儿茶酚胺状态有关。晕厥的发生、晚电位阳性、心率变异性降低、T 波电交替、高位心室异位搏动、非持续性室速以及通过心室程序刺激可诱发出持续性室速，均可以预测临床是否会发生持续性室速。患有室速和冠心病的患者首先需要进行缺血评估，必要时行血运重建。可以行血运重建的患者，在血运重建后应评估植入 ICD 进行二级预防的必要性。在有冠心病和室速的患者中，ICD 在降低死亡率上优于胺碘酮或其他抗心律失常药物。对于反复发生室速的患者，抗心律失常药物如胺碘酮或索他洛尔和(或)射频消融可以降低发作的频率。

(2)扩张型心肌病：目前约有 60% 的扩张型心肌病患者在尸检时发现左心室有因纤维化而产生的多路径区域，后者可引起心肌内折返性室速。应除外是否合并冠心病。多数扩张型心肌病不合并冠心病的患者应当植入ICD而无须进一步评估,因为在这类患者中行电生理检查无价值。ICD在延长扩张型心肌病患者生存期上也优于胺碘酮。

同时,扩张型心肌病患者中约40%的单形性宽QRS心动过速由束支折返环引起。束支折返性室速心室率常较快,频率约为200次/分,多数临床发作或程序刺激诱发表现为左束支传导阻滞图形的室速,仅个案报道是右束支阻滞型室速。束支折返性室速存在希氏束-浦肯野纤维系统功能异常和HV间期延长(从希氏束电图到最早记录到的心室激动的时间),冲动经左束支逆向传导,跨室间隔激动右束支形成折返环。尽管多数束支折返性室速患者需要植入ICD,射频消融右束支可能预防室速的复发,减少ICD的放电频率,延长ICD的使用寿命;部分患者可以通过射频消融治愈。

总之,扩张型心肌病患者(尤其是合并室速的患者),应当使用最大耐受剂量的β受体阻滞剂和ACEI。已植入ICD者使用胺碘酮或索他洛尔有助于控制反复发作的室速或房性心律失常。扩张型心肌病合并持续性房性心动过速,应考虑其诊断可能是心动过速诱发的心肌病。控制房性心律失常后可使左心室大小和功能恢复至正常或接近正常。

(3)肥厚型心肌病:肥厚型心肌病合并室速者需要植入ICD。心源性猝死(SCD)的危险因素有晕厥、非持续室速、SCD家族史、运动时血压反应不足、心脏超声示室间隔厚度>30mm。胺碘酮不改善死亡率,但能减少室性心律失常的发作。对ICD经常放电者使用胺碘酮、索他洛尔或多非利特可能减少放电。尽可能使用β受体阻滞剂,可改善左心室的舒张功能,缓解左心室流出道梗阻,改善心肌缺血。缓解左心室流出道梗阻的治疗方法还有室间隔外科手术治疗和酒精室间隔消融术。后者最主要的并发症是非靶区心肌梗死和三度房室传导阻滞;另外,它产生的室间隔瘢痕可能成为未来快速性心律失常的病灶。双腔起搏器治疗肥厚型心肌病的确切效果尚需进一步探讨。

(4)结节病:结节病是一种病因未明的全身性疾病,以局部或各器官累及的非干酪样肉芽肿为特征,心脏受累占20%~27%。结节病可能浸润多处心肌组织,其临床特征是心力衰竭和心律失常。心律失常表现为严重的房室传导阻滞和室性心律失常,包括束支阻滞、完全性房室阻滞、室性心动过速和室颤等。心室肌的结节病可能成为异位自律性增高的兴奋点或可干扰心室的去极化和复极化。局部的瘢痕组织可引起室速的反复发作。结节病引起的室速需要使用β受体阻滞剂和ICD治疗。

(5)致心律失常型右心室心肌病(ARVD):也称为致心律失常型右心室发育不良,右心室心肌组织节段或弥散性被脂肪和纤维组织所代替。右心室游离壁多最先受累,右心室游离壁靠近心外膜的部位和中层心肌被脂肪组织替代最显著。病变可能向左心室进展,是常染色体显性遗传。ARVD是引起心脏结构正常、伴有室速的年轻人心脏性猝死最重要的原因之一。由于心肌被纤维脂肪组织替代,正常心肌组织的连续性被破坏,使心肌除极碎裂并易于形成折返环,为室性心动过速的产生提供了解剖基础。心电图的经典表现为窦性心律时呈右束支图形,$V_1 \sim V_3$导联T波倒置,$V_1 \sim V_3$导联QRS波的终末部有切迹(ε波)。回顾性研究资料显示,有晕厥病史与家族史、年轻、从事剧烈体育运动、电生理检查可诱发室速、药物治疗无效、右心室扩大以及左心室受累的ARVD患者发生心脏性猝死的风险似乎更大。QRS离散度≥40ms是ARVD发生心脏性猝死的强预测指标。

ARVD引起的室速需要植入ICD，长期使用β受体阻滞剂治疗对这些患者有益。由于右心室游离壁受侵害，因此ICD的电极导线应当置于右心室间隔，以免引起脂肪化右心室壁的心肌穿孔，以及由于此疾病进展而引起的感知和阈值的变化。考虑到心肌被替代的进展，射频消融的结果仍有争议。

（6）右心室流出道室性心动过速：是一种罕见的可为儿茶酚胺诱发的心动过速，多发生于心脏结构正常的年轻患者。心电图显示：Ⅰ导联QRS波群振幅小，Ⅱ、Ⅲ、aVF导联R波高大，胸导联表现类似左束支阻滞图形，电轴右偏或电轴正常（图2-4-1）。

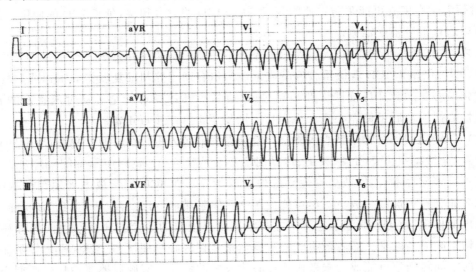

图2-4-1 右心室流出道室速

胸导联呈左束支阻滞图形，而电轴右偏

右心室流出道室速的发生机制可能是自律性增加或触发机制。此种类型的触发活动是由环磷腺苷的刺激所介导的，它可导致细胞内钙的增加以及钙从肌浆网中释放，钠钙交换产生一过性的内向电流及相应的延长后除极。右心室流出道室速对腺苷和β受体阻滞剂敏感，也是少数对维拉帕米敏感的室速，可以被心室起搏所终止和诱发。右心室流出道室速很少引起心脏性猝死，因此可以给予药物治疗。目前的抗心律失常药物几乎都可用来治疗右心室流出道室速，包括β受体阻滞剂、钙拮抗剂、Ⅰ类和Ⅲ类抗心律失常药物。对于反复发作室速者，可以进行电生理检查和射频消融治疗。在电生理检查中，常需要使用异丙肾上腺素诱发和（或）维持心动过速，以利室速起源点的标测。由于现在绝大多数右心室流出道室速都可被导管消融术治愈，因此可作为首选治疗。

（7）左心室特发性室性心动过速：多见于年轻人，主要是男性，心脏结构正常，很少引起心脏性猝死。心电图显示右束支传导阻滞伴电轴左偏，QRS波一般比较窄，多在100～140ms，心室最早激动点常常在左心室心尖部或在心室左中间隔，少数位于左心室前外侧壁。标测过程中常可见到一个碎裂的电位。这类心律失常的发生机制可能包括折返机制、触发活动和自律性增高。对于左心室特发性室速的治疗，维拉帕米的有效性已众所周知；但偶尔也会遇到静脉推注维拉帕米无法终止室速的情况，多见于心动过速已持续了较长时间，并且已经产生了大量的儿茶酚胺代谢产物时,此时可考虑给予普罗帕酮或胺碘酮静脉推注。此外,尽管维拉帕米治疗有效率很高,但只能由心脏电生理专家给予,因为维拉帕米禁忌用于其他类型的室速。如果患者有症状,除药物治疗外,还可考虑电生理检查,标测到激动最早起源点和碎裂电位,而后进行导管射频消融。由于射频消融可以根治左心室特发性室速,因此也可作为首选治疗方法。

(8)非持续性室性心动过速:又称短阵室速,是指持续 3 个或 3 个以上的室性搏动,频率＞100 次/分,持续时间＜30s(图 2-4-2)。有些患者可无症状,有些患者可引起血流动力学变化。非持续性室速的症状包括心悸、呼吸困难、胸痛、头晕、晕厥前兆或晕厥。非持续性室速的治疗主要针对病因,由于可引起心脏性猝死,因此不容忽视。无症状的非持续室速患者,如没有器质性心脏病,不需要进一步评估。

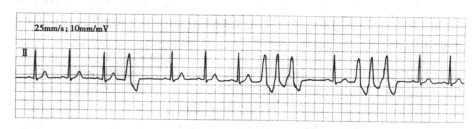

图 2-4-2 非持续性室性心动过速

冠心病合并非持续性室速的患者,应当评估心肌缺血的情况和是否需要进行心肌血运重建。停用任何可能导致心律失常的药物。如果没有发现可逆的室速的病因,进一步的治疗取决于 LVEF。数个研究表明,左心室功能降低的非持续性室速患者常需要 ICD 植入治疗。LVEF＜40％但＞35％的患者,应根据个体总的风险情况进行个体化治疗。多中心非持续性室速试验(MUSTT)和多中心自动除颤器植入试验Ⅰ(MADIT-Ⅰ)以射血分数≤35％～40％、电生理检查可诱发室速的非持续性室速的心肌梗死后患者为研究对象,对比抗心律失常药物与 ICD 植入的治疗效果。结果显示:后者使死亡率明显下降。MADIT-Ⅱ试验研究了 EF＜30％的心肌梗死后患者。此类患者的室性期前收缩成对或每分钟室性期前收缩达 10 个以上,即使不进行电生理检查,也能从 ICD 植入中获益。对于扩张型心肌病(EF＜36％)合并非持续性室速的患者,非缺血性心肌病除颤器治疗评估试验(DEFINITE)的结果表明 ICD 植入有生存获益。

对于有症状的患者,可用 β 受体阻滞剂和抗心律失常药物如索他洛尔或胺碘酮进行辅助治疗。氟卡尼禁用于冠心病患者,通常仅用于心脏结构正常的患者。对于心脏结构正常的非持续性室速患者,如果有症状但不能耐受药物,用三维的电解剖系统标测来进行射频消融也是一个有效的策略。

2.多形性室性心动过速

多形性室速是指室速的波形有 2 种或 2 种以上,其临床表现不一,从无症状到反复发作的晕厥,甚至心脏性猝死。可见于器质性心脏病、非器质性心脏病和非心脏情况,如代谢紊乱、电解质紊乱和药物过量等。急性心肌缺血引起的多形性室速,应立即处理心肌缺血,纠正电解质紊乱。尽管这类患者心电图上的 QTc 间期在正常范围内,但发生室颤的风险非常高,应当在冠心病监护室内监护。心肌血运重建后,应该使用β受体阻滞剂和ACEI类药物。如果仍有多形性室速发作,应考虑植入ICD并给予抗心律失常药物治疗。

扩张型心肌病、肥厚型心肌病、结节病或致心律失常型右心室发育不良合并多形性室速,即使无心肌缺血,其预后也非常差,常需要植入ICD,随后使用β受体阻滞剂或其他抗心律失常药物治疗。

心脏结构正常,不存在心肌缺血的患者,如果出现多形性室速应仔细评估心电图,以除外获得性或先天性长QT综合征。尖端扭转型室速是一种多形性室速,其心电图特点为:发作时QRS波群振幅和方向每隔3~10个心搏转至相反方向,似乎在环绕等电位线扭转;QRS波频率160~280次/分;易在长-短周期序列以后发作;U波常高大。最常见于QT间期延长者。应认真评价这些患者,是否存在可引起QT间期延长的代谢方面的问题(如低镁血症、低钾血症)或是否服用了可引起QT间期延长的药物(如Ⅲ类抗心律失常药物)。有心脏性猝死家族史的长QT综合征患者,如有症状,还应植入带有心房起搏功能的ICD。长QT综合征Ⅰ型的患者应加用β受体阻滞剂。

3.加速性室性自主心律

加速性室性自主心律是频率在60~110次/分的室性心律(图2-4-3)。加速性室性自主心律最常见于急性心肌梗死再灌注治疗后,偶尔见于其他情况。其产生是因为室性异位兴奋点的自律性增加。这个异位兴奋点比窦性起搏点更早发放冲动。加速性室性自主心律一般预后好,耐受性好,无须治疗。如果加速性室性自主心律引起血流动力学紊乱,可考虑使用抗心律失常药物。增加窦性心律的激动频率可能会消除加速性室性自主心律,因此可使用阿托品或心房起搏治疗。加速性室性自主心律并不增加室颤的风险和死亡率。

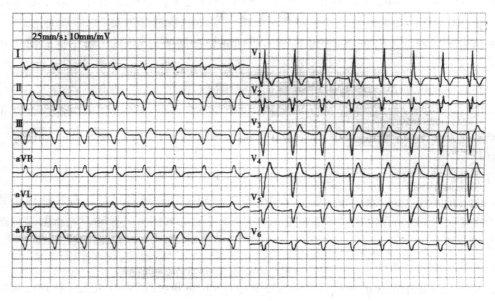

图2-4-3　加速性室性自主心律

4.早发室性综合波(室性期前收缩)

室性期前收缩是提前出现的起源于心室肌的QRS波。二联律指正常QRS波和提前出现的 QRS 波交替。三联律指每两个正常的搏动后出现一个期前收缩。出现室性期前收缩的患者常无症状,有些患者可出现心悸、咽部不适或有心搏增强感,基础左心功能不全者可诱发眩晕、黑蒙或晕厥。一般需向患者讲明室性期前收缩可能是良性的,但也可能是潜在心脏疾病的提示,如冠心病、充血性心力衰竭、扩张型心肌病、肥厚型心肌病、浸润性疾病、结节病、致心律失常型右心室发育不良等。对于没有器质性心脏病的患者,偶发室性期前收缩或无明显症状,不必进行药物治疗;有症状的患者应解除患者的顾虑,纠正诱发因素,必要时可考虑使用镇静剂、β受体阻滞剂等。对于有器质性心脏病的患者,应以病因治疗为主,如改善冠状动脉血运、改善心功能和控制高血压等;对于多形、成对、成串的复杂性室性期前收缩,可酌情选用β受体阻滞剂或胺碘酮等。动态心电图检测可记录室性期前收缩的负荷。室性异位搏动占记录心率的 20% 或以上的患者发生心动过速性心肌病的风险增加。对于症状持续存在,室性期前收缩频繁发作(大于记录心率的 5%),应考虑用胺碘酮或索他洛尔行药物治疗和(或)采用射频消融治疗。

第五节 稳定型心绞痛

稳定型心绞痛(SAP)又称为稳定型劳力性心绞痛,是由于劳力引起心肌耗氧量增加,而病变的冠状动脉不能及时调整和增加血流量,从而引起可逆性心肌缺血,但不引起心肌坏死。这是由于心肌供氧与耗氧之间暂时失去平衡而发生心肌缺血的临床症状,是在一定条件下冠状动脉所供应的血液和氧不能满足心肌需要的结果。

一、病因和发病机制

稳定型心绞痛是一种以胸、下颌、肩、背或臂的不适感为特征的临床症候群,其典型表现为劳累、情绪波动或应激后发作,休息或服用硝酸甘油后可缓解。有些不典型的稳定型心绞痛以上腹部不适感为临床表现。有学者提出"心绞痛的概念",并将之描述为与运动有关的胸区压抑感和焦虑,不过那时还不清楚它的病因和病理机制。现在我们知道它由心肌缺血引起。心肌缺血最常见的原因是粥样硬化性冠状动脉疾病,其他原因还包括肥厚型或扩张型心肌病、动脉硬化以及其他较少见的心脏疾病。

心肌供氧和需氧的不平衡产生了心肌缺血。心肌氧供取决于动脉氧饱和度、心肌氧扩散度和冠脉血流,而冠脉血流又取决于冠脉管腔横断面积和冠脉微血管的调节。管腔横断面积和微血管都受到管壁内粥样硬化斑块的影响,从而因运动时心率增快、心肌收缩增强以及管壁紧张度增加导致心肌需氧增加,最终引起氧的供需不平衡。心肌缺血引起交感激活,产生心肌耗氧增加、冠状动脉收缩等一系列效应从而进一步加重缺血。缺血持续加重,导致心脏代谢紊乱、血流重分配、区域性以至整体性舒张和收缩功能障碍,心电图改变,最终引起心绞痛。缺血心肌释放的腺苷能激活心脏神经末梢的 A1 受体,是导致心绞痛(胸痛)的主要中介。

心肌缺血也可以无症状。无痛性心肌缺血可能是因为缺血时间短或不甚严重,或因为心脏传入神经受损。患者显示出无痛性缺血证据、气短以及心悸都提示心绞痛存在。

对大多数患者来说,稳定型心绞痛的病理因素是动脉粥样硬化、冠脉狭窄。正常血管床能自我调节,如在运动时冠脉血流增加为平时的 5～6 倍。动脉粥样化斑块使血管腔横断面积减小,使得运动时冠脉血管床自我调节的能力下降,从而产生不同严重程度的缺血。若管腔径减小＞50％,当运动或应激时,冠脉血流不能满足心脏代谢需要从而导致心肌缺血。内皮功能受损也是心绞痛的病因之一。心肌桥是心绞痛的罕见病因。

用血管内超声(IVUS)观察稳定型心绞痛患者的冠状动脉斑块,发现 1/3 的患者至少有 1 个斑块破裂,6％的患者有多个斑块破裂。合并糖尿病的患者更易发生斑块破裂。临床上应重视稳定型心绞痛患者的治疗,防止其发展为急性冠脉综合征(ACS)。

二、临床表现

稳定型心绞痛的发作具有较为特征性的临床表现,对临床的冠心病诊断具有重要价值,可以通过仔细的病史询问获得这些有价值的信息。

(一)症状

1.诱因

劳力最为常见,如走路快、上楼、爬坡、顶风骑车等。亦可为情绪激动或精神打击所诱发。

2.性质

心绞痛发作时,患者常无明显的疼痛,而表现为压迫、发闷或紧缩感,也可有烧灼感,但不尖锐,非针刺样或刀割样痛,偶伴濒死、恐惧感。发作时,患者往往不自觉地停止活动,至症状缓解。

3.部位

主要位于心前区、胸骨体上段或胸骨后,界线不清楚,约有手掌大小。常放射至左肩、左上肢内侧,达环指和小指、颈、咽或下颌部,也可以放射至上腹部,甚至下腹部。

4.持续时间

多为 3～5min。短者亦可为 30s,长者可达 20min。心绞痛的症状是逐渐加重的,需数分钟达高峰,很少在数秒即达高峰。

5.发作频率

稳定型心绞痛可数日或数周发作一次,也可一日内发作多次。一般来说,发作频率固定,如短时间内发作频率较以前明显增加,应该考虑不稳定型心绞痛(恶化劳力性心绞痛)。

6.缓解方式

休息(静止)或含化硝酸甘油。后者常为有用的诊断工具,尽管食管疾病或其他引起胸痛的病症有时亦可通过含化硝酸甘油而缓解。硝酸甘油对劳力性或自发性心绞痛均有良好的疗效。

(二)体征

稳定型心绞痛患者在心绞痛发作时常见心率增快、血压升高。通常无其他特殊发现,但仔细的体格检查可以明确患者存在的心血管病危险因素。体格检查对鉴别诊断有很大的意义,如在胸骨左缘闻及粗糙的收缩期杂音应考虑主动脉瓣狭窄或肥厚梗阻型心肌病的可能。在胸痛发作期间,体格检查可能发现乳头肌缺血和功能失调引起的二尖瓣关闭不全的收缩期杂音;心肌缺血发作时可能出现左心室功能障碍,听诊时有时可闻及第四或第三心音奔马律、第二心音逆分裂或出现交替脉。

三、辅助检查

(一)心电图检查

心电图是发现心肌缺血,诊断心绞痛最常用、最便宜的检查方法。

1.静息心电图检查

静息心电图正常不能除外冠心病心绞痛,但如果有 ST-T 段改变符合心肌缺血时,特别是疼痛发作时检查,则支持心绞痛的诊断。心电图检查显示陈旧性心肌梗死时,则心绞痛的可能性增大。静息心电图检查以 R 波为主的导联出现 ST 段压低或 T 波倒置,对诊断有较大价值,但必须排除其他疾病引起的 ST-T 改变。

2.心电图负荷试验

心电图负荷试验是对疑有冠心病的患者,通过给心脏增加负荷(运动或药物)而激发心肌缺血来诊断冠心病。最常用的是运动负荷试验,即次极量心电图活动平板(或踏车)试验。但必须在配备严密的监测、抢救设备,以及抢救药品的情况下实施,以防试验中的不测事件发生。

(1)适应证:①临床上怀疑冠心病,为进一步明确诊断;②对稳定型心绞痛患者进行危险分层;③冠状动脉搭桥及心脏介入治疗前后的评价;④陈旧性心肌梗死患者对非梗死部位心肌缺血的监测。

(2)禁忌证:①急性心肌梗死;②高危的不稳定型心绞痛;③急性心肌、心包炎;④严重高血压[收缩压≥200mmHg 和(或)舒张压≥110mmHg],心功能不全;⑤严重主动脉瓣狭窄;⑥肥厚型梗阻性心肌病;⑦静息状态下严重心律失常;⑧主动脉夹层。

(3)阳性标准:运动试验的阳性标准为运动中出现典型心绞痛,运动中或运动后出现 ST 段水平或下斜型下降≥1mm(J 点后 60～80ms),或运动中出现血压下降者[≥1.33kPa(10mmHg)]。

(4)负荷试验终止的指标:①出现明显症状,并伴有意义的 ST 段变化;②ST 段明显压低(压低＞2mm 为终止运动相对指征,≥4mm 为终止运动绝对指征);③ST 段抬高≥1mm;④出现有意义的心律失常:收缩压持续降低＞10mmHg 或血压明显升高(收缩压＞250mmHg 或舒张压＞115mmHg);⑤已达目标心率者。

(5)Duke 活动平板评分:Duke 活动平板评分是可以用来进行危险分层的指标。

$$Duke 评分＝运动时间(min)－5×ST 段下降(mm)－(4×心绞痛指数)$$

心绞痛指数:0,运动中无心绞痛;1,运动中有心绞痛;2,因心绞痛需终止运动试验。

Duke 评分:≥5 分为低危,1 年病死率 0.25%;－10～＋4 分为中危,1 年病死率 1.25%;≤－11 分为高危,1 年病死率 5.25%。Duke 评分系统适用于 75 岁以下的冠心病患者。

3.心电图连续监测(动态心电图)

连续记录 24h 的心电图,可从中发现心电图 ST-T 改变和各种心律失常,通过将 ST-T 改变出现的时间与患者症状的对照分析,从而确定患者症状与心电图改变的意义。心电图中显示缺血性 ST-T 改变而当时并无心绞痛发作者称为无痛性心肌缺血。诊断无痛性心肌缺血时,ST 段呈水平或下斜型压低≥0.1mV,并持续 1min 以上。进行 12 导联的动态心电图监测对心肌缺血的诊断价值较大。

(二)实验室检查

遇到稳定型心绞痛,应检查以下项目:①冠心病的危险因素,如空腹血糖、血脂,包括 TC、HDL-C、LDL-C 及 TG,必要时检查 OGTT 试验;②检查血红蛋白,了解有无贫血,因可诱发心绞痛;③检查甲状腺功能;④检查尿常规、肝肾功能、血电解质、肝炎相关抗原、人类免疫缺陷病毒(HIV)及梅毒血浆试验,需在冠状动脉造影前进行;⑤胸痛明显者,需查血肌钙蛋白 T 或 I(cTnT 或 cTnI)、肌酸激酶(CK)及其同工酶(CK-MB),以与急性冠状动脉综合征相鉴别。

(三)超声心动图检查

稳定型心绞痛患者在心绞痛发作时,进行超声心动图检查可以发现节段性室壁运动异常,并可以出现一过性心室收缩与舒张功能障碍的表现。超声心动图负荷试验是诊断冠心病的手段之一,可以帮助识别心肌缺血的范围和程度,敏感性和特异性均高于心电图负荷试验。超声心动图负荷试验按负荷的性质可分为药物负荷试验(常用多巴酚丁胺)、运动负荷试验、心房调搏负荷试验及冷加压负荷试验。根据负荷后室壁的运动情况,可将室壁运动异常分为运动减弱、运动消失、矛盾运动及室壁瘤。

(四)负荷影像学检查

包括负荷超声和核素心肌灌溉显像主要用于:①原有心电图检查异常影响心肌缺血诊断的冠心病患者;②心电图检查包括 24h 心电图正常,且运动平板试验受限而高度怀疑冠心病的患者;③冠心病患者危险性的评估;④鉴别缺血心肌和坏死心肌,以帮助决定治疗策略。

(五)CT 冠状动脉造影

CT 冠状动脉造影(CTA)为显示冠状动脉病变及形态的无创检查方法,具有较高的阴性预测价值,若 CTA 未见狭窄病变,一般无须进行有创检查。但 CT 冠状动脉造影对狭窄部位病变程度的判断仍有一定局限性,特别当存在明显的钙化病变时,会显著影响狭窄程度的判断,而冠状动脉钙化在冠心病患者中相当普遍,因此 CTA 对冠状动脉狭窄程度的显示仅能作为参考。

(六)左心导管检查

左心导管检查主要包括冠状动脉造影术和左心室造影术,是有创性检查方法。冠状动脉造影术目前仍然是诊断冠心病的金标准。左心导管检查通常采用穿刺股动脉(Judkins 技术)、肱动脉(Sones 技术)或桡动脉的方法。选择性冠状动脉造影将导管插入左、右冠状动脉口,注射造影剂使冠状动脉主支及其分支显影,可以较准确地反映冠状动脉狭窄的程度和部位。左心室造影术是将导管送入左心室,用高压注射器将造影剂以 12～15mL/s 的速度注入左心室,以评价左心室整体收缩功能及局部室壁运动状况。

四、危险分层

根据临床评估、对负荷试验的反应、左心室收缩功能状态及冠状动脉造影显示的病变情况综合判断,定义出发生冠心病事件的高危患者,对采取个体化治疗,改善长期预后具有重要意义。

(一)临床评估

患者病史、症状、体格检查、心电图检查及实验室检查可为预后提供重要信息。冠状动脉病变严重、有外周血管疾病、心力衰竭者预后不良。心电图显示陈旧性心肌梗死、完全性左束支传导阻滞、左心室肥厚、二至三度房室传导阻滞、心房颤动、分支阻滞者,发生心血管事件的危险性也增高。

(二)负荷试验

Duke 活动平板评分可以用来进行危险分层。此外,运动早期出现阳性(ST 段压低＞1mm)、试验过程中 ST 段压低＞2mm、出现严重室律失常时,预示患者高危。超声心动图负荷试验有很好的阴性预测价值,年死亡或心肌梗死发生率在 0.5% 以上。而静息时室壁运动异常、运动引发更严重的室壁运动异常者高危。

核素检查显示运动时心肌灌注正常则预后良好;运动灌注明显异常提示有严重的冠状动脉病变,预示患者高危,应动员患者行冠状动脉造影及血运重建治疗。

(三)左心室收缩功能

左心室收缩功能稳定型心绞痛患者危险分层的重要评价指标,也是患者长期预后的预测因子。左心室射血分数(LVEF)≤35% 的患者,每年病死率＞3%。男性稳定型心绞痛伴心功能不全者 5 年存活率仅 58%。

(四)冠状动脉造影

冠状动脉造影显示的病变部位和范围决定患者预后。

五、诊断及鉴别诊断

(一)诊断

(1)根据典型的发作特点,结合年龄和存在的其他冠心病危险因素,除外其他疾病所致的胸痛,即可诊断。

(2)发作时典型的心电图改变为以 R 波为主的导联中 ST 段压低,T 波平坦或倒置,发作过后数分钟内逐渐恢复。

(3)心电图无改变的患者可考虑做心电图负荷试验。

(4)发作不典型者,要依靠观察硝酸甘油的疗效和发作时心电图的变化诊断,如仍不能确诊,可考虑做心电图负荷试验或 24h 的动态心电图连续监测。

(5)诊断困难者可考虑行超声心动图负荷试验、放射性核素检查和冠状动脉 CTA。考虑介入治疗或外科手术者必须行选择性冠状动脉造影。

(6)在有 CTA 设备的医院,单纯进行冠心病的诊断已经很少使用选择性冠状动脉造影检查。

(二)鉴别诊断

根据稳定型心绞痛的临床症状,临床上应与以下疾病相鉴别,见表 2-5-1。

表 2-5-1　稳定型心绞痛的鉴别诊断

需鉴别的疾病	鉴别要点
心脏神经症	患者胸痛常为几秒钟的刺痛或持久几小时的隐痛,胸痛部位多在左胸乳房下心尖部附近,部位常不固定。症状多在劳力之后出现,而不在劳力的当时发生。患者症状多在安静时出现,体力活动或注意力转移后症状反而缓解,常可以耐受较重的体力劳动而不出现症状。含服硝酸甘油无效或在十多分钟后才见效,常伴有心悸、疲乏及其他神经衰弱的症状,常喜欢叹息性呼吸
肋间神经痛	疼痛常累及 1~2 个肋间,沿肋间神经走向,疼痛性质为刺痛或灼痛,持续性而非发作性,咳嗽、用力呼吸和身体转动可使疼痛加剧,局部有压痛
急性心肌梗死	疼痛比较显著,持续时间长,含化硝酸甘油无缓解,有特征性心电图和心肌损伤标志物异常,可合并心律失常、心力衰竭、低血压、肺水肿、休克,甚至猝死
X 综合征	以反复发作的劳力性心绞痛为主要表现,疼痛也可在休息时发生。多见于绝经前女性,常无冠心病的危险因素,疼痛症状不甚典型。冠状动脉造影未发现有临床意义的狭窄,但常见血流缓慢和冠状动脉血流储备降低,12 导联心电图(发作时)或负荷心电图检查有心肌缺血表现,部分患者超声心动图检查显示室壁节段运动异常,核素心肌灌注显像发现节段心肌灌注减低和再分布征象
冠状动脉肌桥	心绞痛发作特点类似于劳力性心绞痛,心电图检查具有心肌缺血表现。但发病年龄较轻,常无冠心病的危险因素,超声心动图检查一般无节段性室壁运动异常,冠状动脉造影时显示收缩期冠状动脉节段受压表现

不稳定型心绞痛稳定型心绞痛转化为不稳定型心绞痛,由于其危险程度、治疗策略及近期预后的不同,需要临床认真判定。心绞痛的性质、程度、时间对鉴别诊断尤为重要。

六、治疗

治疗的目标是降低心血管事件的发病率和死亡率并提高生活质量。

药物治疗、PCI 和冠状动脉旁路移植术(CABG)均已被证实可以控制症状。在初期的药物治疗时代,CABG 已被证实可以降低特定患者群的心血管疾病死亡率。虽然 PCI 已被证明可以缓解稳定型心绞痛症状并改善生活质量,但在随机对照试验(RCT)中,尚没有证据证明其能降低死亡率。

(一)药物治疗

1.血小板抑制药

(1)抗血小板试验者协作是一项荟萃分析,包含来自 174 项关于抗血小板治疗临床试验的约 100 000 名患者。该数据组表明,在高风险人群中,阿司匹林降低卒中、心肌梗死和死亡的发生率,包括那些从未有过心肌梗死的稳定型心绞痛患者。最近的一项系统性评价表明,尽管最佳剂量有争议,但人们普遍支持文献中推荐的阿司匹林每日 75~81mg 的剂量。5%~10%的冠心病患者使用阿司匹林并不能显著降低血小板功能,这种情况称为阿司匹林免疫。阿司匹林免疫已被证实可以导致外周血管疾病患者的血栓性事件发生率增加。与阿司匹林敏感的患者相比,血小板活性高的患者发生卒中、心肌梗死和血管性死亡的风险更高。

（2）对于那些对阿司匹林过敏或不能耐受阿司匹林的患者,氯吡格雷已被证实可以降低存在外周血管、脑血管和冠状动脉血管疾病患者的致命和非致命性血管事件的发生率。

1）氯吡格雷是不能耐受阿司匹林的患者的二线治疗方案。在既往有心脏手术史或缺血性事件发生的高危患者,使用氯吡格雷作为单一疗法或与阿司匹林合用,都是有益的。对于那些因稳定型冠状动脉疾病而接受金属裸支架（BMS）的患者,推荐至少 1 个月的双联抗血小板治疗（DAPT;阿司匹林 81mg/d,氯吡格雷 75mg/d）。对于置入药物洗脱支架（DES）患者的双重抗血小板治疗方案目前正在紧锣密鼓地探索中,一方面是由于晚期支架内血栓形成,另一方面是质疑 DAPT 时间延长带来的益处。最新 ACC/AHA 的 PCI 指南推荐对于接受 DES 的患者,实行 12 个月的 DAPT 方案,尽管对于特定的高风险患者群,更长时间的 DAPT 仍可考虑（Ⅱb 类推荐）。氯吡格雷通常耐受性良好并具有较少不良反应。

2）在 CHARISMA 试验（该试验招募了大量患者,包括先前发生过心血管事件的及具有多重心血管危险因素的患者）的初步分析中我们发现,在预防心肌梗死或死亡方面,DAPT 较单用阿司匹林而言并无显著优势。对高风险患者（陈旧性心肌梗死）的预分析显示,接受 DAPT 的患者心血管事件发生率明显降低。这表明,特定的患者群可能受益于长期的 DAPT。

2.降脂药

在明确诊断冠心病的患者中,降脂治疗作为二级预防,尤其是他汀类药物,可以显著降低心血管事件的风险。他汀类药物是强有效的 3-羟基-3-甲基戊二酰辅酶 A 还原酶（HMG-CoA 还原酶）抑制剂。它们是最有效的降低低密度脂蛋白（LDL）的药物,同时也可以上调 NO 合成酶,减少内皮素-1 的 mRNA 表达,改善血小板功能,并降低有害自由基的产生;所有这些都可改善正常内皮功能。

（1）适应证:4S 研究、CARE 研究、LIPID 研究及 HPS 研究均提供了令人信服的证据,罹患心血管疾病的患者无论其胆固醇水平正常亦或升高,他汀类药物都可以降低死亡率、降低心肌梗死和卒中的发生率,以及提高 CABG 患者术后生存率。

（2）有效性:最近的研究已经表明,对于稳定型冠心病患者（TNT 研究）或急性冠状动脉综合征（ACS）患者（PROVE IT-TIMI 22 研究）,强化降脂使 LDL 达到 70mg/dL 与强化降脂使 LDL 达到 100mg/dL 相比,可以降低心血管死亡、心肌梗死和卒中的风险。之所以建议积极的他汀类药物治疗,还因为它可以阻碍并延缓斑块的进展,这已被 IVUS 证实。

（3）选用的药物:他汀类药物应是治疗冠心病的一线用药。量化脂蛋白 a、纤维蛋白原、载脂蛋白 A 和载脂蛋白 B100 是具有研究意义的。胆汁酸多价螯合剂主要降低 LDL 胆固醇,由于这些药物可能会加剧高三酰甘油血症,因而不能用于三酰甘油水平高于 300mg/dL 的患者。烟酸可以降低 LDL 和三酰甘油水平,是最有效的降脂药物,同时也增加高密度脂蛋白（HDL）的水平,它也是唯一可以降低脂蛋白 a 的药物。纤维酸衍生物是对高三酰甘油血症最有效的药物,能够提高 HDL 水平而对 LDL 影响不大,是治疗三酰甘油水平高于 400mg/dL 的患者的一线用药。ω-3 脂肪酸也可被用于治疗高三酰甘油血症,特别是对烟酸和纤维酸治疗无效的患者。他汀类药物如辛伐他汀、普伐他汀、阿托伐他汀等可升高 HDL 水平。

1）对于明确诊断冠心病或者冠心病等危症人群,目前的证据支持积极降低 LDL 胆固醇水平的治疗方案,目标是达到 70mg/dL（Ⅱa 级）。HDL 胆固醇＞45mg/dL 和三酰甘油＜

150mg/dL 是饮食、生活方式及药物治疗之外的次级目标。

2)他汀类药物的不良反应极其罕见,包括肌炎和肝炎。使用说明中建议于正式治疗前(或增加剂量前)和用药后 3 个月进行肝功能检测评估。除非临床上怀疑有药物不良反应产生,药物治疗相对稳定的常规随访患者没有必要进行血液相关检测。

3.硝酸盐

(1)作用机制:硝酸盐类药物通过减轻左心室的前后负荷来降低心脏整体负荷和耗氧。该药物也可以通过减少左心室舒张末期压力,扩张心外膜血管及改善缺血心肌组织的侧支循环使血液重新分布至缺血的心内膜下心肌组织。作为辅助治疗,硝酸盐也可以作为血小板聚集的弱抑制剂。

(2)有效性的证据:硝酸盐类药物可降低运动诱发的心肌缺血,缓解症状,提高稳定型心绞痛患者的运动耐量。

1)在最佳的 β 受体阻滞剂治疗方案中添加硝酸盐并不会增加心绞痛发作的频率、硝酸甘油消耗量、运动持续时间及无症状心肌缺血的持续时间。

2)在一些小型研究中,硝酸盐同期使用 ACEI,可有效减少心绞痛发作。

3)对慢性稳定型心绞痛患者,目前仍然没有研究显示硝酸盐类药物会带来生存获益。

(3)药物的选择:因为硝酸盐起效迅速,舌下含服或口腔喷雾可以立即缓解心绞痛发作。

1)当预计活动量可以加重心绞痛时,硝酸甘油片可用于短期预防(最多 30min)。根据心绞痛发作的昼夜节律,用药的时间和频率可以个体化定制。约 8h 的无硝酸盐用药期足以防止耐药的发生。

2)使用长效药物和经皮给药途径可提高药效,但仍需存在一个无硝酸盐的间隔期。

(4)不良反应:硝酸盐类药物应与三餐同服以防止胃灼痛。

1)头痛是较常见的不良反应,可以很严重。持续应用药物可使头痛的严重性降低,也可以通过降低药物剂量来缓解头痛。

2)一过性面部潮红、头晕、乏力、直立性低血压可以发生,但这些不良反应通常可以由改变体位和其他促进静脉回流的方法所消除。

(5)药物相互作用:硝酸盐类药物与其他血管扩张剂,如 ACEI、肼屈嗪或钙通道阻滞剂合用时可以发生低血压。PDE5 抑制剂如西地那非(万艾可)与硝酸盐合用可导致严重低血压,因此属于绝对禁忌。

(6)争议。

1)耐药性:持续药物治疗可能减弱硝酸盐药物的血管和抗血小板作用。虽然这种硝酸盐耐药现象的机制并未被完全理解,巯基耗竭、神经激素激活、血浆容量的增加可能参与其中。N-乙酰半胱氨酸、ACEI 或利尿剂并没有持续预防硝酸盐耐药。间歇用硝酸盐治疗是避免硝酸盐耐药的唯一方法。

2)反弹:对于持续服用 β 受体阻滞剂治疗的患者,间断使用硝酸盐并不会引起严重的心绞痛复发。延长用药间歇也不会引起心绞痛复发。

4.β 受体阻滞剂

(1)作用机制:阻断心脏表面的 $β_1$ 肾上腺素受体,降低速率—压力乘积和氧需。左心室室壁张力下降可以使血流从心外膜重新分配至心内膜。

1)β$_2$受体阻断所导致的冠状动脉痉挛十分罕见,但对于已知的易产生血管痉挛的患者,β受体阻滞剂应尽量避免。

2)β受体阻滞剂还具有一定程度的膜稳定作用。

(2)有效性的证据:心肌梗死后服用β受体阻滞剂可以降低死亡率。对于稳定型心绞痛患者(从未发生过心肌梗死),尽管改善心绞痛症状方面的作用已被证实,但生存获益尚无证据支持。

(3)不良反应:最主要的不良反应来源于对β$_2$受体的阻滞。然而数据表明,某些不良反应的发生率可能低于预期,但是潜在的急救治疗仍应提供给那些有发生不良事件巨大风险的患者群。

1)支气管收缩,掩盖糖尿病患者的低血糖反应,周围血管疾病症状恶化,中枢神经系统不良反应如嗜睡、昏睡、抑郁症、多梦等均已被证实。中枢神经系统不良反应与这些药物的脂溶性相关。

2)当患者存在传导系统障碍或心力衰竭时,应注意症状性心动过缓和心力衰竭加重的问题。

3)部分患者需要注意性欲降低、性无能和可逆性脱发。

4)β受体阻滞剂的不良反应还包括增加LDL胆固醇同时降低HDL胆固醇。

(4)药物相互作用:与钙通道阻滞剂合用易导致严重心动过缓和低血压。

(5)药物的选择:心脏选择性、脂溶性、药物代谢模式和给药频率都是选择具体药物时需要考虑的主要因素。主要针对心脏的特异性药物(如β$_1$受体阻滞剂),包括美托洛尔、阿替洛尔、比索洛尔和奈必洛尔。值得注意的是,奈必洛尔也可诱导内皮细胞的NO通路并有助于血管扩张。在选择药物时,尽管具有内在拟交感活性的药物可降低冠心病患者的获益,但内在拟交感活性并非临床上需要考虑的重要因素。

(6)对血脂的影响:与β受体阻滞剂相关血脂异常的临床意义目前仍不清楚。β受体阻滞剂可使HDL水平下降,使三酰甘油水平上升。β受体阻滞剂同时也能够提高NYHA I级或Ⅱ级心力衰竭且存在心绞痛患者的生存率。对于NYHA分级Ⅲ或Ⅳ级患者,应先改善并稳定其心功能状态,然后才能行β受体阻滞剂治疗。

5.钙通道阻滞剂

(1)作用机制:此类药物通过抑制钙通道,阻断钙进入血管平滑肌细胞和心肌细胞内,但不影响细胞内钙释放的调节。其结果是肌细胞的收缩减少。

四种类型的钙通道分别是L、T、N和P。T型钙通道存在于心房和窦房结内,并影响除极Ⅰ期。L型钙通道有助于动作电位Ⅲ期钙内流进入细胞内。N型及P型钙通道主要存在于神经系统。钙通道阻滞剂主要有三类,包括二氢吡啶类(如硝苯地平)、地尔硫䓬类(如地尔硫䓬)及苯烷胺类(如维拉帕米)。

1)二氢吡啶类结合到L型通道胞外部分的特定位点,它们不结合T型通道因而不具有负性变时作用。由于其作用部位在细胞外,二氢吡啶类不抑制受体诱导的细胞内钙释放。

2)维拉帕米结合到L型通道的胞内部分并抑制T型通道。维拉帕米能够抑制细胞内钙释放，是由于其结合位点位于细胞内及其反射性交感神经活化抑制效果较差。维拉帕米易产生使用依赖性，因为药物转运到细胞内结合位点需要开放通道。维拉帕米能够改善稳定型心绞痛，主要通过提高速率——压力乘积，以及扩张冠状动脉血管进而增加氧的输送。

3）地尔硫草通过作用于冠脉血管及末梢血管的血管平滑肌及房室结，抑制钙离子向细胞内流入而显示血管扩张作用及延长房室结传导时间的作用，从而对高血压、心律失常、心绞痛有效。

（2）有效性的证据：众多双盲安慰剂对照试验已经表明，钙通道阻滞剂能够降低心绞痛发作次数并减轻运动诱发的 ST 段压低。

1）一些研究对 β 受体阻滞剂和钙通道阻滞剂控制稳定型心绞痛的效果进行比较（其中死亡、心肌梗死和不稳定型心绞痛作为终点结局），证实两者具有相同的疗效。

2）一项回顾性研究和荟萃分析发现，短效硝苯地平能够增加冠心病患者的死亡率。如果预期使用硝苯地平，采用长效制剂联合 β 受体阻滞剂治疗是更安全的方法。其增加死亡率的机制尚不清楚，但可能的解释是反射性心动过速和冠状动脉盗血现象。

（3）不良反应：最常见的不良反应是低血压、面部潮红、头晕和头痛。由于负性肌力作用可诱发心力衰竭，故左心室功能不全是钙通道阻滞剂治疗的相对禁忌证。使用对窦房结和房室结有显著抑制效应的化合物能够导致传导障碍和症状性心动过缓发生。已知苄普地尔可延长 Q-T 间期，使用该药时 Q-T 监测是必要的。使用二氢吡啶类钙通道阻滞剂常出现下肢水肿，这时需要降低药物的剂量或停止用药。非二氢吡啶类钙通道阻滞剂也可引起便秘。

（4）药物相互作用：非二氢吡啶类钙通道阻滞剂维拉帕米和地尔硫草能够增加洋地黄浓度。当存在洋地黄中毒时，应禁用这些药物。

（5）药物的选择：钙通道阻滞剂具有不同的负性肌力作用。

1）代偿性心力衰竭患者有可能耐受氨氯地平。在失代偿性心力衰竭，应避免使用任何钙通道阻滞剂。氨氯地平是美国食品药品监督管理局（FDA）批准用于心绞痛的唯一钙通道阻滞剂。

2）具有传导障碍的患者应使用对传导系统影响最小的药物。长效制剂能够降低由反射性心动过速诱发的心绞痛风险。

6.ACEI

使用 ACEI 管理慢性稳定型心绞痛的论据来自心肌梗死后和心力衰竭的临床试验，研究显示使用 ACEI 能明显减少缺血事件发生。

（1）ACEI 主要通过降低心脏前负荷，并在一定程度上降低后负荷，减少心肌耗氧量，从而有益于控制慢性稳定型心绞痛。HOPE 研究显示，雷米普利能够显著降低高危冠心病、卒中、糖尿病及周围血管疾病患者的死亡率，以及心肌梗死和卒中发生率。最近的一项荟萃分析发现，对于无收缩功能不全证据的动脉粥样硬化患者，ACEI 同样可以降低心脑血管事件的风险。值得注意的是，PEACE 研究旨在评估左心室功能正常的患者使用群多普利的疗效，结果显示其在死亡、心肌梗死、心绞痛、血运重建或卒中方面并无任何获益。许多假说可以解释这些不同的研究结果，包括剂量效应、药效差异及入选患者的风险等级等。然而，ACEI 推荐用于左心室功能不全的患者(Ⅰ类证据),并可合理地用于左心室功能正常的患者(Ⅱa级推荐)。

(2)不同 ACEI 用于减轻心肌缺血的相对疗效尚未得到很好的研究。

(3)ACEI 的严重不良反应包括咳嗽、高钾血症和肾小球滤过率下降。严禁用于遗传性血管性水肿或双侧肾动脉狭窄患者的治疗。

7.激素替代疗法(HRT)

妇女绝经后血脂谱发生不良变化。LDL、总胆固醇和三酰甘油水平增加而高密度脂蛋白水平降低。所有这些变化对心血管疾病发病率和病死率均有不利影响。几个大型病例对照和前瞻性队列研究表明,绝经后单独使用雌激素或雌激素与醋酸甲羟孕酮联合使用可对血脂谱和心血管事件产生积极影响。然而,无论是针对一级预防的 WHI 研究,还是针对二级预防的HERS 研究均显示,接受 HRT 的绝经后女性的心血管和脑血管事件的风险增加。另外一项以冠状动脉造影量化冠状动脉粥样硬化的随机试验结果显示使用雌激素产生阴性结果。因此,先前提到的治疗获益被认为可能是"健康用户"效应所致,不推荐 HRT 用于心血管事件的一级预防。

(1)使用获益:虽然使用雌激素已证实增加心血管事件,它同时也明确产生一些良性作用,包括维持正常内皮功能、降低氧化 LDL 水平、改变血管张力,维持正常的凝血功能、对血糖水平的良性作用、减少骨质疏松性骨折,以及减少更年期症状。

(2)不良反应:包括出血、恶心及水潴留。因为雌激素剂量很小,这些不良反应是罕见的。对于子宫完整的患者,必须行常规妇科检查以筛查癌症。使用 HRT 也可增加乳腺癌的风险,常规筛查是有益的。

8.抗氧化剂

维生素 A、维生素 C 及维生素 E 对冠心病患者的作用仍不明确。

(1)早期的观察性研究表明,每日补充维生素 E 可以降低动脉粥样硬化性心脏病患者心血管事件的风险。然而,在随机试验研究中,应用维生素 E 并未显示有益作用。还有数据表明,维生素 E 可以减轻他汀类药物的效果。不建议维生素 A、维生素 C 和维生素 E 用于心血管事件的二级预防。

(2)缺乏有关维生素 A 和维生素 C 的研究数据。现有的大多数资料表明,服用超大剂量维生素没有任何益处。尽管维生素 A 可结合低密度脂蛋白分子,但不能阻止低密度脂蛋白氧化。水溶性的维生素 C 不可结合低密度脂蛋白分子。不推荐这两种维生素用于预防动脉粥样硬化的进展。

9.雷诺嗪

(1)雷诺嗪通过抑制心肌细胞的晚期钠通道发挥作用,这些通道在心肌缺血或心力衰竭等病理状态下持续开放。雷诺嗪减少晚期钠内流入心肌细胞,进而导致钠依赖性地进入细胞质的钙减少。细胞内钙离子水平降低能够减轻心肌舒张期僵硬度,从而改善舒张期血流、减轻缺血和心绞痛。早期的研究已经表明雷诺嗪主要通过其对脂肪酸代谢的影响发挥作用。然而,目前更有力的证据显示抑制晚期钠通道是其主要作用机制。

(2)有关雷诺嗪的许多随机研究,无论有或没有基础抗心绞痛治疗,均已显示其对稳定型心绞痛患者治疗有效,包括心绞痛发作频率、运动持续时间、平板试验中 ST 段压低出现的时间及舌下含服硝酸甘油的频率等。

(3)不良反应:头晕、头痛和 GI 不耐受是已知最常见的不良反应。Q-T 间期延长亦有报道,尤其见于代谢降低引起的肝功能障碍患者。基线或治疗过程中出现 Q-T 间期延长是其使用禁忌。

(4)药物相互作用:CYP3A4 受体抑制剂能够抑制雷诺嗪代谢,如唑类抗真菌剂、非二氢吡啶类钙通道阻滞剂、大环内酯类抗生素、蛋白酶抑制剂和柚子汁等,不可与雷诺嗪同时服用。

10.新兴的药物疗法

在动物模型体内直接注入血管内皮生长因子(VEGF)及碱性成纤维细胞生长因子蛋白已被证实能增加侧支循环血流。

11.增强体外反搏(EECP)

已成为稳定型心绞痛患者的一种治疗选择。

(1)EECP 涉及下肢的间歇性加压,以努力增加舒张压并增加冠状动脉血流量。3 套气囊缠绕在小腿、大腿下部和大腿上部,具有心电图门控的精确箍带充气和放气。在 T 波的起点处,即舒张期开始时较低的箍带充气,在 P 波起点处,即收缩期之前 3 个箍带同时被触发放气。

(2)对于难治性心绞痛患者,临床试验表明 EECP 能够改善运动耐量,减少心绞痛的症状,减少硝酸甘油使用,并改善由铊显像测定的缺血客观指标。这些获益在 2 年随访时依然保持。

(二)冠状动脉旁路移植术

1.对比药物治疗

与药物治疗相比,CABG 能够改善高危稳定型心绞痛患者的生存率。对于 3 支血管病变、左心室功能不全或左主干狭窄患者,其优势尤其显著。

(1)该结论主要来自于 CASS 研究、ECSS 研究及 VACS 研究的结果。但这些试验对于 β 受体阻滞剂、ACEI、抗血小板药物或降脂药物的益处未得到有效共识。

(2)外科技术也显著改进,包括更多地使用动脉桥如乳内动脉(IMA)桥,微创手术的采用及心脏组织保存和麻醉技术的改进。

2.静脉桥或动脉桥的选择

有多种不同的 CABG 技术。孤立性左主干冠状动脉狭窄患者采用左乳内动脉桥进行的微创旁路移植手术与 PCI 相比,在死亡率、心肌梗死或卒中发生率方面并无显著性差异,但能够减少再次血运重建。在心脏直视手术中,左乳内动脉的使用已经得到肯定。同静脉桥相比,乳内动脉桥具有较好的远期疗效。由于左乳内动脉的成功应用,其他的动脉桥也在临床使用,如右乳内动脉、桡动脉及胃网膜右动脉等。

(1)20％的静脉桥在 5 年内失去效果,只有 60％～70％的静脉桥在 10 年后依然有效。相比之下,大于 90％的左乳内动脉-左前降支冠状动脉桥在手术 20 年后依然通畅。

(2)乳内动脉桥用于左前降支部位病变显示更好的 10 年通畅率(95％),优于左回旋支(88％)或右冠状动脉(76％)部位病变。对于通畅率而言,左乳内动脉优于右乳内动脉,原位桥优于游离桥。

(3)与仅使用大隐静脉桥相比,使用乳内动脉桥的患者生存率更高,这种生存获益持续长达20年。

(4)双侧乳内动脉桥具有良好的应用前景,有证据表明左乳内动脉＋右乳内动脉桥同左乳内动脉＋大隐静脉桥相比,能够显著改善生存率。右乳内动脉的使用存在技术难度,因此没有得到普及。

(5)桡动脉桥于1970年左右引入临床使用,最初的研究结果好坏参半。然而,92%的桥血管在1年后保持通畅,80%～85%的桥血管在5年后保持通畅。胃网膜右动脉桥已被使用约15年,有报道显示5年造影通畅率达到92%。

3.既往CABG史

既往实施过心脏旁路移植术并有稳定型心绞痛患者的治疗缺乏足够的数据。这类患者虽然可能需要再次旁路移植手术,其手术或药物治疗方面尚无直接比较。首次CABG时应用多支动脉桥血管能够降低再次手术风险。

(三)其他血运重建方法

经皮和术中心肌血运重建术是不适宜行PCI或CABG的冠心病患者的可选治疗方式。有报道显示,此类方法能够减轻症状、减小心肌灌注缺损并改善心肌收缩功能,但不能显著改善生存率。对于药物不能缓解的难治性心绞痛,或无法选择其他血运重建方法的患者,应保留这类方法,但近年来其已逐渐失去人们的青睐。

经术中或经皮血运重建时注射促血管生成药,如血管内皮生长因子(VEGF),刺激血管再生的方法目前正在研究中。到目前为止,这些干预方法的研究结果有好有坏。一些小规模研究显示积极治疗能够改善灌注和运动耐量。然而,两项更大规模的研究因中期分析无获益,被提前终止。

(四)生活方式的改变

1.运动

(1)原理:运动能够调节骨骼肌,降低同等工作负荷条件下的身体总耗氧量。运动训练还可以降低任何工作负荷条件下的心率水平,从而降低心肌需氧量。一些证据表明,更高强度的体力活动和锻炼可以降低心血管疾病的发病率和死亡率。

(2)建议:作为二级预防,每周进行至少3～4次持续达到70%～85%最高预测心率目标的有氧等张运动,已被证实能够提高生存率。对初学者而言,进行有监督的运动或康复计划,达到50%～70%最大预测心率,也是有益的。等长运动大幅度增加心肌耗氧量,不推荐进行。

2.饮食

推荐低脂肪饮食,包括谷物、脱脂乳制品、水果和蔬菜、鱼和瘦肉,这些能够有效地降低冠心病患者心血管疾病风险。这些也属于"地中海饮食"的范畴,已被证明能够降低心血管风险。综合方法调理冠心病患者包括一名营养师在内,对个性化患者饮食习惯非常有帮助。

3.戒烟

吸烟与动脉粥样硬化的进展相关,通过上调冠状动脉α肾上腺素水平增加心肌负荷,并对凝血功能产生不良影响,所有这些均可能导致稳定型心绞痛恶化。戒烟能够降低包括既往行 CABG 在内的已明确诊断冠心病的患者的心血管风险。医师辅导是实现这一目标的最佳方法,辅助疗法包括尼古丁替代贴片、口香糖、喷雾剂或药物如苯丙胺和伐尼克兰。

4.精神心理因素

愤怒、敌意、抑郁和压力等因素已被证明对冠心病有不利影响。小规模非随机研究结果显示,生物反馈和多种放松技巧可以帮助降低这些不利影响。

第三章

消化内科疾病

第一节　急性胃炎

　　胃炎是一种病理状态,指胃黏膜对各种损伤的炎症反应过程,通常包括上皮损伤、黏膜炎症反应和上皮细胞再生三个过程。仅有上皮损伤和上皮细胞再生过程的称为胃病。根据临床发病的缓急和病程的长短、内镜与组织学标准,胃炎可以分为急性胃炎和慢性胃炎;其中急性胃炎以粒细胞浸润为主,慢性胃炎以单核细胞浸润为主。根据病变累及部位,胃炎可分为胃窦胃炎、胃体胃炎和全胃炎。根据不同病因,胃炎可分为幽门螺杆菌相关性胃炎、自身免疫性胃炎、应激性胃炎及特殊类型胃炎等。根据病理改变,胃炎可分为非萎缩性胃炎和萎缩性胃炎。

　　急性胃炎是各种病因引起的广泛性或局限性胃黏膜的急性炎症。内镜检查以一过性胃黏膜充血、水肿、出血、糜烂或浅表溃疡为特点。病理学以胃黏膜固有层见中性粒细胞为主的炎性细胞浸润为特点。按照病理改变不同,急性胃炎通常分为急性糜烂性胃炎,以及特殊病因引起的急性胃炎如急性腐蚀性胃炎、急性化脓性胃炎、急性感染性胃炎等。

一、急性糜烂性胃炎

　　急性糜烂性胃炎又称急性糜烂出血性胃炎、急性胃黏膜病变(AGML),是指由各种病因引起的,以胃黏膜糜烂、出血为特征的急性胃黏膜病变,是上消化道出血的重要病因之一,约占上消化道出血的20%。

(一)病因与发病机制

引起急性糜烂性胃炎的常见病因有:

1.药物

　　常见的药物有非甾体类抗炎药(NSAIDs)如阿司匹林、吲哚美辛、保泰松,肾上腺皮质激素,一些抗肿瘤化疗药物等。可能的机制有:非甾体类抗炎药呈弱酸性,可直接损伤胃黏膜。同时,NASIDs类药物还可通过抑制环氧合酶-1(COX-1)的合成,阻断花生四烯酸代谢为内源性前列腺素的产生,而前列腺素在维持胃黏膜血流和黏膜屏障完整性方面有重要作用,从而削弱胃黏膜的屏障功能。国内外动物研究发现,NASIDs药物能够抑制氧自由基清除,氧自由基增加使膜脂质过氧化,造成胃黏膜的应激性损害。肾上腺皮质激素可使盐酸和胃蛋白酶分泌增加,胃黏液分泌减少、胃黏膜上皮细胞的更新速度减慢而导致本病。某些抗肿瘤药如氟尿嘧啶对快速分裂的细胞如胃肠道黏膜细胞产生明显的细胞毒作用。还有一些铁剂、抗肿瘤化疗药物及某些抗生素等均有可能造成黏膜刺激性损伤。

2.乙醇

乙醇能在胃内被很快吸收,对胃黏膜的损伤作用较强,其致病机制主要有以下几个方面:①对胃黏膜上皮细胞的直接损伤:乙醇有亲脂性和溶脂性能,能够破坏胃黏膜屏障功能及上皮细胞的完整性,导致上皮细胞损害脱落;②对黏膜下血管损伤:主要引起血管内皮细胞损伤、血管扩张、血浆外渗、小血管破裂、黏膜下出血等改变,造成胃黏膜屏障功能破坏,引起胃黏膜损伤;③黏膜上皮及血管内皮损伤引起局部大量炎症介质产生,中性粒细胞浸润,局部细胞损伤进一步加重;④部分患者由于黏膜下血管扩张,出现一过性胃酸分泌升高,加重局部损伤。

3.应激

引起应激的主要因素有:严重感染、严重创伤、大手术、大面积烧伤、休克、颅内病变、败血症和其他严重脏器病变或多器官功能衰竭等。由上述应激源引起的急性胃黏膜损害被称为应激性溃疡,其中由烧伤引起的称 Curling 溃疡,中枢神经系统病变引起的称 Cushing 溃疡。引起的机制可能有:严重应激可使交感神经兴奋性增强,外周及内脏血管收缩,胃黏膜血流减少,引起胃黏膜缺血、缺氧,对各种有害物质的敏感性增加;胃黏膜缺血时,不能清除逆向弥散的氢离子,氢离子损害胃黏膜并刺激肥大细胞释放组胺,使血管扩张,通透性增加;应激状态下可使 HCO_3^- 分泌减少,黏液分泌不足,前列腺素合成减少,削弱胃黏膜屏障功能。同时,儿茶酚胺分泌增加,胃酸分泌增加,导致胃黏膜损伤、糜烂、出血,严重者可发生急性溃疡。

4.胆汁反流

幽门关闭不全、胃切除术(主要是 Billroth Ⅱ 式)后可引起十二指肠-胃反流,反流液中的胆汁和胰液等组成的碱性肠液中的胆盐、溶血卵磷脂、磷脂酶 A 和其他胰酶可破坏胃黏膜屏障,导致 H^+ 弥散,损伤胃黏膜。同时胰酶能催化卵磷脂形成溶血卵磷脂,从而加强胆盐的损害,引起急性炎症。

(二)病理

本病典型表现为广泛的糜烂、浅表性溃疡和出血,常有簇状出血病灶,病变多见于胃底及胃体部,有时也累及胃窦。组织学检查见胃黏膜上皮失去正常柱状形态而呈立方形或四方形,并有脱落,黏膜层出血伴急性炎性细胞浸润。

(三)临床表现

急性糜烂性胃炎是上消化道出血的常见病因之一,呕血和黑便是本病的主要表现。出血常为间歇性,大量出血可引起晕厥或休克。不同病因所致的临床表现不一,轻重不一,可无症状或为原发病症状掩盖。

患者发病前多有服用 NSAIDs、酗酒、烧伤、大手术、颅脑外伤、重要器官功能衰竭等应激状态病史。短期内服用 NSAIDs 药造成的急性糜烂性胃炎大多数症状不明显,少数出现上腹部疼痛、腹胀等消化不良的表现,上消化道出血较常见,但一般出血量较少,以黑便为主,呈间歇性,可自行停止。乙醇引起的急性糜烂性胃炎常在饮酒后 0.5~8.0h 突发上腹部疼痛,恶心、呕吐,剧烈呕吐可导致食管贲门黏膜撕裂综合征,可出现呕血、黑便。应激性溃疡主要临床表现为上消化道出血(呕血或黑便),严重者可出现失血性休克,多发生在原发疾病的 2~5d

内,少数可延至 2 周。原发病越重应激性溃疡发生率越高,病死率越高。应激性溃疡穿孔时可出现急腹症症状及体征。胆汁反流易引起上腹饱胀、食欲减退,严重者可呕吐黄绿色胆汁,伴烧心感。

(四)辅助检查

1.血液检查

血常规一般正常。若短时间内大量出血可出现血红蛋白、红细胞计数及红细胞比容降低。

2.大便常规及潜血试验

上消化道出血量大于 5~10mL 时大便潜血试验阳性。

3.胃镜检查

尤其是 24~48h 内行急诊胃镜检查可见胃黏膜糜烂、出血或浅表溃疡,多为弥散性,也可局限性。应激所致病变多位于胃体和胃底,而 NSAIDs 或酒精所致病变以胃窦为主。超过48h 病变可能已不复存在。

(五)诊断与鉴别诊断

有近期服药史、严重疾病、大量饮酒史等,短期内出现上腹部疼痛不适,甚至呕血黑便者需考虑本病,结合急诊胃镜检查有助于诊断。必须指出的是急诊胃镜检查须在 24~48h 内进行。消化性溃疡可以上消化道出血为首发症状,需与本病鉴别,急诊胃镜检查有助于鉴别诊断。对于有肝炎病史,并有肝功能减退和门静脉高压表现如低蛋白血症、腹水、侧支循环建立等,结合胃镜检查可与本病鉴别。

(六)治疗

(1)防治原则:注意高危人群,消除病因,积极治疗原发病,缓解症状,促进胃黏膜再生修复,防止发病及复发,避免并发症。

(2)一般治疗:去除病因,治疗原发病。患者应卧床休息,禁食或流质饮食,保持安静,烦躁不安时给予适量的镇静剂,如地西泮。出血明显者应保持呼吸道通畅防止误吸,必要时吸氧。密切观察生命体征等。

(3)应用黏膜保护剂:可应用黏膜保护剂硫糖铝、铝碳酸镁、替普瑞酮或米索前列醇等药物。

(4)抑酸治疗:轻症者可口服 H_2RA 或 PPI;较重者建议使用 PPI,如奥美拉唑、兰索拉唑、泮托拉唑、雷贝拉唑、埃索美拉唑等。

(5)对于大出血者积极按照上消化道大出血处理原则处理。

(七)预防

对于必须服用 NSAIDs 的患者,应减小剂量或减少服用次数,加服抑制胃酸或前列腺素类似物,可以有效预防急性糜烂性胃炎。对严重感染、严重创伤、大手术、大面积烧伤、休克、颅内病变、败血症和其他严重脏器病变或多器官功能衰竭等应激状态患者应该给予抑酸或制酸药物治疗,以维持胃内 pH 在 3.5~4.0,可以有效预防急性胃黏膜病变的发生。

二、急性腐蚀性胃炎

急性腐蚀性胃炎是由于自服或误服强酸(如硫酸、盐酸、硝酸、醋酸、来苏)或强碱(如氢氧化钠、氢氧化钾)等腐蚀剂后引起胃黏膜发生变性、糜烂、溃疡或坏死性病变。早期临床表现为口腔、咽喉、胸骨后及上腹部的剧痛、烧灼感,恶心、呕吐血性胃内容物,吞咽困难及呼吸困难,重者可因食管、胃广泛的腐蚀性坏死而导致穿孔、休克,晚期可导致食管狭窄。

(一)病因与发病机制

本病是由于误服或有意吞服腐蚀剂(强碱或强酸)而引起的急性胃壁损伤。损伤的范围和深度与腐蚀剂的性质、浓度和数量剂量,腐蚀剂与胃肠道接触的时间及胃内所含食物量有关。强酸可使与其接触的蛋白质和角质溶解、凝固,引起口腔、食管至胃所有与强酸接触部位的组织呈界线明显的灼伤或凝固性坏死伴有焦痂,坏死组织脱落可造成继发性胃穿孔、腹膜炎。强碱与组织接触后,迅速吸收组织内的水分,并与组织蛋白质结合成胶冻样的碱性蛋白质,与脂肪酸结合成皂盐,造成严重的组织坏死,常产生食管壁和胃壁全层灼伤,甚至引起出血或穿孔,强碱所致的病变范围多大于与其接触的面积。两者后期都可引起瘢痕形成和狭窄。

(二)病理

累及部位主要为食管和胃窦。主要的病理变化为黏膜充血、水肿和黏液增多。严重者可发生糜烂、溃疡、坏死,甚至穿孔,晚期病变愈合后可能出现消化道狭窄。

(三)临床表现

急性腐蚀性胃炎病变程度及临床表现与腐蚀剂种类、浓度、吞服量、与黏膜接触时间长短,以及胃内有无食物贮存等因素有关。吞服腐蚀剂后,最早出现的症状为口腔、咽喉、胸骨后及中上腹部剧烈疼痛,常伴有吞咽疼痛、咽下困难、频繁的恶心呕吐。严重者可呕血、呼吸困难、发热、血压下降。食管穿孔可引起食管气管瘘及纵隔炎,胃穿孔可引起腹膜炎。与腐蚀剂接触后的消化道可出现灼痂。在急性期过后,后期的主要症状为梗阻,患者可逐渐形成食管、贲门或幽门瘢痕性狭窄,也可形成萎缩性胃炎。

(四)诊断与鉴别诊断

根据病史和临床表现,诊断并不困难。由于各种腐蚀剂中毒的处理不同,因此在诊断上重要的是一定要明确腐蚀剂的种类、吞服量与吞服时间;检查唇与口腔黏膜痂的色泽(如黑色痂提示硫酸、灰棕色痂提示盐酸、深黄色痂提示硝酸、醋酸呈白色痂,而强碱可使黏膜呈透明水肿);同时要注意呕吐物的色、味及酸碱反应;必要时收集剩余的腐蚀剂做化学分析,对于鉴定其性质最为可靠。在急性期内,避免 X 线钡餐及胃镜检查,以防出现食管或胃穿孔。急性期过后,钡剂造影检查可以了解食管、胃窦狭窄或幽门梗阻情况,如患者只能吞咽流质时,可吞服碘水造影检查。晚期如患者可进流质或半流质,则可谨慎考虑胃镜检查,以了解食管、胃窦及幽门有无狭窄或梗阻。

(五)治疗

腐蚀性胃炎是一种严重的急性中毒,必须积极抢救。治疗的主要目的:①抢救生命(治疗呼吸困难、休克、纵隔炎和腹膜炎等);②控制后期的食管狭窄和幽门梗阻。

1.一般处理

(1)保持镇静,避免诱导患者呕吐,因为呕吐会引起食管、器官和口咽部黏膜再次接触腐蚀剂加重损伤,因而禁用催吐剂。

(2)保持呼吸道通畅,误吞腐蚀剂后几秒至 24h 内可发生危及生命的气道损伤,此时不宜气管插管,需行气管切开。

(3)抗休克治疗,如有低血压则需积极补液等抗休克治疗。

(4)适当使用抗生素,对有继发感染者需使用抗生素。

(5)手术治疗,如证实有食管穿孔、胃穿孔、纵隔炎和腹膜炎,则需行手术治疗。

2.减轻腐蚀剂继发的损害及对症治疗

服毒后除解毒剂外不进其他食物,严禁洗胃,以避免穿孔。为减少毒物的吸收,减轻黏膜灼伤的程度,对误服强酸者可给予牛奶、蛋清或植物油 $100\sim200mL$ 口服,但不宜用碳酸氢钠中和强酸,否则会产生二氧化碳导致腹胀,甚至胃穿孔。若服用强碱,可给食醋 $300\sim500mL$ 加温水 $300\sim500mL$,一般不宜服用浓食醋,避免产生热量加重损害。剧痛者给予止痛剂如吗啡 $10mg$ 肌内注射。呼吸困难者给予氧气吸入,已有喉头水肿、呼吸严重阻塞者及早气管切开,同时常给予抗菌药物以防感染。抑酸药物应该静脉足量给予,维持到口服治疗,以减少胃酸对胃黏膜病灶的损伤。发生食管狭窄时可用探条扩张或内镜下球囊扩张。

三、急性化脓性胃炎

急性化脓性胃炎是由化脓性细菌感染所致的以胃黏膜下层为主的胃壁急性化脓性炎症,又称急性蜂窝织炎性胃炎,是一种少见的重症胃炎,病死率高,男性多见,发病年龄多在 $30\sim60$ 岁,免疫力低下、高龄、酗酒为高危因素,行内镜下黏膜切除和胃息肉切除术为医源性高危因素。

(一)病因与发病机制

急性化脓性胃炎是由化脓性细菌感染侵犯胃壁所致,常见的致病菌为溶血性链球菌,约占 70%,其次为金黄色葡萄球菌、肺炎球菌及大肠埃希菌等。细菌主要通过血液循环或淋巴播散侵入胃壁,常继发于其他部位的感染病灶,如败血症、感染性心内膜炎、骨髓炎等疾病;细菌也可通过受损害的胃黏膜直接侵入胃壁,如胃溃疡、胃内异物创伤或手术、慢性胃炎、胃憩室、胃癌等可致胃黏膜损伤,吞下的致病菌可通过受损的黏膜侵犯胃壁。胃酸分泌低下致胃内杀菌能力减弱和胃黏膜防御再生能力下降是本病的诱因。

(二)病理

化脓性细菌侵入胃壁后,经黏膜下层扩散,引起急性化脓性炎症,可遍及全胃,但很少超过贲门或幽门,最常见于胃远端的 $1/2$。病变在黏膜下层,胃黏膜表面发红,可有溃疡、坏死、糜烂及出血,胃壁由于炎症肿胀而增厚变硬。胃壁可呈弥漫脓性蜂窝织炎或形成局限的胃壁脓肿,切开胃壁可见有脓液流出。严重化脓性炎症时,可穿透固有肌层波及浆膜层,发展至穿孔。显微镜下可见黏膜下层大量中性粒细胞浸润,有出血、坏死及血栓形成。

(三)临床表现

本病常以急腹症形式发病,突然出现上腹部疼痛,可进行性加重,前倾坐位时有所缓解,卧位时加重。伴寒战、高热、恶心、呕吐、上腹部肌紧张和明显压痛。严重者早期即可出现周围循环衰竭。随着病情的发展,可见呕吐脓性物和坏死的胃黏膜组织,出现呕血、黑便、腹膜炎体征和休克,可并发胃穿孔、弥散性腹膜炎、血栓性门静脉炎及肝脓肿。

（四）辅助检查

1.实验室检查

外周血白细胞计数升高,多在 $10 \times 10^9/L$ 以上,以中性粒细胞为主,并出现核左移现象,白细胞内可出现中毒颗粒。胃内容物涂片或培养多可找到致病菌。呕吐物检查有坏死黏膜混合脓性呕吐物。腹水、血液细菌培养可发现致病菌。胃液分析胃酸减少或消失。

2.X 线检查

部分患者腹部 X 线片可显示胃扩张或局限性肠胀气,胃壁内有气泡存在。由于 X 线钡餐检查可导致患者胃穿孔,一般应列为禁忌。

3.胃镜检查

胃镜可明确胃黏膜病变范围及程度。胃镜下见胃黏膜糜烂、充血及溃疡性病变,由于黏膜明显肿胀,可形成肿瘤样外观,但超声胃镜检查无明显胃黏膜肿物影像。

4.B 超检查

显示胃壁明显增厚。

（五）诊断与鉴别诊断

1.诊断

临床表现以全身脓毒血症和急性腹膜炎症为其主要临床表现,起病突然,常有急性剧烈上腹痛,恶心呕吐,呕吐物为脓样物,伴上腹压痛、反跳痛及腹肌紧张,有寒战、高热、白细胞升高。对有上述表现而无活动性消化性溃疡及无急性胆囊炎史,且血清淀粉酶正常者,可考虑本病。

胃镜下该病表现为:胃黏膜急性红肿充血,有坏死、糜烂及脓性分泌物,胃壁增厚,可误为胃壁浸润病变或胃癌。有的仅累及胃远侧部分。

2.鉴别诊断

常需与下列疾病相鉴别。

(1)消化性溃疡合并急性穿孔:常突然起病,出现急性剧烈上腹痛,恶心呕吐,伴上腹压痛、反跳痛及腹肌紧张等急性腹膜炎征象,血白细胞升高,腹平片可有膈下游离气体。对于少数无痛性溃疡而以急性穿孔为首发症状来诊者,与本病不易鉴别。确诊需手术或胃镜取病理,提示化脓性胃炎,胃壁各层都有明显而广泛的化脓性改变或者形成局限的胃壁脓肿。消化性溃疡胃壁不会出现化脓性改变,相关影像学检查见消化性溃疡胃壁内一般无由气泡形成的低密度改变。

(2)急性胆囊炎:可以有剧烈腹痛、恶心、呕吐、发热等症状。典型的患者,疼痛常与进食油腻有关,位于右上腹,可放射至腰背部,Murphy 征阳性,部分患者可伴有黄疸。对不典型的患者,需行腹部 B 超或其他影像学检查协助诊断。

(3)急性胰腺炎:可有剧烈上腹痛、恶心、呕吐、腹胀等症状,常见的诱因为胆道疾病、大量饮酒及暴饮暴食,腹痛以中上腹为主,向腰背部呈带状放射。重症胰腺炎可出现腹膜炎、休克及血尿淀粉酶的动态变化,腹部 B 超及 CT 对确诊有帮助。胃壁病理组织学无化脓性改变。

(4)胃癌:因有胃壁浸润病变导致胃壁增厚,有时与化脓性胃炎镜下表现类似。但该病一般无剧烈上腹痛及腹膜炎体征,无中毒症状,腹平片胃腔无大量积气,一般无膈下游离气体,病理组织学可见肿瘤细胞,而无化脓性改变可做鉴别。

（六）治疗

1.一般治疗

卧床休息，禁食水，静脉补充热量，纠正脱水，维持水、电解质及酸碱平衡，必要时给予静脉高营养及输血。

2.控制感染

给予广谱、有效的抗生素，如大剂量青霉素 640 万～1 000 万 U/d，头孢类抗生素 4～6g/d 等静脉滴注，一定要足量。急性期后可改口服制剂，如阿莫西林（羟氨苄青霉素）0.5g，每日 4 次，头孢拉定 0.5g，每日 4 次。

3.PPI 制剂

可抑制胃酸分泌，缓解疼痛，促进炎症及溃疡愈合。可给奥美拉唑 40mg，每日 1 次，静脉滴注。

4.对症治疗

腹痛者可给解痉药，如山莨菪碱 10mg 肌内注射，东莨菪碱 0.3～0.6mg 肌内注射。恶心、呕吐者，给予止吐药，如甲氧氯普胺 10mg 肌内注射等。

5.手术治疗

有胃穿孔和急性腹膜炎者及时外科手术；慢性胃脓肿，药物治疗无效可做胃部分切除术。

四、急性感染性胃炎

急性感染性胃炎是由细菌、病毒及其毒素引起的急性胃黏膜非特异性炎症。

（一）病因与发病机制

常见致病菌为沙门菌、嗜盐菌、致病性大肠埃希菌等，常见毒素为金黄色葡萄球菌或毒素杆菌毒素，尤其是前者较为常见。进食污染细菌或毒素的食物数小时后即可发生胃炎或同时合并肠炎此即急性胃肠炎。葡萄球菌及其毒素摄入后亦可合并肠炎，且发病更快。近年因病毒感染而引起本病者渐多。急性病毒性胃肠炎大多由轮状病毒及诺沃克病毒引起。轮状病毒在外界环境中比较稳定，在室温中可存活 7 个月，耐酸，粪-口传播为主要传播途径；诺沃克病毒对各种理化因子有较强抵抗力，感染者的吐泻物有传染性，污染食物常引起暴发流行，吐泻物污染环境则可形成气溶胶，经空气传播。

（二）病理

病变多为弥散性，也可为局限性，仅限于胃窦部黏膜。显微镜下表现为黏膜固有层炎性细胞浸润，以中性粒细胞为主，也有淋巴细胞、浆细胞浸润。黏膜水肿、充血以及局限性出血点、小糜烂坏死灶在显微镜下清晰可见。

（三）临床表现

临床上以感染或进食细菌毒素污染食物后所致的急性单纯性胃炎为多见。一般起病较急，在进食污染食物后数小时至 24h 发病，症状轻重不一，表现为中上腹不适、疼痛，甚至剧烈的腹部绞痛，畏食、恶心、呕吐，因常伴有肠炎而有腹泻，大便呈水样，严重者可有发热、呕血和（或）便血、脱水、休克和酸中毒等症状。伴肠炎者可出现发热、中下腹绞痛、腹泻等症状。体检有上腹部或脐周压痛,肠鸣音亢进。实验室检查可见外周血白细胞总数增加,中性粒细胞比例增多。伴有肠炎者大便常规可见黏液及红、白细胞,部分患者大便培养可检出病原菌。内镜检查可见胃黏膜明显充血、水肿,有时见糜烂及出血点,黏膜表面覆盖黏稠的炎性渗出物和黏液。但内镜不必作为常规检查。轮状病毒引起的胃肠炎多见于 5 岁以下儿童,冬季为发病高峰,有水样腹泻、呕吐、腹痛、发热等症状,并常伴脱水,病程约 1 周。诺沃克病毒性胃肠炎症状较轻,潜伏期为 1~2d,病程平均 2d,无季节性,症状有腹痛、恶性、呕吐、腹泻、发热、咽痛等。

(四)诊断与鉴别诊断

根据病史、临床表现,诊断并不困难。需注意与早期急性阑尾炎、急性胆囊炎、急性胰腺炎等鉴别。

(五)治疗

1.一般治疗

应去除病因,卧床休息,停止一切对胃有刺激的食物或药物,给予清淡饮食,必要时禁食,多饮水,腹泻较重时可饮糖盐水。

2.对症治疗

(1)腹痛者可行局部热敷,疼痛剧烈者给予解痉止痛药,如阿托品、复方颠茄片、山莨菪碱等。

(2)剧烈呕吐时可注射甲氧氯普胺(胃复安)。

(3)必要时给予口服 PPI,如奥美拉唑、泮托拉唑、兰索拉唑等,减少胃酸分泌,以减轻黏膜炎症;也可应用铝碳酸镁或硫糖铝等抗酸药或黏膜保护剂。

3.抗感染治疗

一般不需要抗感染治疗,严重或伴有腹泻时可选用小檗碱(黄连素)、呋喃唑酮(痢特灵)、磺胺类制剂、诺氟沙星(氟哌酸)等喹诺酮制剂、庆大霉素等抗菌药物,但需注意药物的不良反应。

4.维持水、电解质及酸碱平衡

因呕吐、腹泻导致水、电解质紊乱时,轻者可给予口服补液,重者应予静脉补液,可选用平衡盐液或 5% 葡萄糖盐水,并注意补钾;对于有酸中毒者可用 5% 碳酸氢钠注射液予以纠正。

第二节　消化性溃疡

消化性溃疡病(PUD)是指黏膜层的缺损,深度超过黏膜肌层,达黏膜下层。消化性溃疡最常累及胃十二指肠黏膜,分为胃溃疡(GU)和十二指肠溃疡(DU)。溃疡也可以发生在其他部位,包括胃食管交界处、胃肠吻合处和异位胃黏膜等。以往的研究集中在胃酸分泌以及压力、性格类型和遗传在 PUD 发病机制中的作用。H_2 受体拮抗剂(H_2RA)和质子泵抑制剂(PPI)的出现使得 PUD 的治疗发生了重大进步。幽门螺杆菌的发现及其在 PUD 中的作用使 PUD 从一种慢性、反复发作的疾病转变为一种可治愈的疾病。在发达国家中,非甾体类抗炎药(NSAIDs)的应用已经成为引起老年人发生 PUD 的主要原因。

一、病因与发病机制

消化性溃疡的发生源自胃黏膜攻击因子与防御因子的失衡。正常的胃产生酸和胃蛋白酶以促进消化,同时胃和十二指肠也有多层黏膜防御系统以保护自身。黏膜防御的损伤使酸进入已经受损的黏膜,从而导致溃疡的发生。破坏这些防御系统最主要的两种因素即幽门螺杆菌(HP)感染和 NSAIDs。此外,PUD 患者也可能没有这些危险因素,即非 HP 非 NSAIDs 溃疡,这些患者中部分人会有其他导致溃疡的原因,如胃泌素瘤等,而另一部分人的溃疡则为特发性。

(一)HP 感染

HP 感染率在世界各国差别很大。由于诊断方法和抽样人群的不同,HP 感染率在 7%～87%。美国和欧洲国家的感染率最低(7%～33%),而日本和中国的感染率在 56%～72%。总的来说,HP 感染率呈下降趋势。

10%～20%感染 HP 患者会发生以胃窦为主的胃炎,从而引起胃酸分泌过多,增加 DU 的风险。胃酸分泌的增加导致十二指肠的胃酸负载增加,引起十二指肠球部的胃化生。一些学者认为,十二指肠球部的胃化生上皮随后从胃部感染 HP,导致局灶性十二指肠炎,有时也会有糜烂和溃疡随之形成。HP 感染的患者多为胃窦和胃底的全胃炎,其胃酸分泌降低,易诱发 GU 形成。在这些个体中,胃黏膜防御机制的削弱是导致 GU 的主要原因。

(二)阿司匹林及其他非甾体类抗炎药

阿司匹林对预防心血管事件发挥着重要的作用,已经广泛应用于临床中。另据报道,大约11%的美国人经常使用 NSAIDs。长期使用非甾体类抗炎药使胃肠道出血的概率增加 5～6倍。其中,1%～4%的 NSAIDs 使用者可出现严重的溃疡相关并发症。一项来自丹麦的研究显示,服用低剂量阿司匹林的人群胃肠道出血的比值比为 2.6,服用 NSAIDs 的人群胃肠道出血的比值比为 5.6。在西班牙,使用阿司匹林和(或)其他 NSAIDs 导致的病死率为 15.3/10 万,在与阿司匹林和(或)其他 NSAIDs 相关的所有死亡中,多达 1/3 可归因于低剂量阿司匹林的使用。

NSAIDs 的局部损伤曾被认为是胃和十二指肠黏膜损伤的重要因素,但大多数证据表明NSAIDs 可通过抑制前列腺素的合成而损害黏膜屏障。COX 异构体 COX-1 和 COX-2 负责前列腺素的合成。COX-1 在胃中表达,可以促进前列腺素合成,有助于维持胃上皮和黏膜屏障的完整性。COX-2 在正常的胃内不表达,而是在炎症过程中表达。传统的 NSAIDs 如布洛芬会抑制 COX-1 和 COX-2,而 COX-1 的抑制可以减少前列腺素的合成,从而减少黏膜的防御。动物实验发现,在胃微循环内 NSAIDs 可促进中性粒细胞的黏附,释放氧自由基和蛋白酶,阻碍毛细血管的血流,这一过程在引起 NSAIDs 损伤中起着关键的作用。抑制中性粒细胞的黏附已被证明可以减少 NSAIDs 引起的损害。

HP 感染可能会影响使用 NSAIDs 患者发生 PUD 的风险。一项 Meta 分析显示,在长期使用 NSAIDs 的患者中,HP 感染使消化性溃疡出血的风险增加了 6 倍以上。另一项 Meta 分析也显示了类似的发现,在即将开始 NSAIDs 治疗的患者中,根除 HP 可以降低随后发生溃疡的风险。此外,对近期出现溃疡出血的 HP 感染患者而言,继续服用低剂量阿司匹林的患者在成功根除HP感染之后发生复发性溃疡出血的风险较低。

(三)特发性溃疡和其他引起溃疡的原因

随着发达国家 HP 感染率的下降,非 HP 非 NSAIDs 的特发性溃疡患者比例正在上升。在美国,这些患者的比例为 $20\% \sim 30\%$。但是,其真正发病率是否真的上升或者只是相对上升,目前仍然有争议。

可卡因和甲基苯丙胺可能引起黏膜缺血,而双膦酸盐的使用也与胃十二指肠溃疡有关。服用糖皮质激素的患者发生 PUD 的风险很小,然而,当与 NSAIDs 联合使用时,糖皮质激素会增加 PUD 的风险。选择性 5-羟色胺再摄取抑制剂的使用与 PUD 之间也可能有轻度的相关性。

引起 PUD 的罕见原因是胃泌素瘤。系统性肥大细胞增多症是另一种少见的情况,可引起胃或十二指肠发生多处溃疡。肥大细胞分泌组胺通过组胺受体过度刺激胃酸的产生。PUD 与 α_1-抗胰蛋白酶缺乏症、慢性阻塞性肺疾病和慢性肾脏疾病也相关。少见的消化性溃疡的原因还包括嗜酸性胃肠炎、免疫功能低下患者的病毒感染、梅克尔憩室内异位胃黏膜发生溃疡等。

二、临床表现

(一)一般类型的消化性溃疡

上腹痛是 PU 的主要症状,性质多为灼痛,亦可为钝痛、胀痛、剧痛或饥饿样不适感。多位于中上腹,可偏左或偏右。一般为轻至中度持续性痛。部分患者可无症状或症状较轻以致不为患者所注意,而以出血、穿孔等并发症为首发症状。典型的 PU 有如下临床特点:①慢性过程,病史可达数年至数十年。②周期性发作,发作与自发缓解相交替,发作期可为数周或数月,缓解期亦长短不一,短者数周、长者数年;发作常有季节性,多在秋冬或冬春之交发病。③发作时上腹痛呈节律性,表现为空腹痛即餐后 $2\sim4h$ 或(及)午夜痛,腹痛多为进食或服用抗酸药所缓解,典型节律性表现在 DU 多见。

部分患者无上述典型表现的疼痛,而仅表现为无规律性的上腹隐痛或不适。具或不具典型疼痛者均可伴有泛酸、嗳气、上腹胀等症状。

溃疡活动时上腹部可有局限性轻压痛,缓解期无明显体征。

(二)特殊类型的消化性溃疡

1.复合溃疡

复合溃疡指胃和十二指肠同时发生的溃疡。DU 常先于 GU 出现。幽门梗阻发生率较高。复合溃疡中的 GU 较单独的 GU 癌变率低。

2.幽门管溃疡

幽门管溃疡与 DU 相似,胃酸分泌较高。幽门管溃疡上腹痛的节律性不明显,对药物治疗反应较差,呕吐多见,较易发生幽门梗阻、出血和穿孔等并发症。

3.球后溃疡

DU 大多发生在十二指肠球部。发生在十二指肠降段、水平段的溃疡称球后溃疡,多发生在十二指肠降段的初始部及乳头附近,溃疡多在后内侧壁,可穿透入胰腺。具 DU 的临床特点,但午夜痛及背部放射痛多见,对药物治疗反应较差,较易并发出血。严重的炎症反应可导致胆总管引流障碍,出现梗阻性黄疸或致急性胰腺炎。

4.巨大溃疡

巨大溃疡指直径大于 2cm 的溃疡。对药物治疗反应较差,愈合时间慢,易发生慢性穿透或穿孔。常见于有 NSAIDs 服用史及老年患者。

5.无症状性溃疡

约 15% 的 PU 患者可无症状,而以出血穿孔等并发症为首发症状。可见于任何年龄,以老年人较多见。NSAIDs 引起的溃疡近半数无症状。

6.老年人消化性溃疡

胃溃疡多见。临床表现多不典型,疼痛多无规律,较易出现体重减轻和贫血。GU 多位于胃体上部甚至胃底部,溃疡常较大,易误诊为胃癌。

7.食管溃疡

食管溃疡常发生于食管下段,多为单发。主要症状是胸骨下段后方或高位上腹部疼痛,常在进食或饮水后出现,卧位时加重。多发于伴有反流性食管炎和滑动性食管裂孔疝的患者,也可发生于食管胃吻合术或食管空肠吻合术后。

8.难治性溃疡

难治性溃疡是指经正规抗溃疡治疗而溃疡仍未愈合者。因素可能有:①病因尚未去除,如仍有 Hp 感染,继续服用 NSAIDs 等致溃疡药物等;②穿透性溃疡、有幽门梗阻等并发症;③特殊病因,如克罗恩病、促胃泌素瘤;④某些疾病或药物影响抗溃疡药物吸收或效价降低;⑤误诊,如胃或十二指肠恶性肿瘤;⑥不良诱因存在,包括吸烟、酗酒及精神应激等。

9.Dieulafoy 溃疡

多发生于距贲门 6cm 以内的胃底贲门部。仅限于黏膜肌层的浅小溃疡,但黏膜下有易破裂出血的管径较粗的小动脉,即恒径动脉。恒径动脉是一种发育异常的血管,易形成迂曲或瘤样扩张,一旦黏膜受损,血管容易受损而引起大出血。

10.Meckel 憩室溃疡

Meckel 憩室溃疡是常见的先天性回肠末端肠壁上的憩室,憩室内常含有异位组织、最多见是胃黏膜,其次是胰腺组织,十二指肠和空肠黏膜。异位胃黏膜组织分泌胃酸引起憩室和周围黏膜产生溃疡。儿童多见,常表现为大量出血或穿孔。死亡者多为老年人,因延误诊断所致。

11.应激性溃疡

应激性溃疡指在严重烧伤、颅脑外伤、严重外伤、脑肿瘤、大手术、严重的急性或慢性内科疾病等应激的情况下,在胃或十二指肠、食管产生的急性黏膜糜烂和溃疡。其中,由严重烧伤引起的应激性溃疡又称为 Curling 溃疡;由颅脑外伤、脑肿瘤或颅脑大手术引起的应激性溃疡又称为 Cushing 溃疡。主要表现是大出血,且较难控制。内镜检查时溃疡多发生于高位胃体,呈多发性浅表性不规则的溃疡,直径多在 0.5~1.0cm,周围水肿不明显,溃疡愈合后一般不留瘢痕。

三、并发症

（一）上消化道出血

上消化道出血是本病最常见并发症，发生率为 20％～25％，也是上消化道出血的最常见原因。DU 多于 GU。10％～15％的患者以出血为消化性溃疡的首见症状。

（二）穿孔

溃疡穿透浆膜层达游离腹腔导致急性穿孔，穿孔部位多为十二指肠前壁或胃前壁。临床上突然出现剧烈腹痛。腹痛常起始于右上腹或中上腹，持续而较快蔓延至全腹，也可放射至肩部（大多为右侧）。因腹痛剧烈而卧床，两腿卷曲而不愿移动。体检腹肌强直，有压痛和反跳痛。腹部 X 线透视膈下有游离气体。十二指肠后壁和胃后壁溃疡穿透至浆膜层，易与邻近器官、组织粘连，穿孔时胃肠内容物不流入腹腔而在局部形成包裹性积液，则称为穿透性溃疡或溃疡慢性穿孔。后壁穿孔或穿孔较小者只引起局限性腹膜炎时，称亚急性穿孔。亚急性或慢性穿孔者可有局限性腹膜炎、肠粘连或肠梗阻征象，抗酸治疗效果差。

（三）幽门梗阻

大多由十二指肠和幽门管溃疡所致。溃疡周围组织的炎性充血、水肿可引起幽门反射性痉挛，此类幽门梗阻内科治疗有效，称为功能性或内科性幽门梗阻。反之，由于溃疡愈合，瘢痕组织收缩或与周围组织粘连而阻塞幽门通道所致者，则属持久性，需经外科手术治疗，称为器质性或外科性幽门梗阻。梗阻引起胃潴留，呕吐更是幽门梗阻的主要症状。空腹时上腹部饱胀和逆蠕动的胃型以及上腹部振水音，是幽门梗阻的特征性体征。

（四）癌变

GU 癌变率在 1％左右，DU 则否。长期 GU 病史，年龄 45 岁以上，溃疡顽固不愈者应提高警惕。对可疑癌变者，在胃镜下取多点活检做病理检查；在积极治疗后复查胃镜，直到溃疡完全愈合；必要时定期随访复查。

四、辅助检查

（一）内镜检查

内镜检查是确诊消化性溃疡首选的检查方法。其目的有：确定有无病变、部位及分期；鉴别良、恶性溃疡；评价治疗效果；对合并出血者予以止血治疗等。内镜下将溃疡分为三期：活动期（A 期）：圆形或椭圆形，覆厚黄或白色苔，边缘光滑，充血水肿，呈红晕环绕；愈合期（H 期）：溃疡变浅缩小，表面薄白苔，周围充血水肿消退后可出现皱襞集中；瘢痕期（S 期）：溃疡被红色上皮覆盖，渐变为白色上皮，纠集的皱襞消失。

（二）X 线钡餐检查

适用于对胃镜检查有禁忌或不愿接受胃镜检查者。溃疡的 X 线征象有直接和间接两种：龛影是直接征象，对溃疡有确诊价值；局部压痛、十二指肠球部激惹和球部畸形、胃大弯侧痉挛性切迹均为间接征象，仅提示可能有溃疡。

（三）幽门螺杆菌检测

幽门螺杆菌检测应列为消化性溃疡诊断的常规检查项目，因为有无幽门螺杆菌感染决定治疗方案的选择。

五、鉴别诊断

PU 应注意与下列疾病鉴别。

（一）胃癌

胃镜发现 GU 时，应注意与癌性溃疡鉴别，应常规在溃疡边缘取活检。对有 GU 的中老年患者，当溃疡迁延不愈时，应多点活检，并在正规治疗 6～8 周后复查胃镜，直到溃疡完全愈合。

（二）促胃液素瘤

促胃液素瘤是一种胃肠胰神经内分泌肿瘤，多位于胰腺和十二指肠，肿瘤通常较小，生长缓慢，多为恶性，但最终都将发展为恶性。肿瘤病理性地分泌大量促胃液素，刺激胃酸过度分泌，致严重而顽固的溃疡，多数溃疡位于十二指肠球部和胃窦小弯侧，其余分布于食管下段、十二指肠球后及空肠等非典型部位。临床以高胃酸分泌、血促胃液素水平升高、多发、顽固及不典型部位消化性溃疡，多伴有腹泻和明显消瘦为特征，易并发出血、穿孔。因此，当溃疡为多发或位于不典型部位、对正规抗溃疡药物疗效差、病理检查已除外胃癌时，应考虑到本病。胃液分析、血清促胃液素检测等有助于促胃液素瘤定性诊断，而超声检查（包括超声内镜）、CT、MRI、选择性 DSA 等有助于定位诊断。因此类肿瘤具有大量生长抑素受体表达，采用长效生长抑素类似物如奥曲肽微球治疗，可有效缓解症状，使溃疡愈合，且能抑制肿瘤生长。

（三）其他疾病

如慢性胃炎、功能性消化不良、慢性胆囊炎、克罗恩病等。

六、治疗

消化性溃疡一旦确诊后，要采取正确有效的治疗方法。包括内科药物治疗、外科治疗和并发症的治疗等。治疗目的在于：①缓解临床症状；②促进溃疡愈合；③防止溃疡复发；④减少并发症。

（一）药物治疗

1.制酸药物

制酸药与胃内盐酸作用形成盐和水，使胃酸降低。种类繁多，有碳酸氢钠、碳酸钙、氧化镁、氢氧化铝、三硅酸镁等。其治疗作用在于：①结合和中和 H^+，从而减少 H^+ 向胃黏膜的反弥散，同时也可减少进入十二指肠的胃酸；②提高胃液的 pH，降低胃蛋白酶的活性。制酸药分为可溶性和不溶性两大类，碳酸氢钠属于可溶性，其他属于不溶性。前者起效快，但长期和大量应用时，不良反应较大。含钙、铋、铝的制酸剂可致便秘，镁制剂可致腹泻，常将两种或多种制酸药制成复合剂，以抵消其不良反应。目前制酸药物主要用来改善患者消化不良症状，并非治疗溃疡病的一线药物。

2.抑酸药物

H_2RA 可以竞争性抑制组胺，抑制其促进胃酸分泌的作用，降低基础、夜间、进食后胃酸分泌。口服容易吸收，不会被食物影响，口服 1～3h 后可达到峰浓度，且可透过血-脑屏障和胎盘。H_2RA 通过肾脏排出和肝脏代谢，因此，当肌酐清除率低于 $50mL/min$ 时需要减量。透析不能清除 H_2RA，所以透析患者不用调整其用量，除非伴有慢性肾病。H_2RA 易发生耐受，机制尚不明确。

PPI 主要发挥作用于胃酸分泌的最后一步，壁细胞分泌膜内质子泵驱动细胞 H^+ 与小管内 K^+ 交换，质子泵即 H^+-K^+-ATP 酶。PPI 药物需要胃酸的启动才能发挥对质子泵的抑制作用，但是该药物同时也是酸依赖化合物，要通过肠衣或者制酸药物防止被胃酸降解。口服肠衣保护的 PPI 需要 $2\sim5h$ 达到血液峰浓度。PPI 主要通过肝微粒体中代谢酶 CYP2C19 完成代谢，不同 PPI 与 CYP2C19 的结合力不同，兰索拉唑最强，泮托拉唑及雷贝拉唑较弱。所以雷贝拉唑受 CYP2C19 基因的影响小，而兰索拉唑明显受 CYP2C19 基因多态性的影响大。沃诺拉赞作为钾离子竞争性酸阻断剂，可以离子键的形式与 H^+-K^+-ATP 酶可逆性结合。其在酸环境中的稳定性优于 PPI，不需要制成肠溶制剂，能在胃分泌小管的酸性环境中持续抑制胃酸分泌。其半衰期最长可达 9h，且不受 CYP2C19 的影响。因为 CYP2C19 具有遗传多样性，所以不同患者对于对质子泵抑制剂的治疗反应不同。PPI 很少发生耐受，且具有良好的安全性。但是，现有证据表明 PPI 也有极低的风险引起骨质疏松、骨折、低镁血症、胃息肉、肠感染等。此外，PPI 通过改变胃内 pH 可以影响少数药物的吸收。抗真菌感染时，最好换用酮康唑以外的其他药物。使用地高辛时，最好检测血药浓度。当前的共识认为，接受氯吡格雷＋阿司匹林治疗的患者应该服用 PPI 预防消化道出血，氯吡格雷主要通过肝微粒体 CYP450 代谢后才能发挥抑制血小板聚集的作用，CYP2C19 作为 CYP450 的同工酶对氯吡格雷生物的活性转化过程起决定性作用。PPI 在与氯吡格雷合用时，竞争 CYP2C19 结合位点，故而影响了氯吡格雷的活化，最终导致其对血小板聚集的抑制作用下降。所以，在氯吡格雷与 PPI 类药物合用时，应尽可能选择对 CYP2C19 影响小的 PPI。

3.黏膜保护剂

胃黏膜保护剂可分为外源覆盖型胃黏膜保护剂和内源修复型胃黏膜保护剂，也可分为铋剂、铝剂、萜衍生物、抗氧自由基类和前列腺素类。具体药物包括胶体果胶铋、硫糖铝类、铝碳酸镁、依卡倍特钠、瑞巴派特、米索前列醇等。黏膜保护剂种类繁多，需根据患者的个体差异，选择不同的黏膜保护剂。

硫糖铝是硫酸化蔗糖和铝盐组成的复杂化合物，当暴露于胃酸时，硫酸盐通过静电与损伤组织的带电蛋白结合。硫糖铝和 H_2RA 在治疗十二指肠溃疡时同样有效。由于其可溶性差，少于 5％的硫糖铝会被吸收，大多数药物通过粪便排出。

铋剂可以与黏膜形成化合物，增加前列腺素合成，促进碳酸氢盐的分泌，从而起到保护黏膜的作用。铋剂不易被吸收，会通过粪便排出，由于肠道细菌将铋盐转换为铋剂硫化物，所以粪便呈现黑色，需要 3 个月或者更长时间才能排泄干净。铋剂虽然安全，但长期大量使用铋剂可能有潜在的神经毒性，尤其是对于慢性肾病患者。

米索前列醇是前列腺素 E_1 的类似物，被用于治疗非甾体类抗炎药物引起的消化性溃疡。该药物可以加强黏膜的防御屏障，同时可以抑制胃酸分泌。服用 30min 后即可达到峰浓度，半衰期为 1.5h。主要不良反应是与剂量相关的腹泻，见于高达 30％的使用者。此外，由于可以舒张子宫平滑肌，所以该药禁用于妊娠妇女。

（二）内镜治疗

内镜治疗主要用于消化性溃疡出血。2015年日本胃肠病学会（JSGE）发布的《消化性溃疡循证临床实践指南（修订版）》中指出：在初步止血和再出血方面，内镜治疗优于单纯药物治疗，可减少手术次数，降低病死率；内镜下止血主要适用于活动性出血和溃疡面可见裸露血管的患者；对于出血风险高的患者，应再次行内镜检查明确止血是否成功；对于消化性溃疡出血内镜治疗后强烈推荐抗酸药物治疗。目前常用的胃镜下止血方式有局部喷洒去甲肾上腺素、局部注射肾上腺素及卡络磺钠、电凝灼烧止血、放置金属钛夹等。

（三）外科手术治疗

当出现内镜下止血失败、复发出血、严重穿孔、幽门或者十二指肠梗阻时，应及时外科手术治疗。

（四）HP相关溃疡的治疗

根除HP不仅有助于治疗消化性溃疡，也对溃疡复发和并发症起预防作用。80%～90%十二指肠溃疡患者伴有HP感染，因此，消化性溃疡患者有必要检查是否伴有HP感染。胃镜下确诊为十二指肠溃疡的患者，应活检进行HP检查。2周根除HP治疗对于治愈十二指肠溃疡有效，不需要额外抑制胃酸分泌的治疗。单纯十二指肠溃疡患者，在根除HP治疗后不推荐进行胃镜复查。可以通过呼气试验和粪便抗原检测来确定HP是否根除。

《第五次全国幽门螺杆菌感染处理共识报告》指出，目前我国患者对克拉霉素、甲硝唑、左氧氟沙星耐药率呈上升趋势，而对阿莫西林、四环素、呋喃唑酮的耐药率仍很低。目前推荐铋剂四联（PPI＋铋剂＋2种抗生素）作为主要的经验性根除HP治疗方案，疗程推荐为14d。除含左氧氟沙星的方案不作为初次治疗方案外，根除方案不分一线、二线，应尽可能将疗效高的方案用于初次治疗。初次治疗失败后，再次根除时避免应用相同的抗生素，可在其余方案中选择一种方案进行补救治疗。

（五）NSAIDs相关溃疡的治疗

对于可以停止使用NSAIDs的患者，停药后使用H_2RA或者PPI进行治疗。对于必须长期服用NSAIDs的溃疡患者，PPI比H_2RA和米索前列醇更加有效。NSAIDs的使用可增加HP患者溃疡病的风险，但HP感染对服用低剂量阿司匹林患者发生消化性溃疡及出血的作用尚有争议。

第三节　肝硬化

肝硬化是由一种或多种原因引起的、以肝组织弥散性纤维化、假小叶和再生结节为组织学特征的进行性慢性肝病。早期无明显症状，后期因肝脏变形硬化、肝小叶结构和血液循环途径显著改变，临床以门静脉高压和肝功能减退为特征，常并发上消化道出血、肝性脑病、继发感染等而死亡。

一、病因

在我国，目前引起肝硬化的病因以病毒性肝炎为主；在欧美国家，酒精性肝硬化占全部肝硬化的 $50\% \sim 90\%$。

（一）病毒性肝炎

乙型肝炎病毒（HBV）感染为最常见的病因，其次为丙型肝炎病毒（HCV）感染。从病毒性肝炎发展为肝硬化短至数月，长达数十年。甲型肝炎病毒和戊型肝炎病毒感染所致肝炎一般不发展为肝硬化。

（二）酒精

长期大量饮酒导致肝细胞损害、脂肪沉积及肝脏纤维化，逐渐发展为肝硬化，营养不良、合并 HBV 或 HCV 感染及损伤肝脏药物等因素将增加酒精性肝硬化发生的风险。饮酒的女性较男性更易发生酒精性肝病。

（三）胆汁淤积

任何原因引起肝内、外胆道梗阻，持续胆汁淤积，皆可发展为胆汁性肝硬化。根据胆汁淤积的原因，可分为原发性胆汁性肝硬化和继发性胆汁性肝硬化。

（四）循环障碍

肝静脉和（或）下腔静脉阻塞、慢性心功能不全及缩窄性心包炎（心源性）可致肝脏长期淤血、肝细胞变性及纤维化，最终发展为淤血性肝硬化。

（五）药物或化学毒物

长期服用损伤肝脏的药物及接触四氯化碳、磷、砷等化学毒物可引起中毒性肝炎，最终演变为肝硬化。

（六）免疫疾病

自身免疫性肝炎及累及肝脏的多种风湿免疫性疾病可进展为肝硬化。

（七）寄生虫感染

血吸虫感染在我国南方依然存在，成熟虫卵被肝内巨噬细胞吞噬后演变为成纤维细胞，形成纤维性结节。由于虫卵在肝内主要沉积在门静脉分支附近，纤维化常使门静脉灌注障碍，所导致的肝硬化常以门静脉高压为突出特征。华支睾吸虫寄生于人肝内、外胆管内，所引起的胆道梗阻及炎症（肝吸虫病）可逐渐进展为肝硬化。

（八）遗传和代谢性疾病

由于遗传或先天性酶缺陷，某些代谢产物沉积于肝脏，引起肝细胞坏死和结缔组织增生。

1.铜代谢紊乱

铜代谢紊乱也称肝豆状核变性，是一种常染色体隐性遗传的铜代谢障碍疾病，其致病基因定位于 13q14.3，该基因编码产物为转运铜离子的 P 型 ATP 酶。由于该酶的功能障碍，致使铜在体内沉积，损害肝、脑等器官而致病。

2.血色病

因第 6 对染色体上基因异常，导致小肠黏膜对食物内铁吸收增加，过多的铁沉积在肝脏，引起纤维组织增生及脏器功能障碍。

3.α 抗胰蛋白酶缺乏症

α-抗胰蛋白酶（α-AT）是肝脏合成的一种低分子糖蛋白，由于遗传缺陷，正常α-AT显著减少，异常的 α-AT 分子量小而溶解度低，以致肝脏不能排至血中，大量积聚于肝细胞内，肝组织受损，引起肝硬化。

其他如半乳糖血症、血友病、酪氨酸代谢紊乱症、遗传性出血性毛细血管扩张症等亦可导致肝硬化。

（九）营养障碍

长期食物中营养不足或不均衡、多种慢性疾病导致消化吸收不良、肥胖或糖尿病等导致的脂肪肝都可发展为肝硬化。

（十）原因不明

部分患者无法用目前认识的病因解释肝硬化的发生，也称隐源性肝硬化。注意在尚未充分甄别上述各种病因前，不宜轻易做出原因不明肝硬化的结论，以免影响肝硬化的对因治疗。

二、发病机制及病理

肝硬化发展的基本特征是肝细胞坏死、再生，以及肝纤维化和肝内血管增殖、循环紊乱。

肝脏的再生能力很大。正常肝脏切除 70%～80%，仍可维持正常生理功能；人体正常肝叶切除约 1 年后，残肝可恢复至原来肝脏的重量。各种病因导致肝细胞变性或坏死，若病因持续存在，再生的肝细胞难以恢复正常的肝结构，形成无规则的结节。

炎症等致病因素激活肝星形细胞，胶原合成增加、降解减少，总胶原量可增至正常的 3～10 倍，沉积于 Disse 间隙，导致间隙增宽，肝窦内皮细胞下基底膜形成，内皮细胞上窗孔变小，数量减少甚至消失，形成弥散性屏障，称为肝窦毛细血管化。肝细胞表面绒毛变平以及屏障形成，肝窦内物质穿过肝窦壁到肝细胞的转运受阻，直接干扰肝细胞功能，导致肝细胞的合成功能障碍。肝窦变狭窄、血流受阻、肝内阻力增加，影响门静脉血流动力学，造成肝细胞缺氧和养料供给障碍，加重肝细胞坏死，使始动因子得以持续起作用。

汇管区和肝包膜的纤维束向肝小叶中央静脉延伸扩展，这些纤维间隔包绕再生结节或将残留肝小叶重新分割，改建成为假小叶，形成典型的肝硬化组织病理形态。肝纤维化发展的同时，伴有显著的、非正常的血管增殖，使肝内门静脉、肝静脉和肝动脉三个血管系之间失去正常关系，出现交通吻合支等，这不仅是形成门静脉高压的病理基础，而且是加重肝细胞的营养障碍、促进肝硬化发展的重要机制。

三、临床表现

肝硬化通常起病隐匿，病程发展缓慢，临床上将肝硬化大致分为肝功能代偿期和失代偿期。

（一）代偿期

大部分患者无症状或症状较轻，可有腹部不适、乏力、食欲减退、消化不良和腹泻等症状，多呈间歇性,常于劳累、精神紧张或伴随其他疾病而出现,休息及助消化的药物可缓解。患者营养状态尚可,肝脏是否肿大取决于不同类型的肝硬化,脾脏因门静脉高压常有轻、中度肿大。肝功能实验检查正常或轻度异常。

(二)失代偿期

症状较明显,主要有肝功能减退和门静脉高压两类临床表现。

1.肝功能减退

(1)消化吸收不良:食欲减退、恶心、厌食,腹胀,餐后加重,荤食后易泻,多与门静脉高压时胃肠道淤血水肿、消化吸收障碍和肠道菌群失调等有关。

(2)营养不良:一般情况较差,消瘦、乏力,精神不振,甚至因衰弱而卧床不起,患者皮肤干枯或水肿。

(3)黄疸:皮肤、巩膜黄染,尿色深,肝细胞进行性或广泛坏死;肝功能衰竭时,黄疸持续加重,多系肝细胞性黄疸。

(4)出血和贫血:常有鼻腔、牙龈出血及皮肤黏膜瘀点、瘀斑和消化道出血等,与肝合成凝血因子减少、脾功能亢进和毛细血管脆性增加有关。

(5)内分泌失调:肝脏是多种激素转化、降解的重要器官,但激素并不是简单被动地在肝内被代谢降解,其本身或代谢产物均参与肝脏疾病的发生、发展过程。

1)性激素代谢:常见雌激素增多,雄激素减少。前者与肝脏对其灭活减少有关,后者与升高的雌激素反馈抑制垂体促性腺激素释放,从而引起睾丸间质细胞分泌雄激素减少有关。男性患者常有性欲减退、睾丸萎缩、毛发脱落及乳房发育等;女性有月经失调、闭经、不孕等症状。蜘蛛痣及肝掌的出现均与雌激素增多有关。

2)肾上腺皮质功能:肝硬化时,合成肾上腺皮质激素重要的原料胆固醇酯减少,肾上腺皮质激素合成不足;促皮质素释放因子受抑,肾上腺皮质功能减退,促黑素细胞激素增加。患者面部和其他暴露部位的皮肤色素沉着,面色黑黄、晦暗无光,称肝病面容。

3)抗利尿激素:促进腹水形成。

4)甲状腺激素:肝硬化患者血清总 T_3、游离 T_3 降低,游离 T_4 正常或偏高,严重者 T_4 也降低,这些改变与肝病严重程度之间具有相关性。

(6)不规则低热:肝脏对致热因子等灭活降低,还可由继发性感染所致。

(7)低白蛋白血症:患者常有下肢水肿及腹水。

2.门静脉高压

多属肝内型,门静脉高压常导致食管胃底静脉曲张出血、腹水、脾大、脾功能亢进、肝肾综合征、肝肺综合征等,被认为是继病因之后的推动肝功能减退的重要病理生理环节,是肝硬化的主要死因之一。

(1)腹水:是肝功能减退和门静脉高压的共同结果,是肝硬化失代偿期最突出的临床表现。腹水出现时常有腹胀,大量腹水使腹部膨隆、状如蛙腹,甚至促进脐疝等腹疝形成。大量腹水抬高横膈或使其运动受限,出现呼吸困难和心悸。腹水形成的机制涉及:①门静脉高压,腹腔内脏血管床静水压增高,组织液回吸收减少而漏入腹腔,是腹水形成的决定性因素。②有效循环血容量不足,肾血流减少,肾素-血管紧张素系统激活,肾小球滤过率降低,排钠和排尿量减少。③低白蛋白血症,白蛋白低于 30g/L 时,血浆胶体渗透压降低,毛细血管内液体漏入腹腔或组织间隙。④肝脏对醛固酮和抗利尿激素灭能作用减弱,导致继发性醛固酮增多和抗利尿激素增多。前者作用于远端肾小管,使钠重吸收增加;后者作用于集合管,使水的吸收增加。水、钠潴留,尿量减少。⑤肝淋巴量超过了淋巴循环引流的能力,肝窦内压升高,肝淋巴液生成增多,自肝包膜表面漏入腹腔,参与腹水形成。

(2)门—腔侧支循环开放:持续门静脉高压,机体代偿性脾功能亢进,出现肝内、外分流。肝内分流是纤维隔中的门静脉与肝静脉之间形成的交通支,使门静脉血流绕过肝小叶,通过交通支进入肝静脉;肝外分流主要与肝外门静脉的血管新生有关,也可使平时闭合的门-腔静脉系统间的交通支重新开放,其与腔静脉系统间形成的侧支循环,使部分门静脉血流由此进入腔静脉,回流入心脏。

常见的侧支循环有:

1)食管胃底静脉曲张(EGV):门静脉系统的胃冠状静脉在食管下段和胃底处,与腔静脉系统的食管静脉、奇静脉相吻合,形成食管胃底静脉曲张。其破裂出血是肝硬化门静脉高压最常见的并发症,因曲张静脉管壁薄弱、缺乏弹性收缩,难以止血,死亡率高。

2)腹壁静脉曲张:出生后闭合的脐静脉与脐旁静脉于门静脉压力过高时重新开放,经腹壁静脉分别进入上、下腔静脉,位于脐周的腹壁浅表静脉可因此曲张,其血流方向呈放射状流向脐上及脐下。

3)痔静脉扩张:门静脉系统肠系膜下静脉的直肠上静脉在直肠下段与腔静脉系统髂内静脉的直肠中、下静脉相吻合,形成痔静脉曲张。部分患者因痔疮出血而发现肝硬化。

4)腹膜后吻合支曲张:腹膜后门静脉与下腔静脉之间有许多细小分支,称为 Retzius 静脉。门静脉高压时,Retzius 静脉增多和曲张,以缓解门静脉高压。

5)脾肾分流:门静脉的属支脾静脉、胃静脉等可与左肾静脉沟通,形成脾肾分流。

门静脉高压代偿性开放的上述侧支循环除了导致曲张静脉破裂出血等致命性事件,大量异常分流还使肝细胞对各种物质的摄取、代谢及库普弗细胞的吞噬、降解作用不能得以发挥,从肠道进入门静脉血流的毒素等直接进入体循环,引发一系列病理生理改变,如肝性脑病、肝肾综合征、自发性腹膜炎及药物半衰期延长等。此外,这些异常分流导致的门静脉血流缓慢,也是门静脉血栓形成的原因之一。

(3)脾功能亢进及脾大:脾大是肝硬化门静脉高压较早出现的体征。脾静脉回流阻力增加及门静脉压力逆传到脾,使脾脏被动淤血性肿大,脾组织和脾内纤维组织增生。此外,肠道抗原物质经门-体侧支循环进入体循环,被脾脏摄取,抗原刺激脾脏单核巨噬细胞增生,形成脾功能亢进、脾大。脾功能亢进时,患者外周血象呈白细胞减少、增生性贫血和血小板降低,易并发感染及出血,有脾周围炎时脾脏可有触痛。脾脏大小、活动度、质地与病程病因相关。如大结节性肝硬化者比小结节性肝硬化者脾大明显,血吸虫性肝硬化比酒精性肝硬化者脾大更为突出。

四、并发症

(一)上消化道出血

1.食管胃底静脉曲张出血(EGVB)

门静脉高压是导致曲张静脉出血的主要原因,诱因多见于粗糙食物、胃酸侵蚀、腹内压增高及剧烈咳嗽等。临床表现为突发大量呕血或柏油样便,伴出血性休克等。

2.消化性溃疡和急性出血性糜烂性胃炎

门静脉高压使胃黏膜静脉回流缓慢,胃十二指肠的上皮后机制削弱,大量代谢产物淤滞于黏膜,屏障功能受损,黏膜糜烂、溃疡甚至出血。

3.门静脉高压性胃病

系胃黏膜下的动-静脉交通支广泛开放,胃黏膜毛细血管扩张,广泛渗血。发病率占肝硬化患者的50%~80%,临床多为反复或持续少量呕血、黑便及难以纠正的贫血,少数出现上消化道大出血。

(二)胆石症

肝硬化患者胆结石发生率增高,约为30%,且随肝功能失代偿程度加重,胆石症发生率升高。肝硬化患者胆石症发生率男女之间无显著差异,胆囊及肝外胆管结石均较常见。其病理生理机制与下列因素有关:①肝硬化时胆汁酸减少,降低了胆红素及胆固醇的溶解性,使两者容易从胆汁中结晶析出,形成胆色素和胆固醇结石;②库普弗细胞减少,细胞免疫功能降低,容易发生胆系感染,胆道黏膜充血水肿,缺血坏死脱落,为结石提供了核心;③脾功能亢进导致慢性溶血,胆红素产生过多,胆汁中游离胆红素增加,与胆汁中钙结合形成结石核心;④雌激素灭活作用减退,增加的雌激素对胆囊收缩素抵抗,胆囊收缩无力、排空障碍,有利于胆囊结石形成。

(三)感染

下列因素使肝硬化患者容易发生感染:门静脉高压使肠黏膜屏障功能降低,通透性增加,肠腔内细菌经过淋巴或门静脉进入血液循环;肝脏是机体的重要免疫器官,肝硬化使机体的细胞免疫严重受损;脾功能亢进或全脾切除后,免疫功能降低;肝硬化常伴有糖代谢异常,糖尿病使机体抵抗力降低。感染部位因患者基础疾病状况而异,常见如下:

1.自发性细菌性腹膜炎(SBP)

即因非腹内脏器感染引发的急性细菌性腹膜炎。由于腹水是细菌的良好培养基,肝硬化患者出现腹水后容易导致该病,致病菌多为革兰阴性杆菌。起病缓慢者多有低热、腹胀或腹水持续不减;病情进展快者,腹痛明显、腹水增长迅速,严重者诱发肝性脑病、出现中毒性休克等。体检发现轻重不等的全腹压痛和腹膜刺激征。腹水外观浑浊,生化及镜检提示为渗出性,腹水可培养出致病菌。

2.胆道感染

胆囊及肝外胆管结石所致的胆道梗阻或不全梗阻常伴发感染,患者常有腹痛及发热;当有胆总管梗阻时,出现梗阻性黄疸,当感染进一步损伤肝功能时,可出现肝细胞性黄疸。

3.肺部、肠道及尿路感染

也较常见,致病菌仍以革兰阴性杆菌常见,同时由于大量使用广谱抗菌药物及患者免疫功能减退,厌氧菌及真菌感染日益增多。

(四)门静脉血栓形成或海绵样变

因门静脉血流淤滞,门静脉主干、肠系膜上静脉、肠系膜下静脉或脾静脉血栓形成,使原本肝内型门静脉高压延伸为肝前型门静脉高压,当血栓扩展到肠系膜上静脉,肠管因此显著淤血,甚至发生小肠坏死、腹膜炎、休克及死亡。该并发症较常见,尤其是脾切除术后,门静脉、脾静脉栓塞率可高达25%。

门静脉血栓形成的临床表现变化较大,当血栓缓慢形成,局限于门静脉左、右支或肝外门静脉,侧支循环丰富,多无明显症状,常被忽视,往往首先由影像学检查发现。急性或亚急性发展时,表现为中、重度腹胀痛或突发剧烈腹痛、脾大、顽固性腹水、肠坏死、消化道出血及肝性脑病等,腹穿可抽出血性腹水。

门静脉海绵样变是指肝门部或肝内门静脉分支部分或完全慢性阻塞后,在门静脉周围形成细小迂曲的血管,也可视为门静脉的血管瘤。其原因与门静脉炎、肝门周围纤维组织炎、血栓形成、红细胞增多、肿瘤侵犯等有关。

(五)电解质和酸碱平衡紊乱

长期钠摄入不足及利尿、大量放腹水、腹泻和继发性醛固酮增多均是导致电解质紊乱的常见原因。低钾、低氯血症与代谢性碱中毒,容易诱发肝性脑病。持续重度低钠血症($<125mmol/L$)常发生在肝功能C级的患者,容易引起肝肾综合征,预后较差。

(六)肝肾综合征

患者肾脏无实质性病变,由于严重门静脉高压,内脏高动力循环使体循环血流量明显减少;多种扩血管物质如前列腺素、一氧化氮、胰高血糖素、心房利钠肽、内毒素和降钙素基因相关肽等不能被肝脏灭活,引起体循环血管床扩张,肾脏血流尤其是肾皮质灌注不足,因此出现肾衰竭。临床主要表现为少尿、无尿及氮质血症。

肝肾综合征的诊断标准:①肝硬化合并腹水;②急进型血清肌酐浓度在2周内升至2倍基线值或$>226\mu mol/L(25mg/L)$,缓进型血清肌酐$>133\mu mol/L(15mg/L)$;③停利尿剂至少2d以上并经白蛋白扩容[1g/(kg·d),最大量100g/d]后,血清肌酐值没有改善($>133\mu mol/L$);④排除休克;⑤目前或近期没有应用肾毒性药物或扩血管药物治疗;⑥排除肾实质性疾病,如尿蛋白$>500mg/d$,显微镜下观察血尿>50个红细胞/HP或超声探及肾实质性病变。80%的急进型患者于2周内死亡。缓进型临床较多见,常表现为难治性腹水,肾衰竭病程缓慢,可在数月内保持稳定状态,常在各种诱因作用下转为急进型而死亡,平均存活期约为1年。

(七)肝肺综合征

在排除原发心肺疾患后,具有基础肝病、肺内血管扩张和动脉血氧合功能障碍。临床上主要表现为肝硬化伴呼吸困难、发绀和杵状指(趾),预后较差。肺内血管扩张可通过胸部CT及肺血管造影显示。慢性肝病患者具有严重低氧血症($PaO_2<6.7kPa$)应疑诊;$PaO_2<10kPa$是诊断肝肺综合征的必备条件。

五、诊断

诊断内容包括确定有无肝硬化、寻找肝硬化的原因、肝功分级及并发症。

(一)确定有无肝硬化

临床诊断肝硬化通常依据肝功能减退和门静脉高压同时存在的证据。影像学所见肝硬化的征象有助于诊断。当肝功能减退和门静脉高压证据不充分、肝硬化的影像学征象不明确时，肝活检若查见假小叶形成，可建立诊断。

1.肝功能减退

(1)临床表现：包括消化吸收不良、营养不良、黄疸、出血和贫血、不孕不育、蜘蛛痣、肝掌、肝病面容、男性乳房发育、肝性脑病及食管胃底静脉曲张出血等。

(2)实验室：可从肝细胞受损、胆红素代谢障碍、肝脏合成功能降低等方面反映肝功能减退。

2.门静脉高压

(1)临床表现：包括脾大、腹水、腹壁静脉曲张及食管胃底静脉曲张出血等。

(2)实验室：①血小板降低是较早出现的门静脉高压的信号，随着脾大、脾功能亢进的加重，红细胞及白细胞也降低。②没有感染的肝硬化腹水，通常为漏出液。合并自发性腹膜炎，腹水可呈典型渗出液或介于渗出液、漏出液之间。腹水细菌培养及药物敏感试验可作为抗生素选择时参考。血性腹水应考虑合并肝癌、门静脉血栓形成及结核性腹膜炎等。

(3)影像学：①少量腹水、脾大、肝脏形态变化均可采用超声、CT及MRI证实，显然较体检更敏感而准确。②门静脉属支形态改变：门静脉高压者的门静脉主干内径常＞13mm，脾静脉内径＞8mm，多普勒超声可检测门静脉的血流速度、方向和血流量。腹部增强CT及门静脉成像术可清晰、灵敏、准确、全面地显示多种门腔侧支循环开放状态、门静脉血栓、血管海绵样变及动、静脉瘘等征象，有利于对门静脉高压状况进行较全面的评估。

(4)胃镜：有助于鉴别肝硬化上消化道出血的具体原因，如食管胃底静脉曲张、门静脉高压性胃病、消化性溃疡、糜烂出血性胃炎及上消化道恶性肿瘤等。

(二)寻找肝硬化原因

诊断肝硬化时，应尽可能搜寻其病因，以利于对因治疗。

六、鉴别诊断

常需与下列疾病相鉴别。

(一)引起腹水和腹部膨隆的疾病

需与结核性腹膜炎、腹腔内肿瘤、肾病综合征、缩窄性心包炎和巨大卵巢囊肿等鉴别。

(二)肝大

应除外原发性肝癌、慢性肝炎、血吸虫病和血液病等。

(三)肝硬化并发症

(1)上消化道出血应与消化性溃疡、糜烂出血性胃炎、胃癌等鉴别。

(2)肝性脑病应与低血糖、糖尿病酮症酸中毒、尿毒症等鉴别。

(3)肝肾综合征应与慢性肾小球肾炎、急性肾小管坏死等鉴别。

(4)肝肺综合征注意与肺部感染、哮喘等鉴别。

七、治疗

肝硬化的治疗效果有限,提倡综合治疗。代偿期肝硬化的治疗目标是延缓肝硬化进展;失代偿期肝硬化的治疗目标是防治并发症,延长生存期和提高生活质量。

(一)一般治疗

主要包括休息及营养。代偿期肝硬化患者提倡劳逸结合,可参加一般轻体力工作。而失代偿期患者应卧床休息。营养支持方面以摄入高热量、高蛋白质、易消化食物为宜,注意维生素和微量元素的补充。严禁饮酒,减少脂肪摄入。肝硬化患者每天摄入热量建议 25～40kcal/kg、蛋白质 1.2～1.5g/kg,酒精性肝硬化应适当增加蛋白质摄入。肝功能减退明显或血氨增高以及有肝性脑病前兆时则应控制饮食蛋白摄入。有腹水者,应适当限制钠盐摄入;有食管胃底静脉曲张者,宜避免进食坚硬、粗糙食物。此外,有研究表明,睡前加餐(提供 200kcal 热量的饭团、液体营养素或富含支链氨基酸的营养补充剂)能显著改善患者生活质量,提高难治性腹水患者对大量放腹水及肝癌患者对栓塞化疗的耐受性;尽管是否能延长生存期尚不清楚,仍推荐肝硬化患者睡前加餐。口服支链氨基酸可改善合并高氨血症的失代偿期患者肝功能和生活质量,减少并发症;减少肝癌患者术后并发症;可能降低 Child-Pugh A 级及体质指数＞25kg/m²患者肝癌发生率,可酌情服用。

(二)病因治疗

病因治疗包括停用肝毒性药物,酒精性肝硬化患者禁酒,继发性胆汁性肝硬化设法解除胆道梗阻等。由于我国大部分肝硬化由病毒性肝炎引起,抗病毒治疗目前已经成为肝硬化治疗的重要组成部分。

对于 HBV 相关代偿期肝硬化,提倡尽早、积极的抗病毒治疗。药物宜选择耐药发生率低的核苷(酸)类药物,如恩替卡韦、替诺福韦等。因干扰素(IFN)有导致肝功能失代偿等并发症的可能,不推荐使用。代偿期乙型病毒性肝炎肝硬化抗病毒治疗的疗程尚不明确,建议长期服药。

对于失代偿期乙型病毒性肝炎肝硬化患者,不论 ALT 或 AST 是否升高,只要能检出 HBV DNA,均建议在知情同意的基础上,及时应用恩替卡韦、替诺福韦等低耐药风险核苷(酸)类药物抗病毒治疗。抗病毒治疗过程中不能随意停药,一旦发生耐药变异,应及时加用其他能治疗耐药变异病毒的核苷(酸)类药物。由于 IFN 治疗可导致肝衰竭,因此禁用于失代偿期肝硬化。

过去曾推荐对于肝功能代偿较好的丙型病毒性肝炎肝硬化患者,根据病毒基因型的不同,可选择以 IFN 为基础的"二联"或"三联"治疗方案。鉴于目前我国已先后有多种直接作用抗病毒药物(DAAs)上市,对 HCV 相关肝硬化患者,应首选无 IFN 的 DAAs 联合治疗方案,包括达拉他韦(DCV)＋阿舒瑞韦(ASV)、帕立瑞韦(PTV)＋奥比他韦(OBV)＋达塞布韦

（DSV）、格拉瑞韦（GZR）＋艾尔巴韦（EBR）、索林布韦（SOF）＋维帕他韦（VEL）方案等。关于疗程，多数推荐疗程为 12 周，ASV＋DCV 方案推荐疗程为 24 周。因目前对于丙肝肝硬化患者经治疗获得持续病毒学应答（SVR）后病情演变情况的循证医学依据尚不充分，对获得 SVR 的患者，仍建议每 6 个月进行超声等监测。

（三）药物治疗

目前用于肝硬化治疗的药物主要为保护肝功能的药物和抗肝纤维化药物。

1.保肝药物

常用保肝药包括：①保肝抗炎药：主要是甘草酸类药物，如异甘草酸镁注射液、甘草酸二铵肠溶胶囊等。此类药物具有类激素样作用，却无相应的免疫抑制不良反应，可广泛抑制各种病因介导的相关炎症反应；激活单核-吞噬细胞系统、诱生 IFN-γ 并增强 NK 细胞活性，发挥免疫调节作用；还具有抗过敏、抑制钙离子内流的作用。②肝细胞膜修复保护剂：主要是多烯磷脂酰胆碱，可以增加膜的完整性、稳定性和流动性，恢复受损肝功能和酶活性；调节肝脏能量代谢，促进中性脂肪和胆固醇转化，增强肝细胞再生；减少氧化应激与脂质过氧化，抑制肝细胞凋亡；降低炎症反应、抑制肝星状细胞活化、防治肝纤维化。③解毒类药物：主要为含巯基药物，包括谷胱甘肽、N-乙酰半胱氨酸、硫普罗宁等。此类药物参与体内三羧酸循环及糖代谢，激活多种酶，从而促进糖、脂肪及蛋白质代谢，影响细胞代谢，减轻组织损伤，促进修复。其中，谷胱甘肽还具有改善肝脏合成，解毒、灭活激素，促进胆酸代谢，促进消化道脂肪及脂溶性维生素吸收，预防、减轻组织细胞损伤及抗病毒作用。N-乙酰半胱氨酸能刺激谷胱甘肽合成，促进解毒以及抗氧化，维持细胞内膜性结构稳定性；改善微循环及组织缺氧，保护缺血-再灌注损伤。④抗氧化类药物：主要包括水飞蓟宾类和双环醇。水飞蓟宾可抗氧化作用，直接抑制各种细胞因子对肝星状细胞的激活，从而抗纤维化；增强细胞核仁内聚合酶 α 的活性，刺激细胞内的核糖体核糖核酸，增加蛋白质的合成；具有解毒、抗病毒作用。双环醇的主要作用机制为抗脂质过氧化、抗线粒体损伤、促进肝细胞蛋白质合成、抗肝细胞凋亡。⑤利胆类药：主要包括 S-腺苷蛋氨酸、熊去氧胆酸等。S-腺苷蛋氨酸有助于肝细胞恢复功能，促进肝内淤积胆汁的排泄，从而起到退黄、降酶及减轻症状的作用，适用于胆汁代谢障碍及淤胆型肝损。熊去氧胆酸可促进内源性胆汁酸的代谢，抑制其重吸收，取代疏水性胆汁酸成为总胆汁酸的主要成分，提高胆汁中胆汁酸和磷脂的含量，改变胆盐成分，从而减轻疏水性胆汁酸的毒性，起到保护肝细胞膜和利胆作用。应注意的是，鉴于大部分药物均经过肝脏代谢，故不提倡过多使用，一般不超过 2～3 种，滥用药物对肝脏有害无益。

2.抗肝纤维化药物

迄今为止尚无抗肝纤维化的理想药物，肝细胞膜修复保护剂、抗氧化类药物均有一定的抗肝纤维化作用。有报道表明，秋水仙碱可抑制胶原聚合，肾上腺皮质激素可通过抗炎和抑制肝脯氨酰羟化酶抑制胶原合成，但由于上述药物均有较强的不良反应，限制了其临床应用。秋水仙碱仅用于部分血吸虫性肝病治疗，肾上腺皮质激素用于部分自身免疫性肝炎患者。

3.中药

中药苦参、丹参、桃仁提取物、虫草菌丝、黄芪、白芍、当归、粉防己碱等均有一定抗肝纤维化和抗肝硬化作用。我国研制的中成药如扶正化瘀胶囊［主要成分：丹参、发酵虫草菌粉、桃仁、松花粉、绞股蓝、五味子(制)]、复方鳖甲软肝片[主要成分:鳖甲(制)、莪术、赤芍、当归、三七、党参、黄芪、紫河车、冬虫夏草、板蓝根、连翘]在部分研究中显示了良好的抗肝纤维化前景。目前,中药单体及复方治疗肝纤维化和肝硬化的研究规模仍较小,有必要开展大规模、多中心、前瞻性、随机对照研究进一步证实其临床疗效。

4.其他药物

他汀类药物在部分研究中显示了拮抗炎症、降低门静脉压力、延长生存期的作用。来自于回顾性研究及队列研究的证据表明,他汀类药物不仅可降低非酒精性脂肪性肝病患者发生显著肝纤维化的风险,也可使慢性 HBV、HCV 感染者和酒精性肝病患者肝硬化和失代偿的风险显著下降,同时减少各种病因导致 HCC 发生。值得注意的是,他汀类药物并不改善 Child-Pugh C 级患者预后,且 Child-Pugh C 级患者应用他汀类药物过程中有横纹肌溶解的不良反应报道,宜慎用。

肠道吸收极少的抗生素利福昔明可预防失代偿期肝硬化患者多种并发症并改善预后。此外,有研究报道新型抗凝剂依诺肝素不仅可有效预防门静脉血栓发生,还可延缓肝硬化失代偿发生。晚近意大利开展的一项多中心开放随机对照研究报道,长期使用白蛋白(40g/w)可改善合并非难治性腹水的失代偿期肝硬化患者的总体生存率,认为可能改变部分失代偿期肝硬化患者的治疗方式。此外,已酮可可碱、复合益生菌也被报道可改善肝硬化患者的肝功能,改善部分患者预后。这些药物尚需更多的前瞻性随机对照研究,探讨其疗效、安全性及最适人群、剂量和疗程。

(四)细胞移植

由于供肝严重缺乏,手术价格昂贵、术中术后并发症等问题,肝移植的临床开展受到一定限制。晚近,细胞移植开始试用于肝硬化治疗。由于肝细胞分离后在体外很快失去生物学功能,因此临床采用干细胞移植。移植干细胞来源非常广泛,包括自体的骨髓干细胞、造血干细胞、外周血干细胞以及异基因脐血干细胞等,目前临床应用最为广泛的是从骨髓、脂肪以及脐带血等组织中分离得到自体或异基因的间充质干细胞(MSCs)。多数研究认为干细胞移植可改善肝硬化患者肝功能,改善腹水等症状,但长期疗效有限。

(五)肝移植

肝移植是失代偿期肝硬化的最终治疗手段。不同原因导致的终末期肝硬化均可考虑肝移植。肝硬化患者肝移植指征包括出现腹水、自发性细菌性腹膜炎、门静脉高压导致慢性消化道失血或难治性静脉曲张破裂出血、门静脉高压性胃病、肝性脑病、营养不良、肝肺综合征和肺动脉高压、部分原发性肝癌等。终末期肝病模型(MELD)评分是目前评判肝移植指征的重要指标,MELD 评分高者需优先考虑肝移植。

八、预防

病毒性肝炎的防治是预防肝硬化的关键。应注意早期发现和治疗病毒性肝炎患者;积极推广乙肝疫苗免疫接种;严格执行可能接触体液、血液的器械等的消毒常规;强调献血员及血制品筛查,推广无偿献血。此外,肝硬化的预防措施还包括注意饮食、饮水卫生;节制饮酒;注意合理营养;加强合理用药,避免滥用药物;加强劳动保护,避免工农业生产、实验研究过程中的慢性毒性物质和化学品损伤;定期对高危人群进行体检等。

九、预后

肝硬化的预后一般不佳。下列因素常提示肝硬化预后差:①肝硬化病因为病毒性肝炎者;②黄疸持续,PT 持续延长者;③难治性腹水,血钠、尿钠持续降低者;④严重低白蛋白血症(<25g/L)者;⑤出现其他各种并发症者。

第四节　甲型病毒性肝炎

甲型病毒性肝炎简称甲型肝炎,是由甲型肝炎病毒(HAV)引起的急性传染病。HAV 感染后可以表现为隐性感染、亚临床感染和临床感染。临床感染的潜伏期为 30(15～45)d,临床表现为发热、乏力、厌食、恶心、呕吐、腹部不适和黄疸等症状,病程大多小于 2 个月,多数为自限性疾病,极少数可发生急性肝衰竭。HAV 不引起慢性肝炎,感染 HAV 后可获得持久免疫。任何年龄均可患本病,但主要为儿童和青少年。甲型肝炎呈全球流行,我国曾为高发区,随着甲型肝炎疫苗的广泛接种,甲型肝炎的流行已得到有效控制。

一、流行病学

(一)传染源

主要传染源是急性期甲型肝炎患者和隐性感染者。在急性患者中不典型的无黄疸型肝炎患者和儿童患者尤为重要。甲型肝炎的传染期主要在潜伏期的后期及发病后的 1 周内,此时患者粪便中排出 HAV 量最多。隐性感染也是一个重要的传染源。甲肝患者病毒血症最早始于黄疸出现前 25d,持续至黄疸出现为止,在此期间患者血液有传染性。亦有接触黑猩猩后发生甲型肝炎的报道。传统的观点认为 HAV 无慢性长期带病毒者,但 1983 年 Frosner 报道,在北极寒带地区,如阿拉斯加及格陵兰的流行区,有的患者 23 年甚至长达 26 年粪便中的HAV 才消失。

HAV 在人群中的传播方式可能与水痘病毒一样,经历潜伏期转为短暂的活动期。曾经感染过 HAV 但无抗体存在的人,再次被感染会重新出现粪便排毒,从而增加了 HAV 在人群中的感染比例,再次被感染现象可能是地方性流行的原因。

(二)传播途径

甲型肝炎系粪-口途径传播,可通过食物、饮水及人与人密切接触而传染。日常生活的密切接触多为散发性发病,食物和饮水传播往往呈暴发流行。我国华东沿海地区常因生食或半生食水产品(如蛤蜊、牡蛎、毛蚶)引起流行。尽管性传播的作用不太清楚,但男性同性恋之间感染 HAV 的概率增加,可能与肛交有关。静脉注射毒品者也是高危人群,这不是由污染针头注射引起,与不良卫生习惯有关。母婴传播及输血引起的 HAV 感染较为罕见,但偶有报道。

（三）易感性和免疫力

人类对 HAV 普遍易感,在甲型肝炎流行地区,绝大多数成人血清中都有抗 HAV 抗体,故婴儿在出生后 6 个月内,由于血清中含有来自母体的抗 HAV 抗体可以防止 HAV 感染。6 月龄后血抗 HAV 抗体逐渐消失而成为易感者。患过或感染过甲型肝炎的人,可获得比较持久的免疫力,以防止 HAV 再感染,但无交叉免疫力,不能防止其他类型肝炎病毒的侵袭。

（四）流行特点

甲型肝炎呈全球性分布,在许多热带和亚热带地区常呈地方性流行,农村多于城市。在集体单位中,如学校、兵营、工地、托儿机构、监狱等人群密度高、居住拥挤的场所发病率较高。在温带地区的一些国家,甲型肝炎的流行有周期性,每隔 5～10 年有一次流行或 6～7 年出现一次流行高峰。原因是在一次流行后,人群的免疫力普遍提高,再经过一段时期,易感性逐渐增加,又出现另一次流行。

本病无严格季节性,一般以晚秋早冬发病较多。北半球国家以 2～4 月、11～12 月为发病高峰,南半球如澳大利亚及新西兰以夏季为发病高峰。战争、灾荒常促发本病流行,第二次世界大战中美军、德军均有甲型肝炎流行的报道。在我国甲型肝炎的流行仍是一个重要的公共卫生问题,国内曾发生多起甲型肝炎的暴发流行,1988 年春季上海甲型肝炎暴发流行发病数达 31 万余人,平均罹患率为 4 082.6/10 万,是有记录以来最大的一次流行。这次流行的特点是:流行主要在 12 个市区,病情波及面广,11% 的家庭有 2 个或 2 个以上的人同时发病;流行时间持续较长,自 1 月中旬始至 3 月中旬,3 月下旬明显减少,以 1 月下旬至 2 月中旬为高峰,持续近 20d 左右,高峰期间每日发病数达 1 万以上。发病年龄以青壮年为主,20～39 岁占病例总数的 83.5%。由于旅游业的快速发展及现代交通的便利,导致甲型肝炎从卫生条件差的落后地区向卫生条件好的发达地区转移的潜在危险性明显增加,2003 年美国宾夕法尼亚州的一次甲型肝炎暴发流行就是一例。当时的一个餐馆从邻国墨西哥购进一批污染了 HAV 的洋葱,导致至少 7 653 人感染,这是近年来在发达国家发生的最大的一次 HAV 暴发流行。

目前在急性病毒型肝炎中,甲型肝炎占 30%～50%。世界卫生组织资料显示,高度流行区是在卫生条件差、个人卫生习惯不良的发展中国家,10 岁前儿童感染的可能性达 90%。大部分感染发生在年幼的儿童,但发病有症状者比例不高。因为年长的儿童及成人一般都有免疫力。暴发的可能性罕见,如非洲、南美洲部分国家、中东、东南亚及拉丁美洲国家,我国也是高度流行区。中度流行区多在经济转型的国家及卫生条件差异较大的地区,年幼儿童多无感染。事实上,这种经济及卫生条件的差异常会导致高发病率,因为感染常发生在年龄偏大的群体,以致发生暴发流行,如欧洲南部及东部、某些中东部国家。低流行区是在发达国家,卫生条件及个人卫生习惯良好的地区。疾病常发生在青少年及成人,高危人群有静脉药瘾者、男性同性恋者、到高度流行区旅行者及某些封闭的社区,如西欧、北欧、美国、澳大利亚、日本、新西兰及加拿大等。

二、发病机制

当 HAV 经口摄入后,通过肠道黏膜吸收进入血流,随血流进入其靶器官内,在肝细胞及库普弗细胞内繁殖,在肝外其他地方如肠道内也发现有复制。在非洲狨猴的动物模型中发现,静脉注射 HAV 后第 1 周血清转氨酶升高不明显,而在第 3 周时达到最高值,此时血清中抗 HAV 转为阳性,提示第 1 周转氨酶升高与病毒复制有关,而第 3 周则是免疫反应所引起。因此目前认为,甲型肝炎的发病机制主要以免疫介导为主,而由病毒直接杀伤肝细胞引起病变的证据不明显。

(一)免疫反应作用

HAV 感染后,动物或人体肝穿超薄切片电镜观察结果显示,与 HAV 在体外组织培养中所见形态学改变相一致,HAV 可引起持续感染而不出现细胞裂解,血液出现循环免疫复合物和补体水平下降现象,因此推想 HAV 诱导的免疫反应在甲型肝炎发病中起重要作用。在患者和动物实验中都观察到,HAV 感染后可出现早期和晚期两次肝功能异常,与丙氨酸氨基转移酶(ALT)升高相同的时期内,血清中和抗体活性升高,而且 HAV 感染黑猩猩后,黑猩猩肝组织所产生的特征性病变是明显的汇管区炎性细胞浸润伴汇管区周围肝实质坏死性炎症,汇管区周围肝细胞被炎性细胞浸润,以淋巴细胞为主,故多认为肝细胞损害与免疫病理有关。免疫反应机制包括细胞免疫和体液免疫两方面的作用。

1.细胞免疫

甲型肝炎特征的肝细胞损伤主要与细胞免疫反应有关,包括特异性 T 细胞免疫反应及非特异性先天性免疫反应。Vallbrancht 等对患者外周血淋巴细胞功能的研究表明,急性甲型肝炎患者外周血淋巴细胞特异性杀伤 HAV 感染的自身皮肤成纤维细胞的细胞毒活性升高,并且在黄疸出现后 2~3 周时,细胞毒活性达高峰。从 2 例发病数周的甲肝患者肝活检获取的淋巴细胞克隆,检测出以 $CD8^+$ T 细胞为主,并证明其具有特异性杀伤 HAV 感染肝细胞的功能,这种特异性 T 细胞介导的针对 HAV 感染肝细胞的免疫应答,很可能与急性甲型肝炎的肝损伤有关。HAV 抗原与肝细胞表面宿主组织相容性抗原形成复合物,$CD8^+$ T 细胞识别这种复合物,并攻击破坏 HAV 感染的肝细胞,从而引起免疫病理变化。

由于外周血抗 HAV $CD8^+$ T 细胞水平在症状出现后 2~3 周才达高峰,因此认为先天性免疫系统的细胞在早期疾病中发挥了更为重要的作用,如自然杀伤淋巴细胞(NK 细胞)。研究显示,NK 细胞表面有 TIM-1(HAV 受体分子)表达,原代 NK 细胞能杀伤 HAV 感染的肝癌细胞株,但不能杀伤未感染的细胞;用 TIM-1 单克隆抗体处理 NK 细胞和 HAV 感染的肝癌细胞可阻断 NK 细胞的杀伤作用;HAV 感染可诱导 NK 细胞产生多种细胞因子如 IL-4、IFN-γ 及颗粒酶 B,后者被认为参与了 HAV 感染细胞的杀伤效应,但这种效应也可被抗 TIM-1 抗体所阻断。总之,HAV 感染细胞通过 TIM-1 分子激活 NK 细胞,后者一方面直接杀伤感染细胞,另一方面又产生大量的细胞因子而间接放大了这种杀伤效应。NK 细胞还可阻止 HAV 感染后慢性炎症的发生,这可能与 NK 细胞诱导的 Treg 细胞有关,具体机制有待进一步研究。

有研究发现,急性 HAV 感染患者在出现黄疸后,外周血淋巴细胞与皮肤成纤维细胞均能产生干扰素,IFN-γ 可能是由 HAV 特异性细胞毒性 T 细胞所产生,可能有助于诱导增强肝细胞表面 HLA-1 决定簇的表达。这种增强肝细胞 HLA 表达的作用,可能是促进 T 细胞所介导的清除 HAV 感染细胞的关键。

2.体液免疫

HAV 急性感染动物在疾病早期及恢复期血清中同时存在病毒中和抗体,血清抗 HAV IgM 和 HAV IgG 均有中和 HAV 的作用。其保护作用表现在急性感染后多年抗 HAV IgG 仍维持较高水平。Margolis 等检测了 9 例黑猩猩 HAV 感染期间血清中的免疫复合物,其中 8 例为阳性,免疫复合物中的抗体主要是 IgM,IgM 型免疫复合物通常在转氨酶升高前出现,且与抗 HAV IgM 的存在相关。在 8 只黑猩猩中 6 只体内 C3 补体浓度明显下降,下降最明显时与免疫复合物介导的反应有关。但用免疫组化方法未发现肝细胞表面免疫复合物沉淀。故复合物是否引起肝内炎症尚未明了,其可能对肝外表现如皮疹、关节炎等发生起一定作用。

3.病毒的免疫逃逸

HAV 的病毒因子在后天性免疫出现前于体内存在数周,说明 HAV 可能有逃避先天性免疫的能力。有研究表明,HAV 的 3ABC 中间体可破坏线粒体抗病毒信号蛋白(MAVS)。MAVS 是重要的信号衔接蛋白,连接着视黄酸诱导基因 I(RIG-I),而 RIG-1 是 PRR 之一,能识别病毒 dsRNA 并激活下游信号分子干扰素调节因子 3(IRF-3)和核因子 κB(NF-κB),并从胞质中转移到核内,从而诱导 IFN 的产生。因此,HAV 3ABC 可通过破坏 MAVS 来降低体内干扰素的产生。

(二)病毒直接作用

HAV 经口进入消化道黏膜后,可能先在肠道中繁殖,经过短暂的病毒血症,然后在肝细胞内增殖,HAV 在肝内复制的同时,亦进入血循环引起低浓度的病毒血症。病毒血症一般持续 7~10d。在黑猩猩感染 HAV 早期,用免疫荧光法可在 5%~10% 的肝细胞质中检测到病毒颗粒存在。静脉接种狨猴,其大部分肝细胞中含有病毒抗原,电镜显示在肝细胞质中有病毒颗粒存在。粪便排毒前可在肝脏中发现抗原,并在整个酶活性升高期间持续存在。感染后期,抗原仅局限于少数肝细胞和库普弗细胞中。研究结果表明 HAV 主要在肝细胞内增殖。但这种增殖是否会引起肝细胞的变性坏死或功能改变需要进一步研究。

HAV 从肝内分泌到肠道经粪便排出体外,传统观点认为是肝细胞将 HAV 分泌到胆汁所致,但最近对肝细胞极性研究发现,肝细胞可能先将 HAV 分泌到血液中,被肠道细胞吸收后,再直接分泌到粪便中,因为肝细胞的顶面朝向胆管,基底面朝向肝窦,HAV 进入细胞和分泌都是经过肝基底面,而不是经过顶面,因此不大可能经肝细胞直接分泌到胆汁;在感染肠道细胞时,由于存在多聚免疫球蛋白受体及 IgA,通过穿胞运输,HAV 可从血管面进入肠道细胞,从肠腔面分泌到粪便中。

关于甲型肝炎的发病机制,目前认为早期可能是由于 HAV 的增殖作用、先天性免疫反应(主要是 NK 细胞反应及病毒特异性 CD8$^+$毒性 T 细胞的特异性杀伤作用)共同导致肝细胞损伤。IFN-γ 的产生诱导 HLA 抗原表达,也是早期肝细胞受损原因之一。晚期则主要是免疫病理作用,即肝组织中浸润的 CD8$^+$T 细胞的特异性杀伤作用及 IFN-γ 对肝细胞膜 HLA 抗原的表达和调控而致肝细胞受损。

影响甲型肝炎病情的因素目前并不十分明确。病毒亚型与病情的关系不明确,感染的病毒量大可缩短病毒感染的潜伏期,并加重病情;感染的年龄在临床上是一个重要的参考指标,年龄愈大,病情就会愈重;合并其他肝炎病毒感染可致病情复杂化。据报道,TIM-1 的多态性与 HAV 感染的病情有一定关系。

三、病理与临床表现

甲型肝炎潜伏期最短 15d,最长 45d,平均 30d。人类感染 HAV 后大多为隐性感染。临床上可为无症状或进展为不同程度的急性肝炎,很少有慢性肝炎发生,几乎无 HAV 携带者存在。急性肝炎根据有无黄疸又分为急性黄疸型肝炎和急性无黄疸型肝炎。急性重症肝炎的发生率较低。但两种变异型甲型肝炎即胆汁淤积性甲型肝炎和复发性甲型肝炎不容忽视。

(一)急性甲型肝炎

1.病理

急性甲型肝炎早期最常见的肝细胞病变为气球样变,肝细胞高度肿胀,形似气球样,胞质染色变浅,胞核浓缩。其次为肝细胞嗜酸性变,胞体缩小,胞质嗜酸性染色增强,最后胞核染色消失,成为红染的圆形小体,即嗜酸性小体,再次为肝细胞胞核空泡变性,继续发展为核溶解,最后为肝细胞灶性坏死与再生。汇管区可见炎性细胞浸润,主要为大单核细胞与淋巴细胞,肝血窦壁库普弗细胞增生。病变在黄疸消退 1～2 个月才恢复。无黄疸型肝炎病变与黄疸型相似,仅程度较轻。

2.临床表现

人类感染 HAV 后大多为隐性感染,仅少数有典型症状。根据临床症状轻重不同,急性甲型肝炎可分为急性黄疸型甲型肝炎与急性无黄疸型甲型肝炎。

(1)急性黄疸型甲型肝炎:临床过程可分为黄疸前期、黄疸期和恢复期三个阶段,一般总病程约 2～4 个月。

黄疸前期患者经过潜伏期后,开始出现临床症状,但尚未出现黄疸,即黄疸前期。此时患者大多急性起病,有畏寒发热、全身乏力、肌肉酸痛、食欲减退、恶心呕吐、腹痛、腹泻及腹胀。约半数以上患者以胃肠道症状为主要表现。少数患者有头痛、发热、咽喉炎、支气管炎等呼吸道的一些非特异症状。尚有少数患者并无明显黄疸前期症状而进入黄疸期。此期短者 2～3d,长者 2～3 周,平均 5～7d。初次感染时症状的出现与年龄有关。儿童特别是两岁以下感染 HAV 后很少出现明显的肝炎症状,而成年人症状明显。

在黄疸前期部分患者已有肝区压痛及触痛,少数病例可出现皮疹,尿胆红素阳性,白细胞总数正常或略低,分类淋巴细胞增高,可见异常淋巴细胞,肝功能检查 ALT 升高,抗 HAV IgM 阳性。

黄疸前期过后即转入黄疸期,此期各种典型症状和体征先后出现,发热减退后尿色逐渐加深,似浓茶样。随着尿色加深,患者相继出现巩膜黄染,黏膜黄染常发生于皮肤黄染之前,以软腭黏膜黄染发生较早,继之皮肤逐渐变黄,约于 1～2 周内达高峰,此时可有短期大便颜色变浅,皮肤瘙痒、心动过缓等胆汁淤积的表现。约在 2～3 周内恢复正常。65% 的患者肝大至肋缘下 1～3cm,有充实感,有压痛及叩击痛。部分病例有轻度脾大。慢性肝炎特征性表现如蜘蛛痣极少出现,但可一过性存在。整个黄疸期持续 2～6 周,也有短者 2d,长至 95d 或更长。黄疸消退时患者症状减轻,食欲及精神好转。

恢复期黄疸消退而临床症状减轻以至消失。食欲增加,体力恢复,肝脾大逐渐恢复即为恢复期。此期持续时间2周至4个月不等,平均1个月左右。90%以上的患者在起病后半年内完全恢复。

(2)急性无黄疸型甲型肝炎:为临床最常见的类型,在流行病学上此型尤为重要。在甲型肝炎流行区无黄疸型肝炎比黄疸型更为多见,占急性肝炎病例的90%以上。从临床经过及病理变化的程度看,无黄疸型肝炎可以认为是急性甲型肝炎的一种轻型,其临床症状较轻,整个病程不出现黄疸,仅表现为乏力、食欲减退、腹胀和肝区疼痛等症状,少数病例有发热、恶心、腹泻等症状。临床表现类似急性黄疸型肝炎的黄疸前期。体征以肝大为主,脾大少见。相当多的一部分病例症状不明显而仅有体征和肝功能改变,在普查时才被发现。一般在3个月之内恢复正常。由于其发生率远高于黄疸型,因此成为更重要的传染源。

(二)急性重症肝炎(又称暴发性肝炎)

重症肝炎的发生率极低,大约1‰,病死率小于0.5%。50岁以上的患者病死率略高,约1.8%。临床特征为急性起病,短期内出现意识障碍、出血、黄疸及肝脏缩小。由于肝细胞急性大量坏死导致急性肝功能衰竭及各种并发症。

1.病理

主要特征为大量肝细胞坏死融合成片,病变多自肝小叶中央开始,向四周扩延,溶解坏死的肝细胞迅速消除,仅残留网状纤维支架,残余肝细胞淤胆呈黄色,肝脏体积缩小,故名急性黄色肝萎缩。镜下可见两种病理组织学改变:①急性水肿型:以严重的弥散性肝细胞迅速肿胀为主,胞膜明显,胞质淡染或近似透明,细胞相互挤压成多边形,类似植物细胞;小叶结构紊乱,内有多数大小不等的坏死灶,肿胀的肝细胞间有明显毛细胆管淤胆。②急性坏死性重症型:有广泛的肝细胞坏死,该处肝细胞消失,遗留网状支架,肝窦充血,有中性粒细胞、单核细胞、淋巴细胞及大量吞噬细胞浸润,部分残存的网状结构中可见小胆管淤胆。

2.临床表现

急性重症肝炎发病早期临床表现与急性黄疸型相似,但病情进展迅速,患者极度乏力,消化道症状严重,黄疸进行性加深,伴有严重神经精神症状,病死率高。1981年我院统计155例重症肝炎中,急性重症型31例,死亡24例,病死率为85%。由于起病类似急性肝炎,在病情急剧发展中出现一系列重症肝炎的表现,故当急性甲型肝炎患者,出现以下征象时,应考虑重型的诊断。①明显的全身中毒症状,随着黄疸进行性加深,患者极度乏力,精神萎靡、嗜睡或失眠、性格改变、精神异常、计算及定向力障碍、扑翼性震颤、意识障碍。②严重消化道症状,食欲明显减退,甚至厌食、频繁恶心、呃逆呕吐,高度腹胀、鼓肠。③黄疸进行性加深,数日内血清胆红素升高达171μmol/L以上,而血清ALT下降甚至正常,出现胆酶分离现象。亦有少数患者,病情进展迅速,黄疸尚不明显便出现意识障碍。④肝脏或肝浊音区进行性缩小,并在发病几天内迅速出现腹水。肝脏CT或B超检查提示有肝萎缩。⑤有明显出血倾向(皮肤瘀点瘀斑、呕血、便血),凝血酶原时间明显延长。⑥血清前清蛋白、胆固醇、胆碱酯酶活力及C3明显降低。

3.并发症

急性重症肝炎常见并发症有肝性脑病、脑水肿、低血糖、水电解质酸碱平衡紊乱、内毒素血症、出血、感染、肝肾综合征等。

（三）淤胆型肝炎

淤胆型甲型肝炎以持续性黄疸和瘙痒为特征，伴有胆红素显著升高，发病率低，易被误诊为肝外胆道阻塞或慢性胆汁淤积性肝病。尽管症状和异常的生化变化可持续数月乃至一年，但最终都会完全治愈。肝活检通常不是常规选项，但一旦获得肝组织，可发现中央胆管胆汁淤积和典型的门脉区炎症。

（四）复发性肝炎

复发性甲型肝炎可发生于 5%～10% 的急性甲型肝炎患者，表现在生化指标明显恢复正常后的数周及数月内，患者再度出现无症状性转氨酶升高。但有一部分患者，在复发期也出现症状和黄疸。复发期间粪便中可再次检出 HAV。这种异型肝炎也是最终完全恢复而不留下后遗症。

（五）其他

其他并发症更为稀少，个别报道 HAV 感染与格林-巴利综合征、急性胰腺炎、胆囊炎、再生障碍性贫血、肾衰竭、脑炎及噬血吞噬细胞综合征有关。偶有报道急性甲型肝炎之后出现自身免疫性肝炎。

四、诊断与鉴别诊断

（一）诊断

1.流行病学

①发病前曾与确诊甲型肝炎患者有过密切接触史，如共同进餐或生活；②曾在甲型肝炎暴发流行地区逗留，并饮用污染的水或食物；③发病前 2～6 周内曾吃过生的或半生不熟的蛤蜊、牡蛎、毛蚶等被 HAV 污染的水产品；④在有甲型肝炎流行的集体单位工作或生活者。

2.临床诊断

急性起病，有畏冷发热的前驱症状后出现无其他原因可解释的食欲减退、厌油、乏力、肝大、黄疸等前述各型肝炎所具有的表现。

3.实验室诊断

起病初即出现血清转氨酶升高，ALT 在发病第一周内升达高峰，是发生肝炎的最早信号。若同时血清胆红素在 $17.1\mu mol/L$ 以下，拟诊为急性无黄疸型肝炎。若同时血清胆红素超过 $17.1\mu mol/L$ 以上者，可拟诊为急性黄疸型肝炎。

（1）特异性病原学及免疫学检查：①检测 HAV 或 HAV 抗原，取发病前 2 周及发病后 8～10d 内患者的粪便，采用免疫电镜技术检测 HAV 或 HAV 抗原颗粒，阳性可作为急性感染的证据。此方法因设备和技术条件要求高，尚不能作为常规应用。②用免疫荧光、免疫电镜或放射免疫法检测患者肝组织内的 HAV 或 HAV 抗原，阳性者表明为 HAV 急性感染，此方法亦仅用于某些特殊的研究。③分子杂交技术：利用核酸探针检查粪便或感染细胞中 HAV RNA。如 HAV cDNA 亚基因转录子的 cDNA 分子杂交法和 Shiel 报道的用 ssRNA 探针检测 HAV。用此法检测出的病毒血症平均存在时间为 95d（36～391d），在症状出现前 30d 就出现。④病毒分离:用组织培养或动物接种方法检测患者粪便中的 HAV,分离 HAV 技术已成功,但由于实验动物狨猴价格昂贵,尚不能应用于临床。

(2)特异性抗体及血清学检查:①血清抗 HAV IgM 在发病早期即明显增高,其特异性高,持续时间短,急性甲型肝炎起病后 12 周内血清抗 HAV IgM 阳性可作为急性 HAV 感染的标志。此项检查已被公认为甲型肝炎病原标志的最可靠依据。可采用放射免疫法(RIA)或酶联免疫吸附试验(ELISA)、免疫荧光法(IFA)及免疫电镜等技术检测。②采用 RIA/ELISA 或固相放射免疫法检测血清抗 HAV IgG。抗 HAV IgG 是保护性抗体,在病后 1 个月左右可自血清中检出,2~3 个月后达高峰,以后缓慢下降,持续多年甚至终身。单份血清抗 HAV IgG 阳性,表明机体有免疫力,适用于流行病学调查。双份血清(相隔 2~3 个月)抗 HAV IgG 滴度增高 4 倍以上有诊断意义,但不能作为早期诊断。③检测患者粪便中 HAV 特异性 IgA。感染 HAV 后粪便中特异性 IgA 可持续 4~6 个月左右,故用 ELISA 测定患者血清特异性 IgA 可代替血清抗 HAV 检测来诊断甲型肝炎。

目前有学者发明一种联合 ELISA-RT-PCR 法用于检测粪便中 HAV 和 HEV。该法是将特异性探针结合到 RT-PCR 产物上,再通过 ELISA 进行检测,该法灵敏度高,可检出 0.1ng/μL 的病毒量;特异性强,与其他病毒如肠道病毒、轮状病毒等之间无交叉反应性。

(3)血清酶学检查:以 ALT 为最常用。此酶在肝细胞质内含量最丰富,肝细胞损伤时即释出细胞外,因此是一种非特异性肝损害指标。当其他引起肝损害的原因被排除后,ALT 比正常值升高 2 倍以上时,结合临床表现和血清免疫学检查才有诊断意义。急性肝炎在黄疸出现前 3 周,ALT 即升高,通常在几百个单位,但也有超过 1 000~2 000 单位,有时成为肝损害的唯一表现。ALT 升高先于胆红素升高,后者将会持续上升到 ALT 下降。重型肝炎患者若黄疸迅速加深而 ALT 反而下降,表明肝细胞大量坏死。AST 意义与 ALT 相同,但特异性较ALT 为低。血清碱性磷酸酶(ALP)的显著升高有利于肝外梗阻性黄疸的鉴别诊断,在急性甲型肝炎时一般正常或轻度升高。

(4)血清蛋白的检测:肝损害时合成血清清蛋白的功能下降,导致血清清蛋白浓度下降。急性甲型肝炎时清蛋白下降不多见。

(5)血清和尿胆红素检测:急性肝炎早期尿中尿胆原增加,黄疸期尿胆红素及尿胆原无增加,淤胆型肝炎时尿胆红素强阳性而尿胆原可阴性。黄疸型肝炎时血清结合和非结合胆红素均升高。血清胆红素升高常与肝细胞坏死程度相关。

(6)凝血酶原时间检测:凝血酶原主要由肝脏合成,肝病时凝血酶原时间长短与肝损害程度成正比。凝血酶原活动度<40%或凝血酶原时间比正常对照延长 1 倍以上时提示肝损害严重。但在急性甲型肝炎时很少异常。

(7)血常规检查:急性肝炎初期白细胞总数正常或略高,一般不超过 10×10^9/L,黄疸期白细胞总数减少,分类淋巴细胞及大单核细胞升高,可见异型淋巴细胞。有报道认为,血小板数量多少与急性肝炎的严重程度呈正相关。

(8)尿常规检查:深度黄疸或发热患者,尿中除胆红素阳性外,还可出现蛋白质、红细胞、白细胞或管型。

（9）肝活体组织检查（肝活检）：急性肝炎患者不是首选及常规检查项目。急性甲型肝炎的组织学变化与其他急性病毒性肝炎一样即肝细胞的气球样变、凝固性坏死、局灶性坏死、单核细胞在门管区广泛浸润及库普弗细胞增生。

（10）超声检查：B型超声检查能动态地观察肝脾的大小、形态、包膜情况、实质回声结构、血管分布及其走向等，对监测重症肝炎病情发展、估计预后有重要意义。

（二）鉴别诊断

常需与下列疾病相鉴别。

1.中毒性及药物性肝炎

误食毒蕈或四氯化碳、黄磷、氯仿、利福平、异烟肼、对氨基水杨酸、保泰松、吲哚美辛、甲基多巴、氟烷、四环素等均可致大块或亚大块肝坏死，其临床表现与重症肝炎相似。主要依据：①病前服用毒物或药物史；②有不同程度的肝功能改变，但一般没有重症肝炎严重；③无黄疸前期的肝炎症状而有某种原发病史；④常伴有心、脑、肾等脏器损害。

2.妊娠急性脂肪肝

患者多为初产妇，发生于妊娠后期出现深度黄疸、出血、肝肾综合征、昏迷等。病情发展迅速，与急性重症肝炎相似。以下几点有助于鉴别：①起病多有急腹痛；②黄疸深度、肝脏进行性缩小的程度均没有急性重型肝炎严重；③常出现严重低血糖，某些病例可出现低蛋白血症；④尿中胆红素始终阴性；⑤超声波呈典型的脂肪波形；⑥病理呈严重的脂肪变性，无肝坏死改变。

3.重症黄疸出血型钩体病

有疫水接触史，急性起病，畏寒高热，伴头痛、腰痛、腓肠肌疼痛、眼结膜充血、局部淋巴结肿痛。4～8d后体温下降出现黄疸加深、出血和肾功能损害。肾损害出现较早。钩体病一般无中毒性鼓肠、腹水、肝脏缩小。实验室检查白细胞增加，血沉增快、病原体检查及凝溶试验阳性可有助于鉴别。

五、治疗与预防

（一）治疗

甲型肝炎为自限性疾病，除少数急性重症型肝炎外，绝大多数病例预后良好。急性甲型肝炎治疗原则以适当休息、合理营养为主，辅以药物。避免饮酒、过度劳累和使用损害肝脏的药物。急性重症肝炎需加强重症监护，针对病情发展各阶段的主要矛盾，应用对症与支持的综合基础治疗，以维持患者生命，促进肝细胞再生。

1.休息

急性黄疸型肝炎患者应强调早期卧床休息至症状基本正常，黄疸消退可逐渐起床活动。一般轻症无黄疸患者不必卧床休息，可轻度活动和自理生活。急性重症肝炎必须绝对卧床休息，严格消毒隔离，防止医源性感染。

2.饮食

应根据食欲、病情、病期适当把握，病初因食欲减退、厌油，宜进清淡、适合患者口味的低脂半流质食物。病情好转后,给予充分热量、蛋白质及维生素,食物品种可多样化,以增进食欲。急性重症肝炎患者应低盐、低脂、低蛋白、高糖饮食。并发肝性脑病时,应严格限制蛋白摄入,以控制肠道内氨的来源。进食不足者,可静脉滴注 $10\% \sim 25\%$ 葡萄糖溶液 $1\,000 \sim 1\,500$ mL,补充足量维生素 B、维生素 C 及维生素 K。

3.药物

对病毒性肝炎的治疗目前尚无特效药物,可根据药源适当选用中西药联合治疗。护肝药物主要包括维生素类如维生素 B、维生素 C、维生素 E、维生素 K、叶酸等。促进解毒功能药物有葡萄糖醛酸内酯、维丙胺、硫辛酸。促进能量代谢药物均为非特异性护肝药,可根据病情及药源情况适当选用。

4.对症治疗

食欲锐减且伴呕吐者,静脉滴注 $10\% \sim 25\%$ 葡萄糖液。恶心呕吐者可用甲氧氯普胺、维生素 B_6 等。食欲减退可服多酶片、胰酶、山楂丸。肝区痛可服维生素 K、逍遥丸、舒肝片等。

总之,病毒性肝炎的治疗尚无特效药物,以上药物主要为辅助性治疗,我们认为在临床药物的选择中必须避免滥用或过多使用药物,以免增加肝脏的负担,不利于病情的恢复。

5.急性重症肝炎的处理

重症监护。急性重症肝炎病情凶险,进展迅速、变化多,必须及时发现问题才能在治疗上争取主动。

(二)预防

甲型肝炎的预防应强调改善居住生活条件及卫生设施,养成良好的个人卫生习惯是预防的关键。在甲型肝炎流行地区应采取以切断粪-口途径为主的防治措施,力争早发现、早诊断、早隔离、早报告、早治疗及早处理疫点以防止流行。在发病率极低地区则应以控制传染源为主。甲型肝炎疫苗的接种,保护易感人群是消灭本病的重要措施。

1.管理传染源

患者应按肠道传染病隔离至起病后 3 周,托幼机构的患者需隔离 40d,疑似患者及密切接触者接受医学观察 $4 \sim 6$ 周。在家疗养的患者应严格遵守个人卫生制度。患者的排泄物及用物应严格消毒。

2.切断传播途径

重点要搞好卫生措施,做好"两管"(管水、管粪)、"五改"(改水井、厕所、畜圈、炉灶、环境),养成良好的个人卫生习惯。饭前便后要洗手,生吃蔬菜瓜果要洗烫,不吃未经充分加热处理的水产品和食物。食具应煮沸或蒸汽消毒。注意医疗器械消毒,加强粪便管理。

3.保护易感人群

在高或中度 HAV 流行地区旅行者或工作者、男性同性恋、静脉药瘾者、凝血功能障碍者、日托中心儿童及工作人员等可以接种甲肝疫苗;接触甲型肝炎患者的易感儿童还可以注射丙种球蛋白进行被动免疫。

第五节 乙型病毒性肝炎

一、病因

乙型病毒性肝炎是威胁人类健康的重大疾病之一。乙肝病毒感染在世界范围内很广泛。全世界 HBV 感染者约有 3.5 亿人，亚洲、非洲等有色人种感染率高。我国 HBV 感染者高达 0.93 亿，约占人口的 7%。其中部分患者发展成慢性肝炎。亦有少部分可发展成肝硬化或肝癌，成为致死的原因。

（一）传染源

主要是 HBV 无症状携带者（ASC）和急、慢性乙型肝炎患者。ASC 因其数量多、分布广、携带时间长、病毒载量高，是重要的传染源。其传染性的强弱主要与血清病毒复制水平有关。急性乙型肝炎患者在潜伏后期即有传染性。慢性乙型肝炎患者病情反复发作或迁延不愈，传染性与病变的活动性无关，而与血清病毒水平相关。

（二）传播途径

HBV 主要经血和血制品、母婴、破损的皮肤和黏膜及性接触传播。

1.母婴传播

HBsAg（＋）母亲的子女出生后若未经乙肝免疫接种，则 30%～40% 将表现 HBsAg（＋）。HBeAg（＋）母亲的婴儿 70% 以上将在 1 年内 HBsAg 转阳，其中 80% 将成为 ASC。

母婴传播最重要的是发生在围生（产）期。HBsAg（＋）母亲的新生儿，按要求出生后接受乙型肝炎免疫球蛋白（HBIg）及乙肝疫苗的预防后，可有 90%～95% 的保护率；新生儿在分娩过程中接触大量的母血和羊水，新生儿胃液中绝大多数 HBsAg 阳性，可能与 HBV 感染密切相关。宫内传播的发生率和传播机制尚不一致，估计其发生率为 5%～10%。水平传播指未经系统乙肝免疫接种的围生（产）期后小儿发生 HBV 感染。主要来自母亲或家人的亲密接触，也可来自社会。

2.医源性传播

（1）经血传播：输入 HBsAg 阳性血液可使 50% 受血者发生输血后乙型肝炎。对供血员进行 HBsAg 及 ALT 的筛查已经大大减少了输血后乙型肝炎的发生，但筛查的方法必须灵敏。供血员中可能有 2% 的 HBsAg 阴性的隐匿性 ASC，受血者可能引起 HBV 感染。接受抗-HBc 阳性的血液，也可发生 HBV 感染，而目前我国尚不可能将抗-HBc 列入筛查项目。输入被 HBV 污染的凝血Ⅷ因子、Ⅸ因子和凝血酶原复合物等可以传染 HBV。成分输血如血小板、白细胞、压积红细胞也可传播。由于对献血员实施严格筛查，经输血及血制品而引起的 HBV 感染已较少发生。

（2）经污染的医疗器械传播：不遵循消毒要求的操作、使用未经严格消毒的医疗器械、注射器和侵入性诊疗操作与手术，均是感染 HBV 的重要途径。静脉内滥用毒品是当前急需防范的传播途径。

（3）其他如修足、文身、扎耳环孔，共用剃须刀、牙刷和餐具等也可以经破损的皮肤黏膜感染 HBV。医务人员特别是经常接触血液者，HBV 感染率高于一般人群。血液透析患者的 HBV 感染率高于一般人群。对于高危人群应加强乙肝免疫接种。

3.性接触传播

HBV 可经性接触传播，西方国家将慢性乙型肝炎列入性接触传播疾病。精液和阴道分泌物中含有 HBsAg 和 HBV DNA。性滥交者感染 HBV 的机会较正常人明显升高，相对危险度（RR）为 3.7。观察一组性滥交女性 HBsAg 携带率为 10.40%，正常对照组为 2.8%。性病史者、多性伴、肛交等人群是 HBV 感染的重要危险人群。应重视防范性接触传播。

日常工作或生活接触，如同一办公室工作、共用办公用品、握手、拥抱、同住一宿舍，同一餐厅用餐和共用厕所等无血液唾液暴露的接触，一般不会传染 HBV。经吸血昆虫（蚊、臭虫等）传播未被证实。

总之，由于对新生儿乙肝疫苗计划免疫的实施，母婴传播率已明显下降，医源性传播、性接触传播及静脉毒瘾者中的传播明显上升，这些方面需加强防范。

（三）人群易感性

凡未感染过乙型肝炎也未进行过乙肝免疫接种者对 HBV 均易感。吸毒者、性传播疾病患者、性滥交者为高危人群。免疫功能低下者、血液透析患者、部分医护人员感染 HBV 的机会和可能性亦较大。

（四）流行特征

1.地区分布

乙肝呈世界性分布，按照流行率不同大致可分为高、中、低度三类流行区。西欧、北美和澳大利亚为低流行区（人群 HBsAg 阳性率为 0.2%～0.5%）；东欧、日本、南美和地中海国家为中流行区（HBsAg 阳性率为 2%～7%）；东南亚和热带非洲为高流行区（HBsAg 阳性率为 8%～20%）。

据 2008 年卫生部公布的 2006 年全国流行病调查结果，我国人群乙肝表面抗原携带率从 1992 年的 9.75% 降至 7.18%。1～4 岁人群乙肝表面抗原携带率最低为 0.96%；5～14 岁人群为 2.42%；15～59 岁人群达 8.57%。抗-HBs 阳性率为 50.09%。1～4 岁人群抗-HBs 阳性率最高，为 71.24%；5～14 岁人群为 56.58%；15～59 岁人群为 47.38%。按此次调查乙肝表面抗原携带率 7.18% 推算，我国仍有乙肝表面抗原携带者约 9 300 万人。目前，我国已实现了世界卫生组织亚太地区提出的 5 岁以下儿童乙肝表面抗原携带率小于 2% 的目标，实现了国家 2006—2010 年乙肝防治规划提出的 5 岁以下儿童乙肝表面抗原携带率小于 1% 的目标。

2.季节性

无一定的流行周期和明显的季节性。

3.性别与年龄分布

乙肝的感染率、发病率和 HBsAg 阳性率均显示出男性高于女性。我国在 1992 年把乙肝疫苗纳入儿童免疫规划管理，2002 年乙肝疫苗纳入儿童免疫规划，因此，既往 10 岁以前呈现的乙肝感染率、发病率和 HBsAg 阳性率的高峰现已不再存在。

二、临床表现

潜伏期 28～160d，平均 70～80d。

（一）急性乙型肝炎

急性乙型肝炎分急性黄疸型、急性无黄疸型和急性淤胆型，临床表现与甲型肝炎相似，多数呈自限性。

（二）慢性乙型肝炎

随着 HBV DNA 前 C 基因突变的研究深入，有人主张按 HBeAg 及抗-HBe 状况将慢性乙型肝炎分为两大类。

1.HBeAg 阳性慢性肝炎

也称经典型慢性乙型肝炎，由野生株 HBV 感染引起，其自然史分 HBeAg 阳性期和抗-HBe 阳性期。HBeAg 阳性期体内 HBV 复制活跃，血清含有高水平的 HBV DNA，肝脏有不同程度的活动性炎症。当 HBeAg 向抗-HBe 转换时，肝功能损害往往一过性加重，然后进入抗-HBe 阳性期。此期体内 HBV 复制减弱或停止，血清 HBV DNA 转阴，HBV DNA 序列常整合人肝细胞基因组，肝脏活动性炎症消散，肝功能恢复正常。仅有少数病例由于 HIV、丙型肝炎病毒或丁型肝炎病毒重叠感染等因素而促使 HBV 复制再活化及肝脏炎症再活动。

2.抗-HBe 阳性慢性肝炎

1993 年发现于地中海地区，主要由前 C 基因突变株 HBV 感染所致。特点是血清 HBeAg 阴性，抗-HBe 阳性，体内 HBV DNA 进行性复制，肝脏有严重而迅速进展的慢性活动性炎症，血清 ALT 水平波动性很大，易发展成重型肝炎、肝硬化及肝癌，干扰素疗效不佳。本型主要分布在地中海沿岸和远东地区，其发病率超过这些地区的经典型慢性乙型肝炎。

慢性肝炎的临床诊断标准：既往有乙型肝炎或 HBsAg 携带史或急性肝炎病程超过半年，而目前仍有肝炎症状、体征及肝功能异常者可以诊断为慢性肝炎。发病日期不明或虽无肝炎病史，但影像学、腹腔镜或肝活体组织病理检查符合慢性肝炎改变，或根据症状、体征、化验综合分析亦可做出相应诊断。为反映肝功能损害程度临床可分为以下 3 种。

（1）轻度（相当于原 CPH 或轻型 CAH）：病情较轻，症状不明显或虽有症状、体征，但生化指标仅 1 项或 2 项轻度异常者。

（2）中度（相当于原中型 CAH）：症状、体征、实验室检查居于轻度和重度之间者。

（3）重度：有明显或持续的肝炎症状，如乏力、纳差、腹胀、便溏等。可伴有肝病面容、肝掌、蜘蛛痣或肝脾肿大而排除其他原因且无门脉高压者。实验室检查血清 ALT 反复或持续升高，清蛋白减低或 A/G 比例异常、丙种球蛋白明显升高。凡清蛋白≤32g/L、胆红素＞85.5μmol/L、凝血酶原活动度 40%～60%，3 项检测中有 1 项达上述程度者即可诊断为慢性肝炎重度。

目前，尚缺乏能反映肝纤维化程度的指标，血清透明质酸（HA）、Ⅲ型前胶原肽（PⅢP）、Ⅳ型胶原（Ⅳ-C）、层粘连蛋白（LN）及脯氨酸肽酶（PLD）等项检测可以反映胶原合成状态，有条件者可积极开展并根据其异常程度，结合病理来判断慢性肝炎纤维化轻、中、重度。

（三）重型乙型肝炎

病因及诱因复杂，包括重叠感染（如乙型肝炎重叠戊型肝炎）、机体免疫状况、妊娠、HBV前C区突变、过度疲劳、精神刺激、饮酒、应用肝损药物、合并细菌感染、伴有其他疾病（如糖尿病、甲状腺功能亢进）等。出现一系列肝衰竭表现：极度乏力，严重消化道症状，神经、精神症状（嗜睡、性格改变、烦躁不安、昏迷等），有明显出血现象，凝血酶原时间（PT）显著延长及凝血酶原活动度（PTA）＜40％。黄疸进行性加深，血总胆红素（TBiL）每天上升＞$17.1\mu mol/L$ 或大于正常值10倍。可出现中毒性鼓肠，肝臭，肝肾综合征等。可见扑翼样震颤及病理反射，肝浊音界进行性缩小。胆酶分离，血氨升高等。

1.根据病理组织学特征和病情发展速度，肝衰竭可分为四类

（1）急性肝衰竭（ALT）：又称暴发性肝炎。以急性黄疸型肝炎起病，乏力及消化道症状显著，凝血酶原活动度＜40％，发病2周内发生Ⅱ度以上（按四度划分）肝性脑病为特征的肝衰竭症状。发病多有诱因。本型病死率高，病程不超过3周。

（2）亚急性肝衰竭（SALF）：又称亚急性重型肝炎。起病较急，发病15d至26周内出现肝衰竭症状。首先出现Ⅱ度以上肝性脑病者，称为脑病型；首先出现腹水及其相关症状（包括胸腔积液等）者，称为腹水型。晚期可有难治性并发症，如脑水肿、消化道大出血、严重感染、电解质紊乱及酸碱平衡失调。白细胞升高，血红蛋白下降，低血糖，低胆固醇，低胆碱酯酶。一旦出现肝肾综合征，预后极差。本型病程较长，常超过3周至数月。容易转化为慢性肝炎或肝硬化。

（3）慢加急性肝衰竭（ACLF）：是在慢性肝病基础上，出现的急性肝功能失代偿。

（4）慢性肝衰竭（CLF）：是在肝硬化基础上，肝功能进行性减退导致的以腹水或门脉高压、凝血功能障碍和肝性脑病等为主要表现的慢性肝功能失代偿。

2.分期

根据临床表现的严重程度，亚急性肝衰竭和慢加急性肝衰竭可分为早期、中期和晚期。

（1）早期：①极度乏力，并有明显厌食、呕吐和腹胀等严重消化道症状；②黄疸进行性加深（血清TBIL＞$171\mu mol/L$ 或每日上升＞$17.1\mu mol/L$）；③有出血倾向，PTA＜40％；④未出现肝性脑病或明显腹水。

（2）中期：肝衰竭早期表现基础上，病情进一步发展，出现以下两条之一者：①出现Ⅱ度以上肝性脑病和（或）明显腹水；②出血倾向明显（出血点或瘀斑），且20％＜PTA＜30％。

（3）晚期：在肝衰竭中期表现基础上，病情进一步加重，出现以下三条之一者：①有难治性并发症，如肝肾综合征、上消化道大出血、严重感染和难以纠正的电解质紊乱等；②出现Ⅲ度以上肝性脑病；③有严重出血倾向（注射部位瘀斑等），PTA＜20％。

三、诊 断

乙型肝炎的急性黄疸型、急性无黄疸型及急性淤胆型，临床诊断与甲型肝炎相应临床型相同。慢性肝炎临床表现不典型者，应进行肝穿刺病理检查加以确诊。急性、亚急性及慢性重型肝炎各有特殊的临床表现，但亚急性及慢性重型肝炎的脑病型易与急性重型肝炎混淆，起病似

急性肝炎的慢性重型肝炎易与亚急性重型肝炎混淆,故应特别重视详细询问病史及体检,参考病史长短及有无慢性肝病体征等资料,以期获得准确诊断。实践证明,通过肝穿刺病理检查,可将不少临床诊断为亚急性重型肝炎的病例纠正诊断为慢性重型肝炎。对无症状慢性HBsAg携带者的临床诊断应慎重,因为许多病例肝穿刺病理检查可发现轻微肝炎,部分病例呈各种慢性肝炎的改变。

四、鉴别诊断

结合病情与如下疾病相鉴别。

(一)药物性肝炎

目前,至少有600多种药物可引起药物性肝炎,与各种其他肝病的表现相同,常见药品如抗生素类药物、解热镇痛药物、抗精神病药物、抗抑郁药物、抗癫痫药物、镇静药物、抗甲亢药物、抗肿瘤药物、降糖药物、心血管药物及某些中药。鉴别时应重视询问用药史。

(二)传染性单核细胞增多症

常有发热、颈淋巴结肿大、咽峡炎、皮疹及肝脾肿大,外周血白细胞总数及淋巴细胞增多,异型淋巴细胞达10%以上,血清异嗜性抗体阳性。

(三)急性结石性胆管炎

出现黄疸前常有胆绞痛及寒战、高热,外周血白细胞总数及中性粒细胞显著增高。

(四)自身免疫性肝炎

主要有原发性胆汁性肝硬化(PBC)和自身免疫性肝病。PBC主要累及肝内胆管,自身免疫性肝病主要破坏肝细胞。诊断主要依靠自身抗体的检测和病理组织检查。

(五)妊娠期肝内胆汁淤积症

皮肤瘙痒明显,先痒后黄,黄轻痒重,肝功能变化轻微,分娩后黄疸迅速消退,再次妊娠症状复发。

(六)肝豆状核变性

血清铜及铜蓝蛋白降低,眼角膜边沿可发现凯-弗环。

(七)其他

血吸虫病、肝吸虫病、肝结核、钩端螺旋体病、脂肪肝、肝淤血及原发性肝癌等均可有肝大或ALT升高,鉴别诊断时应加以考虑。

五、治疗

慢性乙型肝炎治疗主要包括抗病毒、免疫调节、抗炎和抗氧化、抗纤维化和对症治疗,其中抗病毒治疗是关键,只要有适应证,且条件允许,就应进行规范的抗病毒治疗。

(一)治疗目标

慢性乙型肝炎治疗的总体目标是最大限度地长期抑制HBV,减轻肝细胞炎症坏死及肝纤维化,延缓和减少肝失代偿、肝硬化、HCC及其并发症的发生,从而改善患者生活质量和延长其存活时间。

（二）抗病毒治疗的适应证

一般适应证包括：①HBeAg 阳性者，HBV DNA≥10^5 copy/mL（相当于 20 000U/mL），HBeAg 阴性者，HBV DNA≥10^4 copy/mL（相当于 2 000U/mL）；②ALT≥2×ULN（参考值上限），如用 IFN 治疗，ALT 应≤10×ULN，血清总胆红素应<2×ULNI；③ALT<2×ULN，但肝组织学显示 Knodell HAL≥4，或炎症坏死≥G_2，或纤维化≥S_2。

对持续 HBV DNA 阳性，虽达不到上述治疗标准，但有以下情形之一者，亦应考虑给予抗病毒治疗：①对 ALT 大于 ULN 且年龄>40 岁者，也应考虑抗病毒治疗；②对 ALT 持续正常但年龄较大者（>40 岁），应密切随访，最好进行肝活组织检查，如果肝组织学显示 KnodellHAL≥4，或炎症坏死≥G_2，或纤维化≥S_2，应积极给予抗病毒治疗；③动态观察发现有疾病进展的证据（如脾大）者，建议行肝组织学检查，必要时给予抗病毒治疗。

在开始治疗前应排除由药物、乙醇或其他因素所致的 ALT 升高，也应排除应用降酶药物后 ALT 暂时性正常。在一些特殊病例如肝硬化或服用联苯结构衍生物类药物者，其 AST 水平可高于 ALT，此时可将 AST 水平作为主要指标。

（三）IFN-α 治疗

我国已批准普通 IFN-α（2a、2b 和 1b）和聚乙二醇干扰素 α（2a 和 2b）[Peg-IFN-α（2a 和 2b）]用于慢性乙型肝炎的抗病毒治疗。荟萃分析结果表明，普通 IFN 治疗慢性乙型肝炎患者，HBeAg 血清学转换率、HBsAg 消失率、肝硬化发生率、HCC 发生率均优于未经 IFN 治疗者。有关 HBeAg 阴性患者的临床试验结果表明，普通 IFN-α 疗程至少 1 年才能获得较好的疗效。

干扰素的推荐剂量与用法为：普通 IFN-α3～5MU，每周 3 次或隔日 1 次，皮下注射；Peg-IFNα-2a 180μg，每周 1 次，皮下注射；Peg-IFNα-2b 1.0～1.5pg/kg，每周 1 次，皮下注射。一般疗程为 12 个月。如有应答，为提高疗效亦可延长疗程。如治疗 6 个月仍无应答，可改用或联合其他抗病毒药物。

有下列因素者常可取得较好的疗效：①治疗前 ALT 水平较高；②HBV DNA<2×10^8 copy/mL（相当于 4×10^7 U/mL）；③女性；④病程短；⑤非母婴传播；⑥肝组织炎症坏死较重，纤维化程度轻；⑦对治疗的依从性好；⑧无 HCV、HDV 或 HIV 合并感染；⑨HBV 基因 A 型；⑩治疗 12 周或 24 周时，血清 HBV DNA 不能检出。其中治疗前 ALT、HBV DNA 水平和 HBV 基因型，是预测疗效的重要因素。有研究结果表明，在 Peg-IFNα-2a 治疗过程中，定量检测 HBsAg 水平或 HBeAg 水平对治疗应答有较好的预测价值。

治疗前应检查以下几项。①生物化学指标。包括 ALT、AST，胆红素、清蛋白及肾功能；②血常规、尿常规、血糖及甲状腺功能；③病毒学标志物，包括 HBsAg、HBeAg、抗-HBe 和 HBV DNA；④对于中年以上患者，应做心电图检查和测血压；⑤排除自身免疫性疾病；⑥尿人绒毛膜促性腺激素检测以排除妊娠。

治疗过程中应检查以下几项。①血常规：开始治疗后的第 1 个月，应每 1～2 周检测 1 次血常规，以后每个月检测 1 次，直至治疗结束。②生物化学指标：包括 ALT 和 AST 等，治疗开始后每个月检测 1 次，连续 3 次，以后随病情改善可每 3 个月检测 1 次。③病毒学标志物：治疗开始后每 3 个月检测 1 次 HBsAg、HBeAg、抗-HBe 和 HBV DNA。④其他：每 3 个月检测

1次甲状腺功能、血糖和尿常规等指标,如治疗前就已存在甲状腺功能异常或已患糖尿病者,应先用药物控制甲状腺功能异常或糖尿病,然后再开始 IFN 治疗,同时应每个月检查甲状腺功能和血糖水平。⑤应定期评估精神状态:对出现明显抑郁症和有自杀倾向的患者,应立即停药并密切监护。

治疗过程中,应密切监测并积极处理 IFN 的不良反应。其不良反应包括以下几种。

1.流感样症候群

表现为发热、寒战、头痛、肌肉酸痛和乏力等,可在睡前注射 IFN-α 前,或在注射 IFN-α 的同时服用解热镇痛药。

2.一过性外周血细胞减少

主要表现为外周血中性粒细胞和血小板减少。如中性粒细胞绝对计数$\leq 0.75 \times 10^9/L$ 和(或)血小板$< 50 \times 10^9/L$,应降低 IFN-α 剂量,$1 \sim 2$ 周后复查,如恢复,则逐渐增加至原量。如中性粒细胞绝对计数$\leq 0.5 \times 10^9/L$ 和(或)血小板$< 30 \times 10^9/L$,则应停药。对中性粒细胞明显降低者,可试用粒细胞集落刺激因子(G-CSF)或粒细胞巨噬细胞集落刺激因子(GM-CSF)治疗。

3.精神异常

可表现为抑郁、妄想、重度焦虑等精神疾病症状。对症状严重者,应及时停用 IFN-α,必要时会同神经精神科医师进一步诊治。

4.自身免疫性疾病

一些患者可出现自身抗体,仅少部分患者出现甲状腺疾病(甲状腺功能减退或亢进)、糖尿病、血小板减少、银屑病、白斑、类风湿关节炎和系统性红斑狼疮样综合征等,应请相关科室医师会诊共同诊治,严重者应停药。

5.其他少见的不良反应

包括肾损害(间质性肾炎、肾病综合征和急性肾衰竭等)、心血管并发症(心律失常、缺血性心脏病和心肌病等)、视网膜病变、听力下降和间质性肺炎等,应停止 IFN-α 治疗。

IFN-α 治疗的绝对禁忌证包括妊娠、精神病史(如严重抑郁症)、未能控制的癫痫、未戒断的酗酒或吸毒者,未经控制的自身免疫性疾病、失代偿期肝硬化,有症状的心脏病。IFN 治疗的相对禁忌证包括甲状腺疾病、视网膜病、银屑病、既往抑郁症史。未控制的糖尿病、高血压,治疗前中性粒细胞计数$< 1.0 \times 10^9/L$ 和(或)血小板计数$< 50 \times 10^9/L$,总胆红素$> 51 \mu mol/L$(特别是以间接胆红素为主者)。

(四)核苷(酸)类似物治疗

已获准的五个核苷(酸)类似物可被分成三组:L-核苷类抗病毒药物,包括拉米夫定(LAM)和替比夫定(LdT);无环磷酸核苷类药物,包括阿德福韦酯(ADV)和替诺福韦酯(TDF);脱氧鸟苷核苷类似物,包括恩替卡韦(ETV)。这些药物主要通过抑制前基因组 RNA 逆转录为 HBV DNA 而起作用。它们对 HBV DNA 的复制模板 cccDNA 没有直接的抑制作用,因此,治疗中断后极易出现病毒反弹。

初始治疗应根据抗病毒活性和耐药风险来选择药物。恩替卡韦、替比夫定和替诺福韦酯的抗病毒活性高于拉米夫定和阿德福韦酯;与阿德福韦酯、替比夫定和拉米夫定相比,恩替卡韦酯和替诺福韦的耐药率较低。

1.核苷(酸)类似物的疗程

对于 HBeAg 阳性慢性乙型肝炎患者,在达到 HBV DNA 低于检测下限、ALT 复常、HBeAg 血清学转换后,再巩固至少 1 年(经过至少 2 次复查,每次间隔 6 个月)仍保持不变,且总疗程至少已达 2 年者,可考虑停药,但延长疗程可减少复发。

对于 HBeAg 阴性慢性乙型肝炎患者,疗程应更长:在达到 HBV DNA 低于检测下限,ALT 正常后,至少再巩固 1.5 年(经过至少 3 次复查,每次间隔 6 个月)仍保持不变且总疗程至少已达到 2.5 年者,可考虑停药。由于停药后复发率较高,可以延长疗程。

对于肝硬化,尤其是失代偿期患者,需要长期甚至终身治疗。因此,推荐使用耐药发生率低的核苷(酸)类药物治疗,且不能随意停药。一旦发生耐药变异,应及时加用其他已批准的能治疗耐药变异的核苷(酸)类似物。

2.核苷(酸)类似物的耐药

抗病毒药物耐药是限制长期使用核苷(酸)类似物治疗的主要因素。耐药的首要表现是病毒学突破,即血清 HBV DNA 水平在最低点的基础上升高超过 1log 或血清 HBV DNA 再次转为阳性。与野生型病毒株相比,大多数抗病毒药物耐药突变复制能力降低,故血清 HBV DNA 水平在治疗开始时很低。但是在继续治疗过程中,补偿性突变的出现可恢复变异病毒的复制能力,进而导致血清 HBV DNA 水平增加。病毒学突破常伴随生化的突破或在生化突破(患者 ALT 正常后又出现 ALT 的升高)之前发生。抗病毒耐药的发生不仅会导致初始应答的消失,而且有时会引起暴发性肝炎和肝失代偿。

每 3～6 个月监测血清 HBV DNA 的水平对评估病毒学应答和病毒学突破至关重要。耐药性突变检测结果可以指导挽救治疗策略的选择,特别是对那些使用过不止一种核苷(酸)类似物的患者。

对绝大多数核苷(酸)类似物耐药者,尤其是失代偿期肝硬化患者,需及早进行挽救治疗。具体挽救治疗方案推荐如下:

(1)LAM 耐药:加用 TDF 或 ADV。

(2)ADV 耐药:如存在 rtN236T 变异,加用 ETV、LAM 或 LdT;如存在 rtA181T/V 变异,加 ETV。

(3)LdT 耐药:加用 TDF 或 ADV。

(4)ETV 耐药:加用 TDF 或 ADV。

(5)TDF 耐药:目前尚无 TDF 耐药的资料,理论上可加用 ETV。

六、预防

(一)乙型肝炎疫苗接种

接种乙型肝炎疫苗是预防 HBV 感染的最有效方法。乙型肝炎疫苗的接种对象主要是新生儿,其次为婴幼儿,15 岁以下未免疫人群和高危人群(如医务人员、经常接触血液的人员、托幼机构工作人员、器官移植患者、经常接受输血或血液制品者、免疫功能低下者、易发生外伤者、HBsAg 阳性者的家庭成员、男男同性恋或有多个性伴侣和静脉内注射毒品者等）。乙型肝炎疫苗免疫前是否需要筛查 HBV 感染标志物，主要是从成本效益考虑，而不是从安全性考虑。自 1982 年全球实施乙型肝炎疫苗普遍接种以来的实践证明，该疫苗在接种前不进行筛查也是安全的。

乙型肝炎疫苗全程需接种 3 针，按照 0、1、6 个月程序，即接种第 1 针疫苗后，间隔 1 个月及 6 个月注射第 2 和第 3 针疫苗。新生儿接种乙型肝炎疫苗要求在出生后 24h 内接种，越早越好，接种部位新生儿为臀前部外侧肌肉内，儿童和成人为上臂三角肌中部肌内注射。

接种乙型肝炎疫苗后有抗体应答者的保护效果一般至少可持续 12 年。因此，一般人群不需要进行抗-HBs 监测或加强免疫。但对高危人群可进行抗-HBs 监测，如抗-HBs＜10U/L，可给予加强免疫。

（二）切断传播途径

大力推广安全注射（包括针灸的针具），并严格遵循医院感染管理中的标准预防原则。服务行业所用的理发、刮脸、修脚、穿刺和文身等器具也应严格消毒。注意个人卫生，不与任何人共用剃须刀和牙具等用品。进行正确的性教育，若性伴侣为 HBsAg 阳性者，应接种乙型肝炎疫苗或采用安全套。在性伙伴健康状况不明的情况下，一定要使用安全套以预防乙型肝炎及其他血源性或性传播疾病。对 HBsAg 阳性的孕妇，应避免羊膜腔穿刺，并缩短分娩时间，保证胎盘的完整性，尽量减少新生儿暴露于母血的机会。

（三）患者和携带者的管理

在诊断出急性或慢性乙型肝炎时，应按规定向当地疾病预防控制中心报告，并建议对患者的家庭成员进行血清 HBsAg、抗-HBc 和抗-HBs 检测，并对其中的易感者（该 3 种标志物均阴性者）接种乙型肝炎疫苗。

乙型肝炎患者和携带者的传染性高低主要取决于血液中 HBV DNA 水平，而与血清 ALT、AST 或胆红素水平无关。

乙型肝炎患者和携带者除不能捐献血液、组织器官及从事国家明文规定的职业或工种外，可照常工作和学习，但应定期进行医学随访。

附：乙型肝炎的母婴传播及预防

HBV 母婴传播，即 HBsAg 阳性孕产妇将 HBV 传给子代，主要发生在分娩过程中和分娩后，而分娩前的宫内感染率＜3％（多见于 HBeAg 阳性孕妇）。

单用乙型肝炎疫苗阻断母婴传播的阻断率为 87.8％。对 HBsAg 阳性母亲的新生儿，应在出生后 24h 内尽早（最好在出生后 12h）注射 HBIg，剂量应≥100U，同时，在不同部位接种 10μg 重组酵母或 20μg 中国仓鼠卵母细胞（CHO）乙型肝炎疫苗。在 1 个月和 6 个月时分别接种第 2 和第 3 针乙型肝炎疫苗，可显著提高阻断母婴传播的效果。也可在出生后 12h 内先注射 1 针 HBIg，1 个月后再注射第 2 针 HBIg，并同时在不同部位接种 1 针 10μg 重组酵母或 20μg CHO 乙型肝炎疫苗，间隔 1 个月和 6 个月分别接种第 2 针和第 3 针乙型肝炎疫苗。新生儿在出生 12h 内注射 HBIg 和乙型肝炎疫苗后，可接受 HBsAg 阳性母亲的哺乳。

在母婴传播阻断失败患儿中，约 90％患儿的母亲为 HBeAg 阳性。妊娠患者血清 HBV DNA 载量是母婴传播的关键因素之一，有效的抗病毒治疗可显著降低 HBV 母婴传播的发生率。可于孕期 28～34 周对高病毒载量（HBV DNA＞6 log10 copy/mL）的孕妇采用妊娠安全性较高的核苷（酸）类似物（替诺福韦酯、拉米夫定或替比夫定）进行母婴传播阻断。妊娠结束后如患者仍处于免疫耐受期，可于分娩后 6 个月时停用核苷（酸）类似物。

第六节　非酒精性脂肪性肝病

非酒精性脂肪性肝病（NAFLD）是指除外酒精和其他明确的损肝因素所致的，以弥漫性肝细胞大泡性脂肪变为主要特征的临床病理综合征。狭义的定义认为肝内三酰甘油（TG）储积超过肝湿重的 5％，或超过 30％的肝实质细胞出现脂变。近年来，随着对疾病的认识，普遍认为本病是一种导致机体能量稳态失衡的遗传、环境、代谢应激相关性肝病，是代谢综合征（MS）在肝脏的表现，其发生与胰岛素抵抗（IR）密切相关，2004 年世界胰岛素抵抗研讨会把 NAFLD 列入构成 MS 的主要条件。因此，NAFLD 可以是一个独立的疾病，也可以是全身性疾病在肝脏的病理过程，其临床分型包括非酒精性单纯性脂肪肝（NAFL）及由其演变的非酒精性脂肪性肝炎（NASH）和肝硬化。在欧美，NAFLD 是目前公认的最普遍的造成慢性肝脏疾病的原因。

一、病因

NAFLD 的原发性病因主要包括与 IR 和遗传易感性相关的病因，如肥胖、2 型糖尿病、脂质代谢紊乱、高血压、痛风/高尿酸血症等，这些病因常伴随 NAFLD 并与之互为因果。继发性病因常由许多环境因素引起，如酒精、外科手术（肠切除、空肠回肠绕道手术）、全胃肠外营养、脂肪营养障碍、药物等。

应该注意到，约 10％～20％的 NAFLD 并无 IR，约 50％的 NAFLD 未完全符合 MS 的诊断标准，20％以上的 NAFLD 原因不明。因此，对非肥胖非糖尿病的无 IR 的非酒精性脂肪性肝病日益受到关注。近年来，有学者根据病因不同提出了新的脂肪性肝炎分类，包括 NASH、酒精相关性脂肪性肝炎（AASH）、病毒相关性脂肪性肝炎（VASH）、药物相关性脂肪性肝炎（DASH）、代谢相关性脂肪性肝炎（MASH）等。这种分类有一定道理，因为，不同病因的脂肪性肝病其发病机制、自然史、治疗策略、临床转归等可能不尽相同，但如果都冠以"非酒精"的标签，我们就有可能无法辨别。而事实上，目前关于 NAFLD 的基础和临床研究，所建立的理论体系和机制，大都来源于以 IR 为背景的代谢性因素。所以，对 NAFLD 中不同病因"Non"的正确认知非常重要，否则我们可能错误地把这种疾病完全以 IR 或代谢来解释（虽然大多数情况如此，但并不代表全部）并制定治疗策略。

二、流行病学

NAFLD 的流行病学因调查对象的年龄、性别、种族组成以及诊断标准的不同而有差异。

近年来,随着肥胖、糖尿病发病率的增高,NAFLD 发病率呈上升趋势,NAFLD 普通成人患病率在西方发达国家约 20%～30%,在亚太和北美国家约 12%～24%。2003 年我国上海地区调查普通成人脂肪肝的患病率 17.29%,较 1998 年的 12.90%有明显增加。NAFLD 发病呈现低龄化趋势,据报道 2.6%～9.6%的普通儿童患有此病,而肥胖儿童中的患病率高达 38%～53%,其在儿童中的确切患病率尚不清楚。

在伴随代谢相关危险因素的肥胖、2 型糖尿病、高脂血症、高血压人群中,NAFLD 的患病率更高。在意大利的一项研究中,BMI<25kg/m² 的正常人群中,NAFLD 的发病率为16.4%,而在 BMI>30kg/m² 的肥胖人群中则高达 75.8%。Jimba 等的研究发现,在空腹血糖水平<6.1mmol/L 的正常人群中,NAFLD 患病率为 27%;在空腹血糖水平 6.1～7.0mmol/L 的人群中,患病率为 43%;而在新诊断的糖尿病患者群中,NAFLD 患病率高达 62%。

传统认为本病通常与"工业化"或"西方式"缺少运动、高卡路里饮食的生活方式和肥胖联系在一起,但最近发表的来自印度西孟加拉农村地区的一项研究发现,在平时经常从事农活的印度农村人群中,虽然他们远未达到亚太或欧美的超重/肥胖标准,但在这部分人群中脂肪肝的患病率也高达 10%。这项研究提出两个重要的问题:①在发展中国家,NAFL 已普遍存在。而这些患者可能因不伴随典型的代谢风险因素,会被误认为并无患病风险。②西孟加拉人口中,NAFL 的发生率的确与其他人口相差无几。

需要指出的是,到目前为止,在世界的任何地方,普通人群中非酒精性脂肪肝的真正流行度尚未完全确定。上述报道的数据因抽样人群的代表性(普通人群、伴随 MS 人群、不同职业、年龄、性别、种族组成等)、样本量、筛查方法(B 超、肝酶、诊断标准等)等的不同而有差异,而且,研究中的混杂因素可能会干扰研究结果,影响对本病实际发病率的观察,因此,在进行流行病学研究或解读流行病学研究结果时,应充分考虑到上述因素对实际结果的影响。然而,就当前的 NAFLD 流行病学研究而言,其全球范围内发病率不断增高和低龄化的趋势是不争的事实。因此,NAFLD 应是一个全球思考的问题。

三、自然史

NAFLD 疾病谱中的单纯脂肪肝,通常为良性非进展性临床过程,临床预后相对良好,其演变成肝病的风险较低。Dam-Larsen 等随访了 109 例肝活检证实肝脏脂肪变但不伴炎症或纤维化的患者,经过 16.7 年的随访,仅 1 例患者发展为肝硬化,最终死于肝病,肝硬化的发生率<1%。

NASH 是 NAFLD 更严重的形式,可通过肝纤维化进展为肝硬化和终末期肝病,也可能发展成为癌前病变。Adam 对 103 例 NASH 患者进行长期随访,中位数随访时间 3.2 年(0.7～21.3 年),结果发现 37%患者出现肝纤维化的进一步进展,9%的患者进展为肝硬化。Lindor 对 105 例 NASH 患者进行中位数随访时间 2 年的随访,同样发现 26%患者肝纤维化进展。Matteoni 对 132 例 NAFLD 患者进行了长达 10～18 年的随访,并根据基线时肝脏组织学特点进行分析,结果发现,基线组织学仅表现为单纯脂肪变或脂肪变伴炎症的患者,10 年后肝硬化的发生率仅为 3.4%;而对于基线组织学除脂肪变外,同时出现气球样变或 Mallory 小体,或已有纤维化证据的患者,10年后肝硬化的发生率达到24.7%。

NAFLD自然史,除了对肝脏病变进展的关注外,其与心脑血管事件发生率增高的相关性越来越受到人们的重视。Ekstedt等对129例NAFLD患者进行10年随访,结果发现,NAFLD患者的生存率显著低于年龄、性别匹配的健康对照组(78% vs 84%);NAFLD患者10年内死于肝脏疾病者仅为2.8%,而死于心血管事件的为15.5%,显著高于正常对照人群的7.5%。多项研究表明,NAFLD患者10年预测心血管事件的可能性增高,其心血管疾病的危险性可先于肝衰竭之前。近来研究表明,NAFLD的系统性内皮功能不全使其与动脉硬化形成的关系超过了与其他MS表型的相互关系,即意味着,NAFLD患者即使不伴随其他MS或在伴随其他MS表现前,动脉硬化也已形成。因此,NAFLD可促使动脉硬化的早期形成并加快其进展。这也可解释为何NAFLD患者具有更高的心脑血管事件发生率。当然,NAFLD如同时伴有其他MS组分者发生心脑血管事件的风险可能更高。

四、发病机制

本病的发病机制复杂。"二次打击"学说已被大多数学者所接受,并在此基础上提出了"多次打击"学说。初次打击主要指肥胖、2型糖尿病(T2DM)、高脂血症等伴随IR引起的肝细胞内脂质过量沉积,使其对内外源性损害因子的敏感性增高,但由于机体适应性反应机制中的抗氧化、抗细胞凋亡效应以及抗脂肪毒性等防御能力可与之抗衡,使大多数单纯性脂肪肝呈良性经过,其结构和功能改变是可逆的。"二次打击"主要为反应性氧化代谢产物增多和脂质过氧化,导致线粒体功能障碍、炎症介质和细胞因子的产生,进而使脂肪变性的肝细胞发生炎症、坏死,即NASH。持续存在的NASH被称为"三次打击",进而诱发细胞外基质的生成,形成脂肪性肝纤维化或肝硬化。IR和高胰岛素血症为原发性NAFLD的始动因素,其他因素可与IR共同但也可单独导致肝脂肪变。

(一)IR

IR在NAFLD的发病机制中具有重要作用。研究表明,几乎所有的NAFLD患者都存在周围组织和肝脏的IR,而且不一定伴有糖耐量异常或肥胖,且IR的严重程度与NAFLD的病情进展和预后相关。高热量、高脂肪以及富含果糖饮料和食品的摄入,导致血液葡萄糖和游离脂肪酸水平增加,诱发高胰岛素血症和IR,进而导致大量游离脂肪酸和胆固醇进入肝脏合成三酰甘油,肝细胞内脂肪异常增多形成脂肪肝。此外,IR还可降低脂肪组织和骨骼肌对葡萄糖的摄取,诱发高血糖,进而促进葡萄糖在肝细胞内向脂肪酸和三酰甘油转化,增加肝脏脂肪的从头合成。脂肪肝时通过蓄积的二酰甘油和神经酰胺等脂质中间体导致胰岛素信号级联反应抑制,进而诱发IR和脂质沉积的恶性循环。

(二)脂质代谢紊乱和脂肪异位

脂质代谢紊乱可能与下列几个环节有关:①脂质摄入异常:高脂饮食、高脂血症以及外周脂肪组织动员增多,促使输送入肝脏的游离脂肪酸增多;②线粒体功能障碍,游离脂肪酸在肝细胞线粒体内氧化磷酸化和β氧化减少,转化为三酰甘油增多;③肝细胞合成游离脂肪酸和三酰甘油增多;④极低密度脂蛋白合成不足或分泌减少,导致三酰甘油运出肝细胞减少。上述因素造成肝脏脂质代谢的合成、降解和分泌失衡,导致脂质在肝细胞内异常沉积。

内脏脂肪组织 IR 是导致肝脏脂肪异位的重要原因之一,并与肝细胞的脂毒性、氧化应激和细胞损伤有关。继发于肝脏和全身白色脂肪组织释放的炎性细胞因子和脂肪因子,可导致肝脏炎症损伤和全身炎症反应。此外,长期热量过多引起脂肪组织难以存放过多脂肪时会导致脂肪异位,而脂肪异位尽管以发生在肝脏最为常见和严重,但胰腺、心包、骨骼肌、动脉血管等组织和器官也可发生脂肪浸润,从而导致 NAFLD 患者 T2DM、代谢综合征(MetS)及其相关心血管疾病危险性增加。

(三)肠-肝轴

不少证据表明肠道菌群紊乱、小肠细菌过度生长、肠黏膜通透性增加,通过影响营养物质的吸收、代谢性内毒素血症、内生性乙醇、胆碱代谢、胆汁酸的肠肝循环等途径,促进肥胖、T2DM 和 NAFLD 的发病。某些特定肠道微生物群及其代谢产物变化参与了肝脂肪变、炎症损伤、肝纤维化和 HCC 的发病。研究发现,肠道微生物可以影响脂肪储存和能量捕获,在 IR 的发生及相关糖尿病发生中具有一定作用。

(四)细胞因子和炎症反应

多种饮食成分所致的组织相对缺氧和缺氧诱导因子激活在巨噬细胞浸润过程中发挥作用,巨噬细胞可产生多种促炎细胞因子,或诱导邻近的脂肪细胞产生脂肪细胞因子,如脂联素、瘦素、内脂素、IL-6 和 TNF-α 等,这些细胞因子可以拮抗胰岛素抑制脂解的作用,并在脂肪组织内形成促炎背景。这些细胞因子也进入循环并诱导肝脏进一步产生炎症因子。

五、病理

根据病理分型将慢性脂肪肝分为单纯性脂肪肝、NASH、脂肪性肝纤维化和肝硬化。

(一)单纯性脂肪肝

单纯性脂肪肝的主要病理改变是大泡性或以大泡为主的肝细胞脂肪变,累及 5% 以上的肝细胞。所谓大泡性脂肪变是指肝细胞质内出现孤立的长径大于 $25\mu m$ 的脂滴,肝细胞核被挤压而移位,脂滴大者甚至可达 4~5 个正常肝细胞大小,类似脂肪细胞。脂肪变性的肝细胞在肝小叶内呈向心性分布(肝腺泡 3 区),严重者可向肝腺泡 2 区和 1 区蔓延。但是不伴肝细胞气球样变和肝细胞坏死,肝脏无明显炎性细胞浸润,也没有肝纤维化。

(二)NASH

NASH 除具有肝细胞脂肪变外,还有肝细胞气球样变和肝细胞坏死。小叶内炎症呈混合性炎性细胞浸润,包括淋巴细胞、单核细胞和中性粒细胞,见于肝窦、肝细胞坏死灶,绕于含玻璃样小体的肝细胞周围。小叶内炎症程度变化较大,一般与肝细胞损伤程度一致。通常坏死灶较小,重者可呈融合坏死或桥接坏死。肝细胞气球样变多见于肝腺泡 3 区,位于脂肪变肝细胞之间,在窦周纤维化区明显。此外,NAFLD 患者肝细胞中可见空泡状核,又称糖原核,其为核内糖原贮积,含糖原的胞核增大,在制片过程中糖原丢失,故肝细胞核呈空泡状,染色质被挤于周边部,使核膜增厚。在 NAFLD 中 75% 可见糖原核。

一般来讲,肝腺泡 3 区大泡性为主的肝细胞脂肪变、小叶内炎症以及肝细胞气球样变为诊断 NASH 的必备条件；窦周纤维化、糖原核、小叶内脂肪性肉芽肿等有助于 NASH 的诊断。

(三)脂肪性肝纤维化和肝硬化

大泡性脂肪肝伴肝星状细胞增生、活化及胶原蛋白等细胞外基质成分过多沉积，形成脂肪性肝纤维化。最近认为，坏死、炎症和肝巨噬细胞增加并非肝纤维化形成的必备条件，纤维化程度与致病因素的持续存在以及脂肪肝的严重程度有关。

窦周纤维化，又称肝细胞周围纤维化，它是脂肪性肝纤维化的常见类型，表现为肝腺泡 3 区脂肪变或气球样变的肝细胞周围有细胞外基质沉着，狄氏间隙毛细血管化，肝窦内皮细胞筛孔总数减少及基底膜形成。窦周纤维化时小叶内网状纤维增多、增粗、胶原化，胶原纤维沿窦周沉积环绕肝细胞，并阻塞窦腔，镜下呈网格状，网眼中围绕的肝细胞显著萎缩变小，甚至消失。网状纤维进一步发展可形成片状或纤维间隔，伴肝小叶结构紊乱。

汇管区及其周围纤维化主要表现为汇管区及其周围大量成纤维细胞增殖，最初，增生的纤维自汇管区呈放射状扩展向小叶周围延伸，然后逐渐与邻近部位的纤维束连接起来。轻者汇管区无明显扩大，但胶原纤维增多、致密；重者汇管区扩大，胶原纤维明显增粗、密集，纤维性间隔向小叶内放射状延伸侵蚀界板，从而分隔肝实质或小叶，出现各种桥接纤维化。

桥接纤维化是指贯穿于肝小叶内，连接于两个血管区之间的纤维组织，又称为纤维间隔。纤维间隔可以由汇管区到中央静脉，中央静脉到中央静脉。间隔可呈不同宽度或形状，可致肝小叶结构紊乱，最终可发展为肝硬化。

脂肪性肝纤维化和肝硬化在病理上分为四期：1 期，腺泡 3 区静脉周围、窦周或细胞周围纤维化；2 期，窦周纤维化合并门静脉周围纤维化；3 期，桥接纤维化或间隔纤维化；4 期，肝硬化。

六、临床表现

NAFLD 的发生多伴有全身其他系统代谢紊乱和疾病。其在肝脏中的发展进程临床上分为非酒精性肝脂肪变、NASH 及 NAFLD 相关肝硬化和 HCC。

(一)非酒精性肝脂肪变和 NASH

非酒精性脂肪肝多起病隐匿，发病缓慢。多数患者无症状。部分患者可有乏力、右上腹轻度不适、肝区隐痛、腹胀等非特异症状。严重 NASH 可出现黄疸、食欲减退、恶心、呕吐等症状。即使已发生 NASH，有时症状仍可缺如，故多在评估其他疾病或健康体检做肝功能及影像学检查时偶然发现。肝大为 NAFLD 的常见体征，发生率可超过 75%，多为轻至中度肝大，表面光滑、边缘圆钝、质地正常或稍硬而无明显压痛。门静脉高压等慢性肝病的体征相对少见，脾大的检出率在 NASH 病例中一般不超过 25%。局灶性脂肪肝由于病变范围小，临床表现多不明显，但同时并存其他肝病时例外。

部分 NAFLD 患者在其漫长的病程中，除可能有其原发基础疾病的表现外，有时可出现肝区隐痛、腹胀等主诉。这些症状可能与肝内脂肪浸润导致肝大、肝包膜过度伸张有关，在肝内脂肪浸润消退、肝大回缩后，相关症状可缓解。与大多数其他慢性肝病一样，NAFLD 患者肝损伤的症状和体征与其组织学改变相关性较差。为此，在 NAFLD 的某一阶段缺乏肝病相关症状和体征并不提示其远期预后良好,因为许多 NASH 或肝硬化患者在肝功能失代偿征象发生之前的数年内往往呈良性临床经过。

(二)NAFLD 相关肝硬化

肝活检提示肝纤维化及其严重程度可准确预测 NAFLD 患者肝病死亡风险。轻至中度肝细胞脂肪变但无任何肝脏炎症迹象者在 15～20 年内很少会并发肝纤维化,其余患者每 7～10 年肝纤维化可进展一个等级。合并高血压的 NAFLD 患者进展至肝硬化的比例高达 20%,初诊时并存糖尿病者肝纤维化进展更快。临床表现除了 NASH 相关症状外,还可表现为黄疸、脾大、腹水、出血倾向、肝性脑病、食管胃底静脉曲张破裂出血等。

NASH 是单纯性脂肪肝进展为肝纤维化的中间阶段,单纯性脂肪肝患者随访 10～20 年肝硬化发生率仅为 0.6%～3.0%,而 NASH 患者 10～15 年肝硬化发生率 15%～25%。MetS 的组分越多、肝酶异常、体重和年龄增加,以及肝脏炎症、气球样变和肝纤维化,都是 NAFLD 患者疾病进展的危险因素。有研究报道 40.8% NASH 患者随访中肝纤维化进展,NASH 患者平均每年纤维化进展等级大约是慢性丙型肝炎患者的一半。多项动态肝活检研究发现,NAFLD 患者脂肪变和炎症程度随着肝纤维化的进展逐渐减轻,发展至肝硬化时高达 70% 的患者 NASH 完全消退而呈现为"隐源性肝硬化"。NASH 肝硬化患者代偿期可以维持很长时间,一旦失代偿则病死率很高。

(三)NAFLD 相关 HCC

有证据表明,NASH 与 HCC 之间有因果关系,非酒精性脂肪肝和 NASH 患者 HCC 发病率分别为 0.44% 和 5.29%。当前 NAFLD 相关 HCC 越来越多,NASH 是隐源性 HCC 患者最常见的原因。在 2004—2009 年美国 HCC 数据库 4 929 例 HCC 患者中,NAFLD 相关 HCC 以每年 9% 的速度递增;与丙肝相关 HCC 相比,NAFLD 相关 HCC 患者年龄大、生存时间短、多合并心脏疾病、肿瘤体积大、接受肝移植比例低。NAFLD 患者 HCC 与隐源性肝硬化、肥胖和糖尿病有关。此外,NAFLD 相关 HCC 患者多数合并肥胖、DM、高血压病和血脂紊乱,NAFLD 患者 HCC 的危险因素包括肝硬化、MetS、T2DM 以及 PNPLA3 和 TM6SF2 基因变异。合并 MetS 或 NAFLD 的肝硬化患者需筛查 HCC。

NAFLD 相关 HCC 临床起病隐匿,早期无典型症状,中晚期表现与肝炎相关 HCC 相似,可表现为肝区疼痛、肝大、黄疸、腹水、消瘦等。其发病机制涉及炎症通路、代谢异常以及氧化应激等方面。脂肪组织等肝外组织可能是炎症介质的主要来源,而炎症网络可促进 NAFL 向 NASH 以及肝纤维化和癌症发展。

(四)肝外表现

NAFLD 患者除了肝脏损害表现,也常合并 MetS、T2DM、心脑血管疾病、胆石症等肝外疾病的相关临床表现。NAFLD 可能是 T2DM 的危险因素和早期病变。合并糖尿病的 NAFLD 患者更可能是 NASH,而不是 NAFL。糖尿病是各种类型慢性肝病患者发生肝硬化、HCC 和肝功能衰竭的独立危险因素。NAFLD 患者发生糖尿病和动脉硬化性心血管疾病,比发生肝硬化更早、更致命。有研究发现,ALT 或 GGT 水平升高,会增加脑卒中和冠心病的风险。此外,NAFLD 患者结直肠腺瘤、胆石症、慢性肾病、多囊卵巢综合征的患病率明显增高。以上这些表现可能与其加重代谢紊乱和诱导 IR 有关。

七、辅助检查

（一）实验室检查

转氨酶升高是 NASH 最常见的表现,但需注意血清 ALT 正常并不意味着无肝组织炎症损伤,ALT 升高亦未必是 NASH。ALT 水平常高于 AST,但 AST 水平有时也可明显升高,尤其是发生肝硬化时,但 AST/ALT 比值可小于 1.3。GGT 和碱性磷酸酶(ALP)亦可升高,以 GGT 升高更为明显。病情进一步进展时血清白蛋白水平降低和凝血酶原时间延长,常出现在胆红素代谢异常之前。MetS、血清 ALT 和细胞角蛋白 18(M30 和 M65)水平持续增高,提示 NAFLD 患者可能存在 NASH,需要进一步的肝活检组织学检查证实。

疑似 NAFLD 患者需要全面评估人体学指标和血液糖脂代谢指标及其变化。对于 NAFLD 患者需要常规检测空腹血糖和糖化血红蛋白,甚至进一步行葡萄糖口服糖耐量试验,筛查空腹血糖调节受损、糖耐量异常和糖尿病。HOMA-IR 是用于评价群体的 IR 水平的指标,计算方法如下:空腹血糖水平(mmol/L)×空腹胰岛素水平(mIU/L)/22.5,正常成人 HOMA-IR 指数大约为 1。无糖调节受损和糖尿病的 NAFLD 患者可以通过 HOMA-IR 评估胰岛素的敏感性,“瘦人”脂肪肝如果存在 IR,即使无代谢性危险因素亦可诊断为 NAFLD,随访中 HOMA-IR 下降预示 NAFLD 患者代谢紊乱和肝脏损伤程度改善。部分 NAFLD 患者有三酰甘油、低密度脂蛋白胆固醇升高和高密度脂蛋白胆固醇下降。

（二）影像学检查

1.超声显像

实时超声诊断简便、价廉、无创,是目前诊断脂肪肝和监测其变化的首选方法,同时也被应用于脂肪肝的流行病学调查。B 超还可以早期发现胆石症、肝脏占位性病变和腹水等并发症。在超声声像图上,脂肪肝的特征性改变为:肝实质内弥漫细密的高回声斑点(“明亮肝”),肝静脉和门静脉分支随病变加重而变细、变窄,显示不清,肝深部回声衰减加重,肝脏肿大、饱满,肝缘变钝。当肝细胞脂肪变大于 30% 时,超声可检出;当肝脂肪变达 50% 以上时,超声诊断的敏感性高达 90%;超声对鉴别局灶性脂肪肝和发现异常血流有一定参考价值。诊断标准:①肝实质点状高回声,回声强度高于脾脏和肾脏;②肝脏远场回声衰减;③肝内脉管显示不清。凡具备第①项加第②③项之一者,可确诊;仅具备第①项者,可作为疑似诊断。根据 NAFLD 的超声特征,可粗略判断肝脂肪变的程度:轻度,光点细密,近场回声增强,远场回声轻度衰减,血管结构清晰;中度,光点细密,近场回声增强,远场回声衰减明显,血管结构不清晰;重度,光点细密,近场回声显著增强,远场回声显著衰减,血管结构不能辨认。然而,B 超难以准确检出肝脂肪变在 5%～30% 的轻度脂肪肝。此外,难以区分非均质性脂肪肝与肝脏肿瘤,需进一步行肝脏电子计算机断层扫描(CT)或磁共振成像(MRI)检查帮助诊断。必要时需肝活检证实或排除。

2.CT

CT 诊断脂肪肝的特异性可能高于 B 超,可半定量分析肝内脂肪含量,但缺点为价格贵且检查不可避免需接触 X 线。脂肪肝的典型 CT 特征是肝脏密度普遍低于脾脏,当肝/脾 CT 比值≤1时为轻度;肝/脾 CT 比值≤0.7且肝内血管显示不清为中度;肝/脾 CT 比值≤0.5且肝内血管清晰可见为重度。脂肪性肝硬化的典型影像学特征是肝裂增宽,肝包膜增厚,表面不规则,肝内密度不均匀,肝叶比例失常,门静脉主干管径增粗等。

3.基于 MRI 的检查

近年,基于 MRI 的磁共振波谱分析(MRS)、磁共振实时弹性成像(MRE)、MRI-质子密度脂肪含量测定(PDFF)被用于 NAFLD 患者肝脂肪变和纤维化的诊断。MRS 能够检出 5% 以上的肝脂肪变,准确性很高;MRE 对 NAFLD 患者肝硬化的阴性预测值很高,缺点是花费高和难以普及。MRI-PDFF 是一种客观的、定量的、无创和无干扰因素的估计肝脏脂肪含量的成像方法,可以绘制整个肝脏的脂肪图。MRI-PDFF 在评估肝脏脂肪变方面与肝组织学脂肪变程度趋势一致性较好。

4.FibroScan 或 FibroTouch

FibroScan 和 FibroTouch 瞬时弹性记录仪通过振动控制瞬时弹性成像技术可同时测定受控衰减参数(CAP)和肝脏弹性值(LSM),分别反映肝脂肪变和纤维化程度。目前,该技术已在国内广泛应用,并被证实有较高的准确性,具有无创、定量、可重复等优点。

就轻度脂肪肝的诊断而言,CAP 比超声和 CT 更敏感,并且 CAP 值可以准确区分轻度肝脂肪变与中重度肝脂肪变。CAP 值反映的肝脂肪变程度不受肝脏疾病病因的影响。与肝活检相比,CAP 更少受到抽样误差的干扰,因为其检测面积比肝活检组织大 100 倍。随访 CAP 值的变化,可在一定程度上反映肝脂肪变和代谢紊乱的好转或进展。与超声相比,CAP 易高估肝脂肪变程度,当 BMI>30kg/m^2、皮肤至肝包膜距离>2.5cm、CAP 的四分位间距≥40dB/m时,测得的 CAP 值会"假性"升高。此外,CAP 值区分不同程度肝脂肪变的诊断阈值及其临床意义尚待明确。

LSM 值可以敏感判断 NAFLD 患者是否存在肝纤维化。肝脏弹性值越大,提示肝纤维化程度可能越重,发生肝硬化相关并发症的风险越大。LSM 值有助于区分无/轻度纤维化(F0,F1)与进展期肝纤维化(F3,F4),但是至今仍无公认的阈值用于确诊肝硬化。肥胖症会影响FibroScan 检测成功率,高达 25% 的患者无法通过 M 探头成功获取准确的 LSM 值。此外,LSM 值判断各期纤维化的阈值需要与肝病病因相结合;重度肝脂肪变(CAP 值显著增高)、明显的肝脏炎症(血清转氨酶>SULN)、肝脏淤血和淤胆等都可高估 LSM 值判断肝纤维化的程度。如果肝脏硬度值正常,则基本可以排除肝硬化。

(三)诊断 NASH 及相关纤维化的无创生物学标志物模式

诊断 NASH 的无创生物学标志物主要包括:MetS、血清 ALT 和细胞角蛋白 18(M30 和M65)水平持续增高,提示 NAFLD 患者可能存在 NASH,需要进一步的肝活检组织学检查证实。许多因素可以影响 NAFLD 患者肝纤维化的动态变化,应用临床参数和血清纤维化标记物不同组合的多种预测模型,可粗略判断有无显著肝纤维化(≥F2)和进展期肝纤维化(F3,F4)。诸如 AST/ALT 比值、APRI、FIB-4、NAFLD 纤维化评分(NFS)、BARD 评分等预测模型是极具潜力的临床工具,其中以 NFS 的诊断效率可能最高。一般来说,这些预测模型具有相对强大的阴性预测,但阳性预测较差,因此这些模型阴性可以可靠地排除进展期纤维化。

（四）肝穿刺活体组织学检查

肝穿刺活体组织学检查有助于明确病因及评价脂肪性肝病的严重程度。近几年欧洲提出的肝脂肪变、炎症、纤维化（SAF）评分将肝脂肪变程度与坏死性炎症活动程度分开。炎症活动程度又分为小叶内炎症和肝细胞气球样变。SAF评分根据有无肝脏炎症损伤将NAFLD分为NAFL和NASH,后者进一步根据有无肝纤维化及其程度分为早期NASH（F0、F1）、纤维化性NASH（F2、F3）和NASH肝硬化（F4）。SAF评分综合评估肝脏炎症损伤和纤维化,考虑到了肝纤维化对NAFLD患者预后的影响,因此能更好地评估患者肝病的不良结局。

八、诊断与鉴别诊断

（一）诊断

1.明确脂肪肝的诊断

肝活检病理学发现有5%以上的大泡性或以大泡为主的肝细胞脂肪变或肝脏影像学显示弥漫性脂肪肝的典型改变,排除酒精滥用等可以导致肝脂肪变的其他病因即可诊断为NAFLD。

2.排除其他导致脂肪肝的疾病

排除过量饮酒史（过去12个月男性饮酒折合乙醇量每周小于210g,女性每周小于140g）,排除病毒性肝炎、药物性肝病、自身免疫性肝炎、肝豆状核变性等可导致脂肪肝的特定肝病,并除外全胃肠外营养、炎症性肠病、乳糜泻、甲状腺功能减退症、库欣综合征、β脂蛋白缺乏血症、先天性脂质萎缩症、Mauriac综合征等导致脂肪肝的特殊情况。

3.判断NAFLD的临床类型

临床将该病分3个类型：①NAFL：是NAFLD的早期表现,肝功能检查多数基本正常,影像学检查表现符合脂肪肝诊断标准。肝脏组织学表现为大泡性或大泡为主的脂肪变累及5%以上肝细胞,可以伴有轻度非特异性炎症。②NASH：NAFLD的严重类型,肝功能ALT可升高,也可正常,肝组织学表现为5%以上的肝细胞脂肪变合并小叶内炎症和肝细胞气球样变性。③NAFLD相关肝硬化：有肥胖症、MetS、T2DM或NAFLD病史的肝硬化,影像学或肝组织学提示脂肪肝肝硬化。

4.代谢和心血管危险因素评估

NAFLD与MetS互为因果,代谢紊乱不但与T2DM和心血管疾病高发密切相关,而且参与NAFLD的发生和发展,建议疑似NAFLD患者需要全面评估人体学指标和血液糖脂代谢指标及其变化。鉴于心血管事件是影响NAFLD患者预后的主要因素,所有NAFLD患者都应进行心血管事件风险评估。可通过测量人体学指标（如身高、体重、腰围、臀围等）、询问病史和常规空腹血糖、胰岛素、糖化血红蛋白、血脂检测等,筛查和评估肥胖、糖尿病、高脂血症、高血压等代谢相关危险因素的程度,以便判断进一步的治疗和预后。

5.临床诊断标准

可参考我国2010年修订的《非酒精性脂肪性肝病诊疗指南》,具体标准如下：

临床诊断：明确NAFLD的诊断需符合以下3项条件：①无饮酒史或饮酒折合乙醇量小于

每周 140g(女性＜每周 70g);②除外病毒性肝炎、药物性肝病、全胃肠外营养、肝豆状核变性、自身免疫性肝病等可导致脂肪肝的特定疾病;③肝活检组织学改变符合脂肪性肝病的病理学诊断标准。鉴于肝组织学诊断难以获得,NAFLD 工作定义为:①肝脏影像学表现符合弥漫性脂肪肝的诊断标准且无其他原因可供解释;和(或)②有代谢综合征相关组分的患者出现不明原因的血清 ALT 和(或)AST、GGT 持续增高半年以上。减肥和改善 IR 后,异常酶谱和影像学脂肪肝改善甚至恢复正常者可明确 NAFLD 的诊断。

(二)鉴别诊断

1.慢性病毒性肝炎

慢性 HBV、慢性丙型肝炎病毒(HCV)等均可导致肝细胞脂肪变性,其中以基因 3 型丙型肝炎引起的肝细胞脂肪变性最为明显。HCV 诱导肝细胞脂肪变性的机制尚不明确,可能与核心蛋白在线粒体中的表达破坏线粒体结构影响线粒体功能从而干扰脂质氧化作用有关。宿主肥胖因素也易诱发 HCV 感染者出现脂肪肝。肥胖和 3a 型 HCV 感染可单独也可协同参与肝脂肪变性的发生与发展。临床通过病毒学检查即可鉴别。

2.酒精性肝病

酒精性肝病是由于长期大量饮酒导致的肝脏疾病。初期通常表现为脂肪肝,进而可发展成酒精性肝炎、肝纤维化和肝硬化。长期饮酒史一般指饮酒超过 5 年,折合乙醇量男性≥40g/d,女性＞20g/d;或 2 周内有大量饮酒史,折合乙醇量＞80g/d。临床症状可无症状,或有右上腹胀痛、食欲减退、黄疸等;随着病情加重,可有神经精神症状、蜘蛛痣、肝掌等表现。实验室检查 AST/ALT＞2、GGT 升高、HCT 升高为酒精性肝病的特点,而 NAFLD 患者实验室检查通常 AST/ALT＜1。禁酒后以上指标可明显下降,通常 4 周内基本恢复正常。大量饮酒的肥胖个体两者可并存,饮酒也可诱发或加剧 NASH。

3.药物性肝病

药物如他莫昔芬、胺碘酮、丙戊酸钠、甲氨蝶呤、糖皮质激素等均可引起肝脂肪变,可有转氨酶明显升高,甚至胆汁淤积表现。患者近期有明确用药相关史,停药后肝功能多于短期内恢复,符合药物性肝损伤诊断。部分患者可有 NAFLD 合并药物性肝损伤,此类患者症状较重,肝功能恢复较慢,治疗上在停用肝损药物基础上需同时坚持 NAFLD 相关治疗。

4.其他

如自身免疫性肝炎、肝豆状核变性、全胃肠外营养、炎症性肠病、乳糜泻、甲状腺功能减退症、库欣综合征、β-脂蛋白缺乏症、脂质萎缩性糖尿病、Mauriac 综合征等均可导致脂肪肝,需根据相关辅助检查鉴别。

九、治疗

鉴于 NAFLD 是肥胖和 MetS 累及肝脏的表现,大多数患者肝组织学改变处于单纯性脂肪肝阶段,治疗 NAFLD 的首要目标为减肥和改善 IR,预防和治疗 MetS、T2DM 及其相关并发症,从而减轻疾病负担、改善患者生活质量并延长寿命;次要目标为减少肝脏脂肪沉积,避免因"附加打击"而导致 NASH 和慢加急性肝功能衰竭;对于 NASH 和脂肪性肝纤维化患者还需阻止肝病进展,减少肝硬化、HCC及其并发症的发生。NAFLD患者的疗效判断需综合评估人体学指标、血液生化指标以及超声等影像学变化,并监测药物不良反应,从而及时调整诊疗方案。定期肝活检至今仍是评估NASH和肝纤维化患者肝组织学变化的唯一标准,治疗NASH的目标是NASH和纤维化程度都能显著改善,至少要达到减轻肝纤维化而NASH不加剧,或者NASH缓解而纤维化程度不加重。

(一)改变不良生活方式,控制体重

控制体重和腰围是治疗NAFLD及其并发症最重要的治疗措施。对于肥胖、超重以及近期体重增加NAFLD患者,建议通过健康饮食和加强锻炼的生活方式教育纠正不良行为。一般来说,1年内体重下降3%~5%,可以减轻肝脂肪变程度,使单纯性脂肪肝完全逆转;体重下降7%~10%,可降低ALT水平和改善NASH程度;体重下降10%以上,可以改善肝组织炎症损伤和肝纤维化。严格控制膳食总热量摄入,以轻体力劳动或脑力劳动者为例,标准体重者每日125.5kJ/kg(30kcal/kg),超重者104.6~83.7kJ/kg(25~20kcal/kg),体形消瘦者146.4kJ/kg(35kcal/kg)。热量建议每日减少2 092~4 184kJ(500~1 000kcal)热量;合理分配三大营养要素,建议高蛋白、低脂肪、适量糖类的膳食,限制含糖饮料、糕点和深加工精致食品,增加全谷类食物、ω-3脂肪酸以及膳食纤维摄入;一日三餐定时适量,早、中、晚餐可按30%、40%、30%的比例分配,严格控制晚餐的热量和晚餐后进食行为。此外,每日适量饮水有助于肾脏功能的正常发挥,帮助减轻体重,并促进肝内脂肪代谢。建议成人每日需饮水2 000mL,饮用水最佳选择白开水、矿泉水或纯净水,不能用饮料作为饮用水的代替品。对于NAFLD患者,运动疗法不仅可以促进体内脂肪分解,减轻体重,调节血脂,改善IR,还可以加强血液循环、改善呼吸循环功能,缓解高血压。因此,建议根据患者兴趣并以能够坚持为原则选择体育锻炼方式,以增加骨骼肌质量和防治肌少症。例如:每天坚持中等量有氧运动30min,每周5次,或者每天高强度有氧运动20min,每周3次,同时做阻抗训练,每周2次。由于脂肪肝患者的健康状况和运动能力各不相同,运动处方应个体化。合并肥胖症、高脂血症、高血压、糖尿病等慢性病患者,应在医院获得个性化的运动处方。此外,NAFLD患者减肥速度不宜过快,每周建议体重下降0.5kg为宜,如体重下降过快,反而会加重脂肪肝,甚至导致NASH和肝硬化;同时可能诱发胆结石、痛风等,体重反弹的概率也较高。控制体重需临床营养科、运动康复科在内的多学科联合制定饮食和运动处方,长期监督和改善NAFLD患者的生活方式,才可能取得良好的效果。

(二)抗炎保肝药物治疗

作为NAFLD患者综合治疗的重要组成部分,抗炎保肝药物已广泛用于临床辅助治疗。抗炎保肝药物可保护肝细胞、抗氧化、抗炎,改善肝组织病理学,延缓肝纤维化的进展,减少肝硬化和肝癌的发生。由于肝脏组织病理学改变滞后于血生化指标的改善,故在生化指标改善后,建议不立即停用抗炎保肝药。抗炎保肝药种类繁多,目前在我国广泛应用的包括:甘草酸制剂为代表的抗炎药物,多烯磷酰胆碱为代表的肝细胞膜修复保护剂,水飞蓟宾和双环醇为代表的抗氧化类药物,还原型谷胱甘肽、N-乙酰半胱氨酸为代表的解毒类药物,以熊去氧胆酸、S-腺苷甲硫氨酸、胆宁片为代表的利胆类药物。这些治疗药物安全性良好,部分药物在药物性肝损伤、胆汁淤积性肝病等患者中已取得相对确切的疗效,但这些药物对NASH和肝纤维化

的治疗效果仍需进一步的临床试验证实。在综合治疗的基础上,保肝药物作为辅助治疗推荐用于以下类型 NAFLD 患者:①肝活检确诊的 NASH;②临床特征、实验室及影像学检查提示存在 NASH 或进展性肝纤维化,例如:合并 MetS 和 T2DM,血清氨基酸转移酶或细胞角蛋白18 持续升高,肝脏瞬时弹性检查 LSM 值显著增高;③应用相关药物治疗 MetS 和 T2DM 过程中出现肝酶升高;④合并药物性肝损害、自身免疫性肝炎、慢性病毒性肝炎等其他肝病。建议根据肝脏损害类型、程度以及药物效能和价格选择 1 种保肝药物,疗程需要 1 年以上。对于血清 ALT 高于正常值上限的患者,口服某种保肝药物 6 个月,如果血清氨基酸转移酶仍无明显下降,则可改用其他保肝药物。目前,部分处于 2 期或 3 期临床试验的新药如 Elafibranor、Selonsertib 及 Cenicriviroc 在一定程度上可改善 NASH 和肝纤维化,但其确切的疗效和安全性仍需进一步临床研究证实。

(三)改善 MetS 的药物治疗

采取控制饮食、增加运动等生活方式干预 3~6 个月,血压、血脂、血糖等代谢指标未能得到控制的 NAFLD 患者,需根据相关指南和专家共识应用 1 种或多种药物治疗肥胖症、高血压病、T2DM、血脂紊乱、痛风等疾病。BMI≥30kg/m² 的成人和 BMI≥27kg/m² 伴有高血压病、T2DM、血脂紊乱等并发症的成人可考虑应用奥利司他等药物减肥,但需警惕减肥药物的不良反应。

1.改善 IR

IR 是 NAFLD 发生的核心机制,改善 IR 可以防治糖脂代谢紊乱及其相关疾病。常用的胰岛素增敏剂有二甲双胍和噻唑烷二酮类药物(吡格列酮)。后者虽然可以改善 NASH 患者血清转氨酶水平,改善肝脏组织学病变,但长期治疗的疗效和安全性并不肯定,建议仅用于合并 T2DM 的 NASH 患者的治疗。二甲双胍虽然对 NASH 无治疗作用,但其可以改善 IR、降低血糖、调节血脂和辅助减肥,且长久获益较大,安全性良好,建议用于 NAFLD 患者 T2DM 的预防和治疗。人胰高糖素样肽-1(GLP-1)类似物利拉鲁肽不仅可以刺激胰岛 β 细胞分泌胰岛素,减少肝脏葡萄糖生成,还可以通过延长胃排空时间和增加饱腹感而减肥。适合用于肥胖的 T2DM 患者的治疗。

2.调节血脂

当血清三酰甘油>5.6mmol/L,应立即启动降低三酰甘油药物治疗,最常用为贝特类药物。其不仅可以改善高三酰甘油血症,降低心血管事件发生率,减少糖尿病患者微血管并发症的发生,并且能预防急性胰腺炎。使用此药,应定期检测肝功能,警惕其肝毒性。ω-3 多不饱和脂肪酸虽可能安全用于 NAFLD 患者高 TG 血症的治疗,但主要用于治疗三酰甘油轻、中度升高者。除非患者有肝功能衰竭或肝硬化失代偿,他汀类药物可安全用于 NAFLD 患者降低血清低密度脂蛋白胆固醇(LDL-C)水平以防治心血管事件,目前无证据显示他汀类药物可以改善 NASH 和纤维化。他汀类药物使用过程中经常出现的无症状性、孤立性血清 ALT 增高,即使不减量或停药亦可恢复正常。

3.控制血压

若在生活方式干预后,血压仍>140/90mmHg,可考虑使用降压药物治疗。首选降压药物为血管紧张素受体拮抗剂,可加用钙离子拮抗剂,合并肝硬化的高血压者,宜选用非选择性

β受体阻滞剂普萘洛尔,可同时降低动脉血压和门静脉压力。

（四）减肥手术

减肥手术不仅可以最大限度地减肥和长期维持理想体重,而且可以有效改善代谢紊乱,甚至逆转 T2DM 和 MetS。根据国际糖尿病联盟建议,以下人群可考虑减肥手术:①重度肥胖(BMI≥40kg/m²)的 T2DM 患者;②中度肥胖(35.0kg/m²≤BMI≤39.9kg/m²)但保守治疗不能有效控制血糖的 T2DM 患者;③轻度肥胖(BMI 30.0～34.9kg/m²)患者如果保守治疗不能有效控制代谢和心血管危险因素。亚裔群体的 BMI 阈值应下调 2.5kg/m²。近 10 年全球减肥手术的数量持续增长,我国常用的手术方式是袖状胃切除术。合并 NASH 或代偿期肝硬化不是肥胖症患者减肥手术的禁忌证。减肥手术不但可以缓解包括纤维化在内的 NASH 患者的肝组织学改变,而且可能降低心血管疾病病死率和全因病死率,但其改善肝脏相关并发症的作用尚未得到证实。目前尚无足够证据推荐减肥手术治疗 NASH,重度肥胖患者以及肝移植术后 NASH 复发的患者可以考虑减肥手术。严重的病理性肥胖或减肥治疗失败的受体,以及合并肝纤维化的 NASH 供体,亦可接受减肥手术。

（五）肝脏移植手术

肝移植现已成为急慢性肝功能衰竭和终末期肝病最有效的治疗方法。NASH 导致的失代偿期肝硬化、HCC 等终末期肝病是 NAFLD 患者需进行肝脏移植的适应证。NASH 患者肝移植的长期效果与其他病因肝移植相似,特殊性主要表现为年老、肥胖和并存的代谢性疾病可能影响肝移植患者围术期或术后短期的预后,肝移植术后 NAFLD 复发率高达 50%,并且有较高的心血管并发症的发病风险。为此,需重视 NASH 患者肝移植等待期的评估和管理,以最大限度为肝移植创造条件。肝移植术后仍须有效控制体重和防治糖脂代谢紊乱,从而最大限度降低肝移植术后并发症发生率。

（六）中药保健药

1.补肾消脂颗粒

女贞子 10g、决明子 10g、丹参 20g、泽泻 10g、荷叶 10g、山楂 10g、甘草 6g,制作成中药颗粒剂,开水冲服,每日 1 剂,疗程视病情轻重而定。具有补肾降脂保肝的功效。

2.消脂保肝胶囊

肝婷牌姜黄胶囊除具有保肝消脂的作用外,还有保护毒物性肝损伤和增强免疫机能的功效,不仅常用于预防保健,还可治疗脂肪肝,降低脂肪肝患者肝硬化及肝癌发生风险。

3.降脂减肥保健药

药茶是在茶叶中添加食物或药物制作而成的具一定疗效的保健养生饮料。药茶是祖国传统医学宝库中一个重要组成部分,早在古代三国时期就有对其的记载。因其具有制作工序简单,价格低廉,有一定效果,应用恰当,毒副反应较少较轻,可配合运用。

(1)首乌山楂乌龙茶:制何首乌 10g、山楂干 15g、荷叶 10g、乌龙茶 5g。将制首乌、山楂干、荷叶同时加入锅内,加水(水量根据个人喜好程度调整)煎煮至山楂熟烂,取出药汁,用药汁冲泡乌龙茶叶,代茶饮。具有清热利湿,健脾开胃,消食通便,补益精血等功效,可用于高脂血症、高胆固醇血症等体形肥胖者,特别是腹部肥胖为主者。

(2)山楂降脂茶:以山楂(30g)为主药,加益母草 10g、茶叶 5g,将所有原料放入壶中,注入滚沸的开水冲泡即可,具有活血降脂、清热化痰之效。现代药理研究证明,山楂中的山楂酸、柠檬酸、黄酮类等,具有扩张血管、降血压、降血脂、助消化等作用,适合高血脂的人饮用。

(3)泽泻丹参茶:将绿茶、荷叶、泽泻、丹参各10g放入水中煎煮,取药液服用,具有降血脂的作用。

(4)银杏叶茶:干银杏叶6g,茶叶2g,开水泡饮。现代药理研究表明,银杏叶能消除血管垃圾、预防脑血栓与中风、调节血脂、减低血黏稠、改善糖尿病、保肝等作用,但需注意,应在医生指导下服用。

十、预后

目前认为NAFLD的预后主要取决于肝活检组织学损伤的程度及其伴随的基础疾病。组织学检查显示仅有肝细胞脂肪变性而无肝细胞坏死和纤维化的患者预后良好,但部分NASH患者可进展为肝硬化,甚至发生肝功能衰竭或肝癌。

NAFLD患者起病隐匿且肝病进展缓慢,NASH患者肝纤维化平均7~10年进展一个等级,间隔纤维化和肝硬化是NAFLD患者肝病不良结局的独立预测因素。NAFLD随访资料显示,全因死亡特别是肝病死亡风险随着肝纤维化的程度加重而增加。NASH患者10~15年内肝硬化发生率高达15%~25%。合并高龄、肥胖、高血压病、T2DM、MetS的NASH患者易发生间隔纤维化和肝硬化。NAFLD相关肝硬化患者代偿期病程可以很长,一旦肝脏功能失代偿或出现HCC等并发症则病死率高。NASH肝硬化患者发生HCC的风险显著增加。

此外,NAFLD常与肥胖相关的其他疾病如高血压、心脑血管动脉粥样硬化性疾病并存,而心脑血管疾病常常是导致这类患者病死率增加的主要原因。50%~80%NASH伴有MetS,NAFLD又可促进糖尿病和心脑血管疾病的发生。流行病学研究表明,NAFLD患者预期寿命和病死率与其BMI和空腹血糖水平密切相关,MetS相关事件是影响其预后的主要因素,而肝硬化、肝癌和肝病相关死亡主要见于NASH病例。因此,影响NAFLD预后的主要因素是并存的心脑血管疾病以及MetS相关恶性肿瘤。当然,NASH和肝硬化也是影响NAFLD患者预后的因素之一。

十一、预防

NAFLD的发生主要与肥胖、糖尿病、高脂血症等因素有关,采取综合预防措施,可以收到一定的预防效果。首先,调整膳食结构,坚持以"植物性食物为主,动物性食物为辅,热量来源以粮食为主"的膳食方案,避免"高热量、高脂肪、低纤维素"膳食结构,避免吃零食、吃甜食、吃夜宵、以含糖饮料代替水等不良习惯,以免热量摄入超标和扰乱机体代谢稳态,诱发肥胖、糖尿病和脂肪肝。其次,对于肥胖,运动有时比调整膳食更为重要。人体对多余热量的利用,除转化为脂肪储存外,主要通过体力活动消耗。要预防脂肪肝的发生,需根据自身情况,每周坚持参加150min以上、中等量的有氧运动,并持之以恒。同时,还应避免"久坐少动"的不良习惯,并可根据个人喜好进行一些抗阻运动。最后,有肥胖症、糖尿病、高脂血症、脂肪肝家族史者,应坚持定期体检,以便尽早发现肥胖、脂肪肝、糖尿病等疾病,从而及时采取相关措施,阻止病情发展。

第七节　细菌性肝脓肿

细菌性肝脓肿是由于肝脏受到各种细菌入侵而形成的化脓性感染。主要临床特征为寒战高热、肝区疼痛、肝大伴压痛,有时可致胸、肺部等的并发症。

一、病因

(一)感染途径

1.胆道感染

胆道逆行感染是细菌性肝脓肿的主要病因。如肝内、外胆管结石,化脓性胆管炎,肝内胆囊炎,急性胰腺炎。其中20％与总胆管、胰腺管、壶腹部恶性肿瘤,胆囊癌等疾病有关。多系分布于肝两叶的多发性脓肿。

2.直接蔓延或感染

由胃、十二指肠溃疡或胃癌性溃疡穿透至肝,膈下脓肿、胆囊积脓直接蔓延至肝而发病。经肝动脉插管灌注化疗药物引起肝动脉内壁或肝组织损伤、坏死等也可引起。

3.门静脉血源性感染

20世纪30年代以前,细菌性肝脓肿最主要原因是化脓性阑尾炎,细菌沿门静脉血流到达肝而引起,由此所致的肝脓肿现已少见。此外,多发性结肠憩室炎、Crohn病、肠瘘也可经门脉导致肝脓肿发生,但国内少见。

4.肝动脉血源性感染

体内任何器官或部位的化脓性病灶、菌血症如金黄色葡萄球菌败血症都有可能经肝动脉而致细菌性肝脓肿。此种肝脓肿常被原发病掩盖而漏诊。

5.转移性肝癌

胰腺癌、胆道癌、前列腺癌出现坏死时,经血道也可引起细菌性肝脓肿。

6.腹部创伤

除肝直接受刀、枪弹伤外,肝区挫伤也可引致发病。既往腹部手术史。

7.隐源性

据估计,约有15％的细菌性肝脓肿的起因为隐源性。

8.其他因素

近年发现老年人细菌性肝脓肿有所增多,这可能与糖尿病、心血管疾病、肿瘤、胰腺炎等在老年人发病率高有关。

(二)致病菌

从胆系和门静脉入侵多为大肠埃希菌、肺炎克雷伯杆菌或其他革兰阴性杆菌;从肝动脉入侵多为革兰阳性球菌,如链球菌、金黄色葡萄球菌等;厌氧菌如微需氧性链球菌、脆弱杆菌、梭状芽孢菌也有发现。在长期应用激素治疗免疫功能减退患者时,经化学治疗的肝转移癌患者中,也有霉菌引起的霉菌性肝脓肿。多数细菌性肝脓肿由单种细菌感染,20％由两种细菌甚至多种细菌混合感染。

二、临床表现

1.发热、寒战

本病多急骤起病,多有发热,体温呈弛张热或间歇热,常表现为寒热往来,体温多在38～40℃之间,高热时多伴寒战。

2.肝大及肝区痛

绝大多数患者肝大,多为中等度肿大,约肋下2～6cm,少数肿大不明显,偶有明显肿大者。患者绝大多数有肝区痛和肝脏压痛,肝区痛初期多为持续性钝痛、胀痛等,有时也可呈明显剧痛。疼痛常可因呼吸、体位改变等加剧。与此同时,患者往往可伴有食欲减退、恶心及呕吐等。

三、诊断及鉴别诊断

(一)诊断

感染性疾病,尤其是胆道感染、败血症及腹部化脓性感染者,出现寒战、高热、肝区疼痛及叩击痛、肝大并有触痛,应怀疑有细菌性肝脓肿。以下辅助检查有助于诊断。

1.化学检查

白细胞总数及中性粒细胞计数明显升高,核左移或有中毒颗粒。50%的患者有贫血,90%以上的患者有红细胞沉降率增快。肝功能有一定损害,大部分患者碱性磷酸酶、γ-谷氨酰转肽酶明显升高,少数氨基转移酶、胆红素轻至中度升高,若出现明显的低蛋白血症则提示预后差。

2.细菌学检查

(1)血培养:可有致病菌生长,部分与脓液培养的致病菌相同。血培养阴性可能是细菌不经血行感染或已使用抗生素影响培养结果。

(2)肝脓液培养:致病菌与感染途径有关。经胆道和门静脉入侵的多为大肠杆菌或其他革兰阴性杆菌。经肝动脉入侵的多为球菌特别是金黄色葡萄球菌。链球菌和金黄色葡萄球菌在创伤后及免疫抑制患者的肝脓肿中较为多见;克雷伯杆菌、变形杆菌和铜绿假单胞菌是长期住院和使用抗生素治疗患者发生脓肿的重要致病菌。厌氧菌中常见者为脆弱类杆菌、微需氧链球菌等。

3.X线检查

右叶肝脓肿常伴有右侧膈肌升高、活动受限。病变位于右肝顶部可致膈肌局限性隆起。并发脓胸或支气管胸膜瘘者肋膈角消失,肺内有阴影。左叶肝脓肿可见胃及十二指肠移位。产气菌感染或已与支气管穿通的脓肿内可见气液平面。

4.B超检查

显示肝区呈边缘模糊的液性暗区,偶呈回声增强影,诊断符合率为85%～96%。肠腔积液或肝周病变易与肝脓肿混淆。肝脓肿部位、大小及其特征表现常与病程及脓肿的液化程度有关:①初期病变区呈分布不均匀的低至中等回声,与周围组织间有一不规则而较模糊的边界,此时与肝癌常不易区别。②随着病程进展,脓肿区开始坏死液化,超声探查可见蜂窝状结构,当液化范围较广时,可见到较厚脓肿壁的回声增强带。③脓液稀薄者,常呈大片无回声区或间有稀疏低回声。脓液黏稠含有脱落坏死组织时,常呈不规则分布或随机分布的低回声,周围则为纤维组织包裹呈一圈较清晰的回声增强带,易误诊为肝内实质占位性病变。④有时可探及脓肿有分层现象,并出现气液平面。慢性肝脓肿腔壁往往回声较强,犹如囊肿壁包膜样表现,有时可有钙化。⑤肝脓肿已穿破横膈进入胸腔或位于近膈处,常合并有胸腔反应性积液。B超分辨率高,无损伤、价廉,可重复检查以判断疗效,还可用于脓肿定位和指导穿刺引流,因此,超声检查是诊断肝脓肿的主要手段。

5.CT 检查

CT 对脓肿的检出率为 90%～97%,其准确性不受肠道气体和体位的影响。CT 还可以标出脓肿空间位置,指导穿刺和导管引流。细菌性肝脓肿的 CT 表现为:①呈全部低密度区,偶呈高密度阴影。平扫即能发现,平扫 CT 值在 2～29Hu。其密度不均匀、形态多样化,单发或多发,单房或多房,外形圆或卵圆,边界较清楚。②可清晰显示脓肿气影。③脓肿壁为致密环影。早期肝脓肿 CT 平扫为均匀或不均匀的低密度影,增强扫描 CT 表现因肝脓肿病变发展阶段不同而异,表现为:①肿块缩小征,增强后肿块有轻—中度的强化,强不均匀,肿块与正常肝组织密度接近,分界不清,肿块较增强前缩小。②周围充血征,主要见于增强后动态扫描的早期(30s),相当于动脉期,表现为脓肿周围肝组织明显强化。③"簇状征",由于病灶不均匀强化,病灶内出现多个较小的环状强化且相互靠近堆积成簇,或呈蜂窝状强化。④"花瓣征",病灶不均匀强化,病灶内分隔出现较明显的强化几个相邻分隔组成花瓣状表现,中间夹杂增强不明显的低密度区。⑤延时强化征。

6.磁共振(MRI)

以 B 超等检查方法只能诊断 2cm 以上的病灶,而 MRI 可对＜2cm 小脓肿做出早期诊断。细菌性肝脓肿早期诊断因水肿存在,故在磁共振检查时具有长 T_1 和 T_2 弛像时间特点,在 T_1 加权像上表现为边界不清楚的低信号区,在 T_2 加权像上信号强度增高,其信号强度较均匀,当脓肿形成后,则脓肿在 T_1 加权像上为低强度信号区。

7.选择性肝动脉造影

对直径＜2cm 的多发性小脓肿有诊断价值,有助于确定手术途径。

(二)鉴别诊断

1.阿米巴肝脓肿

细菌性肝脓肿与阿米巴肝脓肿的临床表现有许多相似之处。后者临床表现较缓和,寒战、高热、肝区压痛较轻,黄疸少见,白细胞增加不显著而以嗜酸性粒细胞居多,脓液呈巧克力色,有时粪中可找到阿米巴包囊或阿米巴滋养体。阿米巴血清检查间接血凝法 1：512 阳性(94%)(1：128 为临界值,1：32 为阴性)。目前,单纯阿米巴肝脓肿并不多见,常伴有细菌感染,脓液呈黄绿色或土黄色。血培养阳性率为 48%,脓液培养阳性率 90%,可发现致病菌。两者鉴别见表 3-7-1。

2.右膈下脓肿

常发生于腹腔化脓性感染如急性阑尾炎穿孔,以及胃、十二指肠溃疡穿孔和腹部手术后,与细菌性肝脓肿相同,有明显寒战、高热、右季肋部疼痛和叩痛,常有肩部放射痛但肝不肿大,肝区无明显压痛。脓肿较大时肝脏可下移。B超检查肝内无液性暗区,但于横膈下方做顺序连续切面探查时显示不规则扁球形暗区。X线示右膈肌普遍抬高、僵硬、活动受限,心膈角模糊多为肝脓肿,肋膈角模糊多为膈下脓肿。当肝膈面脓肿穿破形成膈下脓肿双重情况时,鉴别比较困难。

表 3-7-1   阿米巴肝脓肿和细菌性肝脓肿的鉴别

	阿米巴肝脓肿	细菌肝脓肿
病史	可有阿米巴肠病史	近期有胆道感染、败血症或腹部化脓性感染史
起病	多数较缓	多数较急
毒血症	相对较轻	较重,易发生中毒性休克及其他并发症并发细菌感染后加重
肝大	多数较显著	明显肿大者少见
肝脓液	棕褐色,继发细菌感染,可呈黄白色,半数左右可查到阿米巴滋养体	黄白色或有臭味
血清学	阳性(阿米巴抗原、抗体)	阴性
治疗反应	抗阿米巴治疗有效	抗生素有效

3.原发性肝癌

巨块型肝癌中心坏死液化,继发感染时临床表现与细菌性肝脓肿相近,但前者一般情况较差,肿大肝表面不平、有结节感或可触及较硬的包块,血清甲胎蛋白及脓肿穿刺病理学检查有重要鉴别意义。

4.结核性肝脓肿

比较少见,临床表现轻重不一、复杂多样,但许多方面类似细菌性肝脓肿。凡长期不明原因发热、肝脾大,伴有上腹胀痛、消瘦、中度贫血、白细胞计数减少,不能解释的球蛋白增高,有肝外结核病病变,均应考虑有本病存在可能。腹部X线平片、CT检查有助于诊断。结核性肝脓肿在应用抗结核化学药物治疗后2个月体温降至正常,6~9个月病灶可以消散,通过治疗试验也可协助诊断。有时需依靠肝穿刺或腹腔镜直视下肝组织学和(或)病原学检查才能确诊。

5.肝内胆管结石合并感染

临床表现似肝脓肿,一般无绞痛,有肝区或剑突下持续性钝痛伴有间歇性发热,发热2~3周可自行下降,1周后又可再次上升。可有黄疸和肝区叩击痛。肝肿大及触痛不明显。X线、B超、CT检查有助于诊断。

6.Caroli 病

该病是一种常染色体隐性遗传的先天性异常。特点为肝内胆管节段性囊状扩张,如行穿刺抽出液为胆汁。大多数 Caroli 病往往尚存在其他2~3种先天性异常,如多囊肾、肾小管扩张、肝外胆道异常,寻求这些先天改变有助于鉴别诊断。Caroli 病预后不良,并发症高,如反复发作胆管炎可引起细菌性肝脓肿、膈下脓肿等。CT 检查可清晰显示低密度的不规则囊性病灶与胆管相通,诊断准确率可达100％。单纯细菌性肝脓肿没有Caroli病所特有的肝内胆管囊状扩张,有利于鉴别。

四、治疗

多发性肝脓肿一般以抗生素治疗为主,单发性肝脓肿主张引流加抗生素治疗。

1.加强一般支持治疗

给予全身支持治疗,如给予充分营养支持,必要时多次小量输血和血浆,纠正低蛋白血症,增强机体抵抗能力,并纠正水和电解质平衡失调等。

2.应用抗生素

应用的原则是:①针对革兰阴性杆菌及厌氧菌;②根据细菌培养结果及药敏试验选用;③两种或两种以上抗生素联合应用;④全身用药加脓肿局部注射;⑤剂量与疗程应充分。

(1)对大肠杆菌等肠杆菌科细菌、肠球菌属或厌氧菌感染,临床上常首选氨苄西林或哌拉西林(氧哌嗪青霉素)加氨基苷类;亦可选用头孢曲松(菌必治)加环丙沙星。如病原菌为铜绿杆菌则常选用头孢他啶(复达欣)。

(2)病原菌为金黄色葡萄球菌者,常选用苯唑西林或氯唑西林加哌拉西林,也可选用第三代头孢菌素。

(3)混合细菌感染者常选用哌拉西林加阿米卡星(丁胺卡那霉素)加甲硝唑,或选用第三代头孢菌素或氟喹诺酮加甲硝唑。

(4)在抗生素治疗期间,临床医师应密切观察患者症状与体征、周围血象、肝肾功能等变化,作为抗生素取舍、剂量调整的重要依据。此外,因长期大量使用抗生素,宜定期检测有无真菌感染。

3.肝穿刺排脓

为加强抗生素治疗效果,对大脓肿应在超声引导下穿刺排脓,有时亦可置入硅胶管或塑料管作持久引流,并局部注入抗生素。

4.经皮经肝胆管引流

当有肝内胆管扩张时,应尽速做PTC和PTCD,以判断胆管梗阻病因并及时引流。

5.外科手术治疗

(1)脓肿切开引流术 在静脉应用抗生素的同时,对有手术指征的病人应积极进行脓肿切开引流术,常用的手术方式有以下几种:经腹腔切开引流术;腹膜外脓肿切开引流术;后侧脓肿切开引流术。

(2)肝叶切除术 适用于:①病程长的慢性厚壁脓肿,用切开脓肿引流的方式,难以使脓腔塌陷,长期残留无效腔,创口经久不愈者;②肝脓肿切开引流后,留有窦道长期不愈合,流脓不断,不能自愈者;③合并某肝段胆管结石,肝内因反复感染导致组织破坏、萎缩,失去正常生理功能者;④肝左外叶多发脓肿致使肝组织严重破坏者。肝叶切除治疗肝脓肿应注意术中避免炎性感染扩散到术野或腹腔,特别对于肝断面的处理要细致妥善,术野的引流要通畅,一旦局部感染,将导致肝断面出现胆瘘、出血等并发症。

腹腔内原发化脓性病灶,亦应予以根治。

第八节　酒精性肝病

酒精性肝病(ALD)系由于长期大量饮酒导致的肝病,包括酒精性脂肪肝(AFL)、酒精性肝炎(AH)、酒精性肝纤维化(AHF)、酒精性肝硬化(AC)及肝细胞癌(HCC)。ALD患者的年死亡率为4.4/10万人,高于丙型肝炎患者。

一、病因与发病因素

饮酒是ALD的根本病因,90%~95%饮酒者可以发展为酒精性脂肪肝,但仅有30%~35%饮酒者发展为比较严重的酒精性肝病,提示ALD发病亦与其他因素有关。

ALD与酒精摄入量、饮酒种类与方式、营养状况、性别及年龄、基因与遗传多态性等因素有关。

1.酒精摄入量

酒精摄入量是ALD发生的最重要的危险因素。关于饮酒的致病限量,目前尚有争议。欧洲14国ALD流行病学特点显示,每日酒精摄入量为30g的饮酒者,其肝病或肝硬化的发病是不饮酒者的23.6倍和13.7倍。关于饮酒与酒精相关疾病风险的荟萃分析显示,中等程度的酒精摄入(25g/d)显著增加肝硬化的发病风险,且随着酒精摄入量的增加,其相对危险性也增加;酒精摄入量为50g/d,肝硬化相对危险性可增至2倍;酒精摄入量为100g/d,肝硬化相对危险性可增至接近5倍。

2.饮酒的种类和方式

红酒饮用者ALD的发病风险要低于其他类型的饮酒者。空腹饮酒、同时饮用多种类型的酒、频繁饮酒均可增加ALD的发病风险。急性大量饮酒(24h内过多过快)和慢性过量饮酒(4~6周过多过频)也是增加ALD发病风险的决定性因素。

3.营养状况

酒精性肝病病死率的上升与营养不良的程度相关。维生素缺少如维生素A的缺少或者维生素E水平的下降,也可能潜在加重肝病。富含多不饱和脂肪酸的饮食可促使酒精性肝病的进展,而饱和脂肪酸对酒精性肝病起到保护作用。肥胖或体重超重可增加酒精性肝病进展的风险。

4.性别及年龄因素

与男性相比,女性对酒精有更高的易感性和低安全性,更小剂量和更短的饮酒期限就可能出现更重的酒精性肝病,归因于酒精在女性体内的低容量分布,即单位酒精摄入量可使女性血液酒精浓度更高。另一个可能的机制为雌激素可以增加肠黏膜对内毒素的通透性,从而增加TNF-α等细胞因子诱发的肝损伤。此外,随着年龄的增大,对乙醇的代谢能力下降,因此血中乙醇浓度容易升高,导致ALD的发病率升高,但ALD的发病年龄与饮酒起始年龄、饮酒习惯等有关。

5.遗传因素及基因多态性

同卵双生子同患ALD的概率是异卵双生子的3倍。目前已发现,乙醇脱氢酶(ADH)、乙醛脱氢酶（ALDH）及细胞色素 $P_{4502}E1$（CYP2E1）等酒精代谢酶系统基因表达的差异与 ALD 的发病密切相关，汉族人群的 ADH2、ADH3 和 ALDH2 等的等位基因频率以及基因型分布不同于西方国家，可能是中国嗜酒人群和酒精性肝病的患病率低于西方国家的原因之一。此外，其他与乙醇代谢相关的基因多态性还有 TNF-α 基因启动子、CD14 内毒素受体基因及 DNA 修复基因等。ALD 的病死率与种族相关，如含 patatin 样磷脂酶域 3（PNPLA3）的各种变体与肝脂肪变性相关，且促进 ALD 向肝硬化的进展。

6.并发症

酒精与肝炎病毒、HIV 等有协同效应，在肝炎病毒感染基础上饮酒或在酒精性肝病基础上并发 HBV/HCV 感染，均可加速肝病的发生。

二、流行病学

嗜酒已成为当今世界日益严重的公共卫生问题。美国 12 岁以上人群中约 1.11 亿人有饮酒习惯，且以青年人为主。来自英国的研究同样显示饮酒起始年龄的年轻化，且妇女的酒类消费增长速度有赶超男子的趋势。近年来中国酒类产量不断增加，中国饮酒率也有增加趋势，2013 年中国已成为第二饮酒大国，仅次于美国。饮酒相关问题已成为中国乃至全世界面临的一大医学和社会问题。乙醇对肝有明显的毒性作用，ALD 在世界各地均是影响肝病发病率和病死率的一个重要因素。在美国，预计超过 200 万人患有 ALD，伴发 AH 的肝硬化患者的病死率比许多常见肿瘤高得多。在英国，从 1979 年至 2005 年期间 ALD 的入院率和病死率均增加了 1 倍多，其中 2005 年死于慢性肝病的患者中有 2/3 死于 ALD。从 1996 年至 2005 年期间英格兰和威尔士的重症监护室中 ALD 入院人数增加了 2 倍以上。

中国人群 ALD 的发病率也有逐年增加趋势。我国是一个地域宽广、民族众多的国家，至今尚缺乏酒精性肝病的全国性大规模流行病学调查资料，但各地一些流行病学调查为全国酒精性肝病状况提供了一些参考。例如，2004 年湖南省 ALD 的患病率为 4.36%，其中 AC 为 0.68%，AFL 为 0.97%，AH 为 1.50%，酒精所致肝脏其他损害为 1.21%；男性 ALD 患病率为 6.0%，女性为 0.52%。

三、发病机制

本病发病机制较为复杂，目前尚不完全清楚，疾病的不同阶段其发病机制不同。酒精及其代谢产物对肝的直接毒性作用、氧化应激反应、肠源性内毒素血症、库普弗细胞活化、促炎性细胞因子释放、铁沉积等多种因素可能均参与了 ALD 的发生与发展。

（一）乙醇代谢产物及氧化应激所致的肝损伤

肝是人体摄入酒精的主要代谢场所。在肝中，乙醇的氧化代谢通过三个酶系统催化完成，即 ADH、细胞色素 P450 系统（主要为 CYP2E1）、过氧化氢酶系统。乙醇代谢过程中产生的乙醛是引起 ALD 最主要的毒性物质，可导致肝细胞损伤、炎症及细胞外基质产生和纤维化的形成。乙醛可通过转化生长因子（TGF-β）诱导肝星状细胞（HSC）维持激活，促进炎症及纤维化的形成。乙酸可增加组蛋白乙酰化反应，一些特定基因启动子的组蛋白乙酰化可以调节巨噬细胞炎症因子的产生(如 IL-6、IL-8、TNF-α 等),在急性酒精性肝炎发病机制中起重要作用。CYP2E1 在酒精代谢过程中可以产生乙醛和活性氧簇(ROS),产生氧化应激反应(OS)。在正常情况下细胞内存在自由基清除剂,如 SOD、GSH、维生素 E 等,然而长期饮酒使 CYP2E1 激活增加,导致自由基产生增加,抗氧化物质被大量消耗,体内的氧化-抗氧化机制失去平衡,氧化产物相对过剩。乙醇可通过下调铁调素的表达促进肝内铁的沉积,进一步加重氧化应激。

酒精性肝病患者线粒体 DNA 损伤率是正常对照人群的 8 倍。线粒体 DNA 的损伤引起线粒体氧化呼吸链的功能异常,抑制电子沿着呼吸链的传递,造成线粒体呼吸链复合物活性降低,加剧线粒体功能障碍,降低脂肪酸 β 氧化,促进脂肪肝的发生。研究显示氧化应激也可能通过过氧化物增殖激活受体(PPAR-α)及胆固醇调节元件结合蛋白-1(SREBP-1)干扰脂质合成调节来促进肝内脂肪沉积。研究结果显示过表达 CYP2E1 的 HepG2 细胞内发生蛋白酶体的氧化损伤,后者是造成包括细胞角蛋白 18 和 8 在内的不可溶蛋白在肝内聚集的原因之一,这可能是 ALD 病理改变 Mallory 小体形成的原因。酒精引起的 ROS 可以增加巨噬细胞对内毒素(LPS)的敏感性,从而促进 TNF-α 等炎性因子的产生。乙醇引起的脂质过氧化还可通过 PKC、PI3K 和 PKB/Akt 瀑布式激酶链引起肝星状细胞激活。

(二)肠源性内毒素血症在 ALD 中的作用

ALD 患者血清内毒素高达 8.5~206pg/mL(正常值为 0.3~10.4pg/mL),是正常人的 5~20 倍。LPS 可经门静脉进入肝内,通过 TLR4 途径产生炎症因子对肝产生"二次攻击",诱导和加重肝损伤,同时又加剧肠道黏膜屏障的损害,形成恶性循环。酒精摄入导致内毒素血症的可能机制为:①库普弗细胞功能失调导致清除内毒素功能下降;②肠内细菌过度繁殖导致过量的内毒素产生;③肠黏膜屏障功能下降增加 LPS 和细菌入血的概率。乙醇和乙醛可通过各种磷酸化调节,引起紧密连接蛋白及黏附连接蛋白的重新分布,破坏紧密连接机构及功能,增加肠上皮对细菌及 LPS 的通透性,还可通过增加诱导型一氧化氮合成酶的活性,增加一氧化氮的产生,使细胞骨架蛋白发生重排,增加肠黏膜的通透性。此外,研究显示 ALD 患者结肠组织中高水平的 miR-212 和低水平的 ZO-1 可增加肠道通透性。酒精可引起小鼠小肠锌缺乏,导致紧密连接蛋白的明显减少,破坏 Caco-2 单层上皮屏障功能。经门静脉入血的内毒素主要经过 LPS-TLR4 途径激活转录因子 NF-κB 和 AP-1,增加 TNF-α 及 IL-1β 表达,产生一系列炎症级联反应,促进 ALD 的发生。

(三)免疫反应

酒精通过多途径激活肝内库普弗细胞,肠道来源的 LPS 可以通过库普弗细胞表面的 TLR4 受体途径的信号通路激活库普弗细胞,产生一系列的促炎性因子,参与肝细胞的损伤。从慢性酒精摄入大鼠肝分离出来的库普弗细胞内铁明显增多,且与 NF-κB 活性和 TNF-α 表达增高有关,说明铁过剩也有助于库普弗细胞炎症信号的激活。活化的库普弗细胞产生的 TNF-α 可增加肝脂质合成关键转录因子——胆固醇调节元件结合蛋白-1c(SREBP-1c)的表达,增加肝脂质合成及沉积。此外,酒精诱导的库普弗细胞活化可抑制脂肪细胞脂联素生成,抑制脂联素的抗脂肪变性,导致酒精性脂肪肝的发生。长期酒精喂养的小鼠肝组织 NK 细胞数量减少,其对 HSC 杀伤作用降低,长期饮酒可减弱 NK 细胞杀伤活化的 HSC 作用,抑制 NK 细胞及 IFN-γ 的抗纤维化作用。酒精喂养小鼠 4d 即可增加补体 C3 和 TNF-α 在肝内的表达,在 C3 基因敲除小鼠体内,酒精引起的肝内 TNF-α 增加却不能导致 ALD 发生。TLR4 基因敲除小鼠在摄入酒精的早期也有补体的激活和 TNF-α 的表达,说明 LPS/TLR4 并不参与 ALD 的早期发病机制,补体激活后的片段 C3a 和 C5a 可能在内毒素介入之前即激活了库普弗细胞。最近一项研究显示,ALD 患者肝内可见 Th17 细胞激活,并且产生 IL-17,促进中性粒细胞浸润,导致 ALD。在严重的 ALD 患者体内,酒精诱导产生丙二醛、4-羟基壬烯醛及其他脂质过氧化物加合物,以及丙二醛与乙醛加合物,它们可作为抗原物质激活免疫反应。研究显示 ALD 患者 69.6% 自身抗体阳性,其中抗核抗体(ANA)阳性率为 63.8%。

(四)其他因素

PPAR-α 是一种控制脂肪酸转运和氧化的核内受体,既往研究显示乙醇代谢产物乙醛可以直接抑制肝细胞内 PPAR-α 的转录活性,亦可间接通过氧化应激抑制 PPAR-α 的转录活性,从而抑制脂肪酸氧化,导致肝内脂肪沉积。近期发现 PPAR-α 还受其他一些因子的调控,如骨桥素可以负向调节 PPAR-α,在 ALD 动物模型和患者骨桥素均明显增加。与骨桥素相反,脂联素则可以正向调节 PPAR-α 活性,然而慢性酒精摄入可抑制这一过程,导致脂肪沉积。细胞自噬对于肝细胞内脂滴的移除具有重要作用。研究显示长期饮酒可以抑制细胞自噬功能。microRNAs(miRNAs)可以调节基因的表达。近年来,miRNAs 在 ALD 中的作用越来越受到关注。酒精可以调节一些 miRNAs,且不同的 miRNAs 通过不同的机制参与 ALD 的发病机制,如乙醇在体内外均可以诱导巨噬细胞 miR-155 的表达,后者表达可以增加库普弗细胞对 LPS 的敏感性,从而增加 TNF-α 的产生。ALD 动物肠组织中 miR-212 表达增加,可负向调节 ZO-1,增加肠道通透性。miR-34a 可调节基质金属蛋白酶 1 和 2(MMP1/MMP2)的表达,参与酒精性肝纤维化的形成等。其他与 ALD 发病机制有关的 miRNAs 还包括 miR-103、miR-107 和 miR-122 等。可见 ALD 分子水平的发病机制是复杂的,它是多因素、多途径、多层次的损伤,且各个因素之间相互关联共同促进 ALD 的发生与发展。

四、病理学

ALD 的形态学包括 4 组基本病变:①以大泡性为主的脂肪变性;②肝细胞气球样变;③以小叶内为主的炎性浸润;④不同程度的肝纤维化和小叶结构扭曲,可进展为肝硬化。大泡性脂肪变是酒精性肝损伤的最常见形式。

五、病史询问和量表评估

在诊断酒精性肝病前,首先应详细询问病史,排除病毒性肝炎、血吸虫肝病、药物性肝病等其他疾病,准确做出病因诊断,以防漏诊和误诊。对有饮酒史者,要注意询问饮酒量、饮酒持续时间、酒的种类和饮酒方式。每日摄入乙醇超过 80g 的肝病患者需考虑酒精性肝病的诊断。如存在一些协同因素如性别等,即使饮酒较少的患者仍可考虑此诊断。临床上许多患者自述的摄入量比实际的要少,因此通过第三者客观地确定饮酒史对诊断是十分重要的。对怀疑存在酒精滥用或过量者立即给予结构性问卷(如 CAGE 问卷、MAST 问卷、AUDIT 问卷)进行评估。其缺点是:它注重饮酒的结果而非实际的饮酒量;它涉及长期的行为模式而非短期或近期的改变。CAGE 问卷的优点是短小(仅四个问题),简单(回答是或否)。AUDIT 是世界卫生组织制定的包含 10 个项目的调查问卷。与其他筛选测试相比,AUDIT 问卷有以下 3 项优点:它能识别尚未形成酒精依赖的饮酒者是否存在风险,包含对饮酒量的评估,以及目前或长期饮酒的时间跨度。

六、症状和体征

酒精性肝病患者的症状没有特异性,并随病情轻重程度和主观感受而不同。患者可无明显症状,也可出现乏力、食欲减退、体重减轻、腹胀、恶心、肝区隐痛不适、皮肤巩膜黄染等症状。此外,因酒精中毒影响患者可出现悲观厌世、工作效率降低、易出差错、易怒、过敏和抑郁等症状。

体格检查可无明显异常,或出现肝大、黄疸、腹水或肝性脑病的表现等。肝大是酒精性肝病患者最常见的体征,可见于 75% 以上的患者,但与疾病的严重程度无关。其他表现有脾大、腹水、肝性脑病、食管胃底静脉曲张所致胃肠道出血、凝血因子异常所致出血倾向、自发性腹膜炎、男性乳房发育、睾丸萎缩和激素失调引起男性阴毛呈女性分布、蜘蛛痣、肝掌、腮腺肿大和掌挛缩等。

需要注意的是,ALD 不是孤立存在的。与酒精滥用相关的其他器官功能障碍可能与 ALD 共存:如心肌病、骨骼肌萎缩、胰腺功能障碍、酒精的神经毒性。是否存在上述伴发疾病需通过临床检查证实或排除,以便提供适宜的治疗。

七、实验室检查

(一)血常规

患者可有轻度贫血,常见为巨幼红细胞性贫血。白细胞计数可升高。脾功能亢进时可有白细胞、血小板减少。

(二)生化和免疫学检查

生化检查可见高胆红素血症、低清蛋白血症、低前清蛋白血症、凝血酶原减少、高球蛋白血症和靛青绿潴留增加。胆红素水平和凝血酶原时间(PT)反映了酒精性肝病的严重程度和预后。血 IgA、IgG、IgM 常增高,此与乙醛-蛋白质化合物诱生的多种自身抗体有关。

酒精性肝病患者血清 GGT、ALT、AST 和 ALP 可轻度增高,但与疾病严重程度无明显相关性,不能确切预测组织学分期的诊断。AST 和 ALT 水平一般<300U/L,但 AST 和 ALT 比值倒置,一般 AST/ALT>2,这两点有助于鉴别酒精性肝病和病毒性肝炎及其他肝脏疾病。AST/ALT>3 强烈提示酒精性肝病。

缺糖基转铁蛋白(CDT)增高,是反映慢性乙醇中毒的敏感和特异的指标。

肝炎病毒标志物检查有助于鉴别诊断及判断患者是否在酒精性肝病的同时合并肝炎病毒感染。

(三)影像学检查

B 型超声、电子计算机 X 线断层扫描(CT)和磁共振成像检查可显示肝脏大小,粗略判断弥散性脂肪肝的程度,脾脏肿大以及门静脉高压时门静脉、脾静脉直径的增宽。腹部超声表现中具备以下 3 项中的 2 项者为弥散性脂肪肝:①肝脏近场回声弥散性增强("明亮肝"),回声强于肾脏;②肝内管道结构显示不清;③肝脏远场回声逐渐衰减。放射性核素检查可见肝脏摄取核素减少,而脾脏核素浓集。食管和胃肠钡剂造影检查则可见静脉曲张相应部位的充盈缺损。

(四)内镜检查

内镜检查不仅可明确有无肝硬化所致的食管和胃底静脉曲张以及静脉曲张程度,还可以发现食管、胃和十二指肠黏膜病变,有助于上消化道出血的鉴别诊断。

(五)组织学检查

尽管肝活组织检查并非处理酒精性肝病所必需,但肝活检对确立诊断仍是非常有帮助的。通过肝活组织检查可以:①鉴别酒精性肝病和非酒精性肝病;②明确酒精性肝病的不同时期;③评估肝病的可能发展趋势。

酒精性肝病病理学改变主要为大泡性或大泡性为主伴小泡性的混合性肝细胞脂肪变性。依据病变肝组织是否伴有炎症反应和纤维化,可分为单纯性脂肪肝、酒精性肝炎、肝纤维化和肝硬化。酒精性肝病的病理学诊断报告应包括肝脂肪变程度($F_{0~4}$)、炎症程度($G_{0~4}$)、肝纤维化分级($S_{0~4}$)。

(1)单纯性脂肪肝:依据肝细胞脂肪变性占据所获取肝组织标本量的范围,分为 4 度($F_{0~4}$)。F_0:<5%肝细胞脂肪变;F_1:5%～33%肝细胞脂肪变;F_2:33%～66%肝细胞脂肪变;F_3:66%～75%肝细胞脂肪变;F_4:75%以上肝细胞脂肪变。

(2)酒精性肝炎:酒精性肝炎时肝脂肪变程度与单纯性脂肪肝一致,分为 4 度($F_{0~4}$)。依据炎症程度分为 4 级($G_{0~4}$)。G_0:无炎症;G_1:腺泡 3 带呈现少数气球样肝细胞,腺泡内散在个别点灶状坏死和中央静脉周围炎;G_2:腺泡 3 带明显气球样肝细胞,腺泡内点灶状坏死增多,出现 Mallory 小体,门管区轻至中度炎症;G_3:腺泡 3 带广泛的气球样肝细胞,腺泡内点灶状坏死明显,出现 Mallory 小体和凋亡小体,门管区中度炎症伴和(或)门管区周围炎症;G_4:融合性坏死和(或)桥接坏死。

(3)肝纤维化和肝硬化:依据纤维化的范围和形态,肝纤维化分为 4 期($S_{0~4}$)。S_0:无纤维化。S_1:腺泡 3 带局灶性或广泛的窦周/细胞周纤维化和中央静脉周围纤维化。S_2:纤维化扩展到门管区,中央静脉周围硬化性玻璃样坏死,局灶性或广泛的门管区星芒状纤维化。S_3:腺泡内广泛纤维化,局灶性或广泛的桥接纤维化。S_4:肝硬化。

八、诊断

(一)临床诊断标准

(1)有长期饮酒史,一般超过 5 年,折合乙醇量男性≥40g/d,女性≥20g/d,或 2 周内有大量饮酒史,折合乙醇量>80g/d。但应注意性别、遗传易感性等因素的影响。乙醇含量的换算公式:g=饮酒量(mL)×乙醇含量(%)×0.8。

(2)临床症状为非特异性,可无症状,或有右上腹胀痛、食欲减退、乏力、体重减轻、黄疸等;随着病情加重,可有神经精神症状、蜘蛛痣、肝掌等表现。

（3）血清 AST、ALT、GGT、TBi、PT、CDT 和 MCV 等指标升高，禁酒后这些指标可明显下降，通常 4 周内基本恢复正常，AST/ALT＞2，有助于诊断。

（4）肝脏 B 超或 CT 检查有典型表现。

（5）排除嗜肝病毒现症感染以及药物、中毒性肝损伤和自身免疫性肝病等。

符合第（1）（2）（3）项和第（5）项或第（1）（2）（4）项和第（5）项可诊断酒精性肝病；仅符合第（1）（2）项和第（5）项可疑诊酒精性肝病。

（二）临床分型

符合酒精性肝病临床诊断标准者，其临床分型诊断如下：

（1）轻症酒精性肝病：肝脏生化、影像学和组织病理学检查基本正常或轻微异常。

（2）酒精性脂肪肝：影像学诊断符合脂肪肝标准，血清 ALT、AST 或 GGT 可轻微异常。

（3）酒精性肝炎：血清 ALT、AST 或 GGT 升高，可有血清总胆红素升高。重症酒精性肝炎是指酒精性肝炎患者出现肝功能衰竭的表现，如凝血机制障碍、黄疸、肝性脑病、急性肾衰竭、上消化道出血等，常伴有内毒素血症。

（4）酒精性肝硬化：有肝硬化的临床表现和血清生物化学指标的改变。

（三）严重程度的评估

有多种方法用于评价酒精性肝病的严重程度及近期存活率，主要包括 Child-Pugh 分级、Maddrey 判别函数，以及终末期肝病模型（MELD）积分，Glasgow 酒精性肝炎评分（GAHS）等。Child-Pugh 分级主要用于对肝硬化严重程度分级。Maddrey 判别函数广泛应用于 ALD，其计算公式为：$4.6 \times PT$ 差值（s）＋血清总胆红素（mg/dL）。MDF≥32 的重症酒精性肝炎，1 个月的近期死亡率高达 30％～50％。终末期肝病模型（MELD）计算公式为：$3.8 \times \ln[$血清总胆红素（mg/dL）$] + 11.2 \times \ln[$国际标准化比值（INR）$] + 9.6 \times \ln[$血清肌酐（mg/dL）$]$；Sheth 等报道 34 名酒精性肝炎患者，MELD 评分≥11，30d 的生存率为 45％；而 MELD 评分＜11 的生存率为 96％。CASH＞9 提示预后差，需要激素治疗。

九、鉴别诊断

常需与下列疾病相鉴别。

（一）病毒性肝炎

病毒性肝炎病史、饮酒史、肝炎病毒标志物的检测有助于鉴别诊断。对无饮酒史或每周饮酒量＜40g 的病毒性肝炎与肝炎病毒血清学标志阴性的酒精性肝病的鉴别并无多大困难。近年来，由于 HBV 和 HCV 血清学标志阳性的饮酒者日益增多，并且机体对酒精导致肝损害的阈值个体差异较大，加之部分患者隐瞒饮酒史，因此，要准确做出肝损害的病因诊断则比较困难。HBV 和 HCV 血清学标志阳性的饮酒者肝损伤大致分为三类：①单纯酒精性肝病：即酒精性肝病合并亚临床型 HBV、HCV 感染。肝功能改变以 GGT 升高为主，AST 和 ALT 仅轻至中度升高（＜300U/L，AST/ALT 比值＞2）；戒酒 4 周后临床表现和血清酶学指标明显下降或基本恢复正常。但是重型酒精性肝炎、肝硬化和合并肝细胞癌者例外。②单纯病毒性肝炎：即饮酒者发生病毒性肝炎，肝功能损害以 ALT 和 AST 升高为主，GGT 改变不明显，AST/

ALT 常<1。通常每周饮酒量<40g,戒酒对病情及肝功能改善无明显影响,但抗病毒治疗可有效改善患者的病情。③酒精合并病毒性肝炎:有长期大量饮酒史,血清肝炎病毒感染指标阳性,肝功能改变为 ALT、AST 和 GGT 均明显升高,AST/ALT 介于 1～2 之间,戒酒后 4 周 GGT 可显著下降,ALT、AST 亦可<120U/L 或<原值的 70%,但不能恢复至正常水平,即使长期不再饮酒,肝功能改变仍时有反复或加剧。必要时可借助肝活组织病理学检查进行鉴别。

(二)血吸虫病性肝纤维化

血吸虫病病史、血吸虫病原学和免疫学检查有助于鉴别诊断。

(三)非酒精性脂肪性肝病

非酒精性脂肪性肝病(NAFLD)是一种在组织学和生化方面都与酒精性肝病相似而程度较轻的综合征,开始发现于空回肠分流术后的并发症,也可发生于肥胖、糖尿病、高脂血症或全胃肠外营养的患者,以及由一些药物如雌激素、己烯雌酚、糖皮质激素等诱导,而患者否认有乙醇的过量摄入。目前尚无实验室检查能将 NAFLD 和酒精性肝病加以区分。

(四)血色病

该病与酒精性肝病很难区分,表现为高血浆铁饱和状态和肝活检发现铁沉着。酒精性肝硬化患者,尤其是仍嗜酒的肝硬化患者肝脏组织学常见铁沉积。肝脏铁定量测定总铁贮备增加较少,通常不超过 $180\mu mol/g$,通过肝活组织检查测定肝的总铁量可以与血色病相鉴别。肝铁指数=肝铁(μg)÷58÷年龄(年),>2 提示血色病。

十、治 疗

酒精性肝病的治疗原则是:戒酒和营养支持,减轻酒精性肝病的严重程度;改善已存在的继发性营养不良和对症治疗酒精性肝硬化及其并发症。

(一)戒酒

酒精性肝病的首要治疗是戒酒,这是阻止症状加重和改善预后的有效方法。戒酒可明显改善酒精性肝损伤的结果和组织学特征,降低门脉压力,延缓进展为肝硬化,并提高各期患者存活率。而继续饮酒的肝病患者短期和长期的存活率均下降。戒酒过程中应注意防治戒断综合征。纳曲酮、阿坎酸结合心理咨询有助于减少戒酒后再发。

(二)营养支持

酒精性肝病患者需良好的营养支持,应在戒酒的基础上提供高蛋白、高碳水化合物的饮食。能量供应优选胃肠道营养,并注意补充维生素 B 及叶酸。对伴有肝性脑病的 ALD 患者给予支链氨基酸以获得正氮平衡。

(三)药物治疗

1.糖皮质激素

糖皮质激素治疗机制为降低免疫反应和炎症前细胞因子反应。主要适应证为 Maddrey 判别函数≥32,MELD 评分≥21,和(或)伴有肝性脑病的重症酒精性肝炎患者的抢救。糖皮质激素可改善重症酒精性肝炎患者的生存率。合并感染、胃肠道出血、肾衰竭、胰腺炎、血糖难以控制的糖尿病者为应用糖皮质激素的禁忌证。Lille 评分模型结合年龄、肾功能不全、清蛋白、凝血酶原时间、胆红素和治疗 7d 后的胆红素,用于评估患者对糖皮质激素的治疗反应,并有助于决定是否对泼尼松龙 40mg/d 治疗 7d 无效的患者停用激素治疗。

2.TNF-α 拮抗剂

TNF-α 是酒精相关肝细胞损伤的主要介质。因此,TNF-α 抗体的拮抗作用可能是有吸引力的治疗理念。三种抗 TNF-α 化合物被报道用于治疗酒精性脂肪肝:包括被称为生物制剂的英夫利昔单抗和依那西普,以及己酮可可碱。己酮可可碱是磷酸二酯酶抑制剂,被批准用于改善间歇性跛行患者的血液流变学,该药也有抗 TNF-α 活性。MDF≥32 的严重 ALD 患者可考虑用己酮可可碱治疗,尤其当患者有激素治疗反指征时。英夫利昔单抗和依那西普的不良反应为严重的感染,尚需更大样本的前瞻性随机双盲临床试验评价其治疗 ALD 的利弊,目前不推荐用于临床试验以外的治疗活动。

3.多烯磷脂酰胆碱

多烯磷脂酰胆碱有抗氧化、抗炎、保护肝细胞膜及细胞器等作用,临床应用可改善肝脏生化指标。多烯磷脂酰胆碱对酒精性肝病患者还有防止组织学恶化的趋势。

4.腺苷蛋氨酸

腺苷蛋氨酸治疗可以改善酒精性肝病患者的临床症状和生物化学指标,但目前的研究证据未证实其对 ALD 患者的并发症及病死率有明显影响。

5.其他保肝药

甘草酸制剂、水飞蓟素类和还原性谷胱甘肽等药物有不同程度的抗氧化、抗炎、保护肝细胞膜及细胞器等作用,临床应用可改善肝脏生化指标。但不宜同时应用多种抗炎保肝药物,以免加重肝脏负担及因药物间相互作用而引起不良反应。

6.中药制剂

中药制剂在肝纤维化防治中的作用及安全性有待大样本、随机、双盲临床试验证实。

(四)积极处理并发症

积极处理酒精性肝炎和酒精性肝硬化的并发症(如门静脉高压、食管胃底静脉曲张、自发性细菌性腹膜炎、肝肾综合征、肝性脑病和肝细胞肝癌等)。对肝衰竭的终末期患者可考虑人工肝支持治疗,分子吸附再循环系统(MARS)可改善肝功能、血流动力学、肾功能和肝性脑病,为成功向肝移植过渡提供机会。

(五)肝移植

严重酒精性肝硬化患者可考虑肝移植,但要求患者肝移植前戒酒 3~6 个月,并且无其他脏器的严重酒精性损害。ALD 肝移植后的生存率与其他原因所致的终末期肝病肝移植相似。肝移植后复发饮酒和抑郁症是影响生存的独立危险因素。

第四章

肾脏内科疾病

第一节 泌尿系感染

一、尿路感染

尿路感染又称泌尿系统感染,是尿路上皮对细菌侵入导致的炎症反应,通常伴随有菌尿和脓尿。细菌性感染尿路感染非常常见,全球每年发病约 1.5 亿人次,约 1/2 人群至少一生中患病 1 次以上。急性膀胱炎在年轻女性中发生率约 0.5 人次/年,27%~44%年轻女性可能复发。每年绝经后女性尿路感染每年发生率约 10‰;50 岁以下男性少见,仅为 0.5‰~0.8‰;而年老男性其发病率有所增加,为 5%~10%,80 岁以上男性存在细菌尿。

(一)临床分类

1.无症状性细菌尿

无症状性细菌尿是指连续两次不同清洁尿标本,培养出同一菌种且定量超过 10^5/mL,无尿感症状,其在年轻成年女性发病率约 5%,老年女性高达 50%。无症状性细菌尿可持续存在或短暂并反复发生,一些无症状性细菌尿可发展为有症状性尿路感染。

2.复杂性尿路感染

复杂性尿路感染主因尿路存在复杂性因素,如梗阻性尿路结石或狭窄、尿道异物或反流、功能性排尿功能不全、糖尿病等基础疾病及免疫抑制剂的使用等,导致尿路感染迁延复发,医源性是复杂性尿感的常见类型,发病率约为 5%,其中导管相关性感染最为常见。引起尿路感染的病原体以革兰阴性菌多见,非复杂性尿路感染中大肠杆菌占 70%~95%,复杂性尿路感染中大肠肝菌为 21%~54%。

(二)发病机制

尿路感染的发病机制较为复杂,感染途径包括血行播散感染和上行感染。目前认为,可能与微生物、宿主行为和遗传等因素有关。其致病菌主要来源于胃肠道,多为大肠杆菌,经尿道周围进入膀胱。一些少见病原体包括金黄色葡萄球菌、克雷伯杆菌、变形杆菌和肠球菌等,往往与导管相关性和医院获得性尿路感染有关。

细菌进入膀胱上皮后,可触发黏膜上皮和白细胞 TLR4 依赖的脂多糖诱发的炎症反应,引起 NF-κB 激活,进而导致炎症细胞因子的大量释放和中性粒细胞趋化与聚集。宿主的免疫应答、阴道正常菌群、排尿对尿路感染起一定保护作用。另外,当细菌入侵后,宿主细胞尚可释放一些保护性因子,包括抗微生物多肽、补体、溶酶体等,可通过直接发挥抗菌作用、增加局部免疫细胞和改变局部微环境等抵御尿路感染的发生。另外,研究认为,遗传因素也可能与尿路感染的发生有关;非分泌性 ABO 血型抗原增加复发性膀胱炎的风险;P1 血型表型是女性肾盂肾炎复发的危险因素;易患肾盂肾炎儿童 CXCR1(白介素-8 受体)基因突变频率明显增加或其表达下降。

尿路感染存在明显的性别差异,其原因可能与男性尿道长、病原菌移行距离远、男性尿道周围环境干燥等有关。而女性非复杂性尿路感染的危险因素主要包括性交、杀精剂产品和反复尿路感染史等。

(三)实验室检查

尿路感染的实验室检测方法主要包括尿白细胞计数、尿细菌计数及清洁中段尿培养等。其中,尿培养是诊断尿路感染的金标准。除传统指标以外,近年生物标志物如白细胞酯酶、C-反应蛋白、降钙素原、白细胞介素、弹性蛋白酶/α_1-蛋白酶抑制剂复合物、髓过氧化物酶及可溶性髓系细胞触发受体-1 等在尿路感染的诊断中也备受关注。

(四)泌尿道影像学

对有梗阻、结石、腰痛或尿脓毒血症等表现患者,应考虑为其提供泌尿外科咨询及评估。另外,对复杂性或非复杂性尿路感染经 72h 治疗后疗效不满意患者也应进行相应的病情评估以排除并发因素。肾脏超声有助于检测肾脏和膀胱大小及轮廓,发现肾脏包块或脓肿以及泌尿系结石、肾盂积水、残余尿量等。腹部平片可发现泌尿道不透 X 射线结石,尤其是对输尿管近端或远端易被超声检查遗漏位置的结石。然而对多数复杂性尿路感染,超声和 KUB 均不及 CT 敏感。因此对提示可能包块或积水情况下,应进行 CT 检查。CT 可更好提供局部解剖结构,是发现病灶炎症、肾脏或肾周包块及脓肿、透 X 线及不透 X 射线结石的较好选择。但 CT 静脉造影剂等风险也需权衡和注意,非对比增强螺旋 CT 是一种快速、安全且敏感的检测结石手段。放射性核素显像在成人尿路感染评估中无多大作用,但在儿童肾盂肾炎评估中有重要作用。

下行性尿路造影术和膀胱镜检查在女性复发性膀胱炎中往往未发现异常,且对患者治疗方案无明显影响,故不推荐应用。影像学检查对年轻女性急性肾盂肾炎患者诊断价值欠佳,但对反复发作的肾盂肾炎或存在相关并发症因素时,需进行相应影像学检查以明确其原因。对单纯尿路感染、不存在相关并发症因素且对治疗反应良好的男性患者,影像学及膀胱镜检查也并不必要。

(五)临床综合征与诊断治疗

1.年轻女性急性非复杂性膀胱炎

急性非复杂性膀胱炎常表现为急性排尿困难、尿频、尿急或下腹部疼痛。急性排尿困难除见于急性膀胱炎外,尚可见于沙眼衣原体、淋病奈瑟菌、单纯疱疹病毒所致急性尿道炎及假丝酵母菌或阴道毛滴虫所致阴道炎,可通过病史询问、体格检查和实验室检查以资鉴别。绝大多数急性膀胱炎女性患者及淋病奈瑟菌或沙眼衣原体所致的急性尿道炎存在脓尿,血尿(镜下或肉眼)在女性尿路感染中也较为常见。

尿路感染确诊需存在真性细菌尿,传统诊断标准为清洁中段尿细菌定量培养≥10^5/mL。然而研究表明,约半数女性膀胱炎患者菌落计数较低,达不到此标准。美国传染病学会(IDSA)共识将膀胱炎菌落数定义为≥10^3/mL。女性非复杂性膀胱炎通常不需行尿培养,病原体类型可进行预测,因培养结果通常滞后于治疗开始的时间。

非复杂性尿路感染的大肠杆菌通常对磺胺类和阿莫西林耐药,欧洲、美国引起非复杂性尿感的大肠杆菌菌株对磺胺耐药达15%~42%。呋喃妥英虽对变形杆菌、克雷伯菌属和一些肠杆菌属不敏感,但对大肠杆菌有效,其耐药率<5%。新近研究发现,美国门诊患者大肠杆菌对氟喹诺酮类耐药性为17%,并且耐超广谱β-内酰胺酶菌株所致尿路感染的数量近年也明显增加。

IDSA强调在选择治疗方案时,需考虑抗菌药物对微生态的影响,即须警惕多重耐药风险。短程疗法被推荐作为急性非复杂性膀胱炎的一线治疗,因其疗效与长程治疗相当,并具有依从性好、成本低、不良反应少等优点。一些传统药物如呋喃妥英疗效和耐受性良好(每天两次给药,连续5d),并对微环境不良影响小。另外,尽管复方新诺明高耐药性,但该药具有较好的疗效,并且其廉价,具有较好的耐受性。虽然磷霉素在临床应用少于复方新诺明和氟喹诺酮类药,但由于其对微环境影响小,也被认为是一线治疗,其对抗β-内酰胺酶大肠杆菌所致尿路感染有效。

抗菌药物选择须遵循个体化原则,需综合考虑患者过敏史、依从性、耐药性、既往用药和经济因素等。除上述传统一线药物以外,氟喹诺酮类或β-内酰胺类也可考虑选择,但须注意其对微环境的影响。尽管氟喹诺酮药物3d疗法治疗膀胱炎非常有效,但一些专家建议将其作为治疗非复杂性膀胱炎的二线治疗,以保持其治疗其他感染的有效性。

体外研究证明,β-内酰胺类抗生素,如头孢克肟、头孢泊肟、头孢罗齐、氨苄西林、阿莫西林克拉维酸钾等在被证明对非复杂性膀胱炎多数病原体有效,但临床数据少。

但有研究发现,阿莫西林克拉维酸或头孢泊肟酯3d疗法对尿路感染疗效可能低于环丙沙星。此外,在应用广谱抗菌药物时,须考虑其对肠道微生态的影响及耐药性。对女性非复杂性膀胱炎,在开始治疗后,常规尿培养并不被推荐,除非该患者症状缓解不佳。3d后如患者仍有症状,表明其存在持续感染,基于药敏,常为氟喹诺酮类,需延长其使用疗程。

女性膀胱炎复发多由重复感染所致,一些患者因初始菌群持续存在而引起复发。如在治疗后1~2周内复发,一应需考虑抗生素耐药致病菌,需行尿培养,更换敏感抗生素。

如2周以上复发,治疗方案与初始方案可相同,但如近6个月内已使用过磺胺类药物,则建议选用其他类型抗生素。

复发性膀胱炎长期管理目标是提高患者生活质量、尽可能使用最低剂量抗生素。女性复发性膀胱炎可通过改善行为或能受益,如避免使用杀精剂、增加液体摄入量、性交后排尿等,尽管这些措施的益处尚有待阐明。体外实验和小样本临床研究发现,摄入蔓越莓可抑制致病菌在尿道上皮的黏附与种植,可能对尿路感染有一定预防作用,但随后的随机对照(RCT)研究未显示受益。因此,一些学者认为,对于改善行为等方式未获益的女性建议低剂量抗生素给予预防。抗生素预防可降低95%的膀胱炎复发性风险。

预防性治疗建议应用于尿路感染1年内发生3次或以上的女性患者。另外,对于更年期女性复发性泌尿道感染，阴道内可局部应用雌三醇，其可恢复阴道内正常菌群，进而降低大肠杆菌阴道移位风险。

2.女性非复杂性急性肾盂肾炎

急性肾盂肾炎常表现为发热（温度≥38℃）、寒战、腰痛、恶心和呕吐和肋脊角触痛，伴或不伴尿路刺激症状。临床表现轻重程度不等，一些患者可表现为轻微不适，但严重时也可出现脓毒血症，伴或不伴休克以及肾功能不全。常伴有脓尿，有时可见白细胞管型等。尿沉渣革兰染色有助于区分革兰阳性或阴性菌感染，进而有助于抗菌药物的经验性选择。急性肾盂肾炎患者均应行尿液培养，95％患者尿培养菌落数超过 10^4 CFU/mL。肾脏病理检查提示局部炎症反应、中性粒细胞和单核细胞浸润、小管损伤和间质水肿。

口服抗生素可作为部分患者的初始治疗或是静脉应用抗生素患者临床症状缓解的后续治疗。有研究显示，急性肾盂肾炎成年女性患者仅 7％需住院治疗。当患者诊断未确定、严重疾病伴高热、严重疼痛、明显衰竭、无法口服药物或饮水、患者依从性差等情况下，需考虑住院静脉治疗。

口服喹诺酮类可用于由革兰阴性杆菌引起的初始感染的经验治疗，但妊娠期妇女应谨慎使用该类药物。也可考虑使用复方新诺明或其他药物。如怀疑肠球菌感染，需加用阿莫西林到致病原被明确，第二代和第三代头孢菌素效果良好，但呋喃妥因和磷霉素不被推荐用于治疗肾盂肾炎。如口服抗生素不耐受或出现耐药时，可考虑广谱抗生素的静脉使用。用药后发热和其他症状迅速缓解的轻、中度患者，急性非复杂性肾盂肾炎的治疗疗程 7d 左右。然而，一些研究发现，短于 14d 的 β-内酰胺类治疗，其疗效在部分患者中欠佳。另有研究发现，环丙沙星 7d 治疗方案明显优于复方新诺明 14d 治疗的疗效，其原因可能与尿路感染病原体对复方新诺明高耐药性有关。

对症状持续或复发的急性非复杂性肾盂肾炎女性患者，应行尿培养，以确定后续的针对病原菌治疗方案的确定。

复发性感染的治疗疗程为敏感抗生素治疗 7～14d。与初始感染同一种致病菌株的持续性感染有症状患者，应至少保证 10～14d 治疗或更长，并应积极寻找尿路感染的复杂性因素，并予以纠正。

3.复杂尿路感染

复杂性尿路感染的患者可伴有典型膀胱炎和（或）肾盂肾炎体征，同时也可伴有疲乏、易怒、恶心、头痛、腹痛或腰背部疼痛等非特异表现。与非复杂尿路感染一样，复杂性尿路感染通常伴有脓尿、菌尿。可疑的复杂性尿路感染应需做尿培养，IDSA 定义复杂尿路感染为尿培养菌落计数女性＞10^5 CFU/mL、男性＞10^4 CFU/mL 或导尿留取的尿标本细菌菌落计数＞10^4 CFU/mL。与非复杂性尿路感染一样，有症状患者如存在较低的菌落计数，往往也提示真性菌尿，因此，有学者建议最低菌落数＞10^3 CFU/mL，诊断复杂尿路感染似乎更为合理。由于复杂性尿路感染多存在不同泌尿系结构和功能异常（如肾结石或肿瘤引起梗阻、尿道狭窄、膀胱憩室、肾囊肿、神经源性膀胱、膀胱输尿管反流、肾造瘘和导尿管、输尿管支架的留置等）、基础状况（糖尿病、免疫抑制剂等的使用）和多样的细菌感染谱，目前为止，尚缺乏大样本随机对照试验研究，故抗菌治疗尚难规范化。

对于复杂性尿路感染的治疗,需尝试纠正患者泌尿系结构、功能及代谢等异常。轻至中度感染患者可用口服药物经验性治疗,喹诺酮类药物为较好选择,因其具有抗菌谱较广、可覆盖多数病原菌,且在尿液和泌尿系统组织药物浓度较高等优点。但与环丙沙星、左氧氟沙星等其他喹诺酮类药物不同,莫西沙星在尿中浓度较低,对复杂尿路感染疗效欠佳。如已知感染病原菌类型敏感,也可选择复方新诺明或其他敏感药物。

对于症状较重的住院患者,初始治疗可采用多种抗菌药物静脉联合治疗。与非复杂尿路感染不同,金黄色葡萄球菌在复杂尿路感染更为常见。如怀疑金葡菌感染,应针对金葡菌选择有效抗菌药物。研究提示,金黄色葡萄球菌往往对甲氧西林耐药,故疑金葡菌感染时,经验性治疗需考虑万古霉素。复杂尿路感染治疗,尚需考虑喹诺酮类药物耐药情况及是否存在肠球菌感染。

感染菌株确定后,可根据抗菌谱调整抗菌药物;临床症状改善后,也可改静脉给药为口服治疗。对于症状较轻患者,建议尽可能控制治疗疗程,以减少耐药菌株的发生。

有研究发现,急性肾盂肾炎和复杂尿路感染患者,经左氧氟沙星治疗5d或环丙沙星治疗10d,临床和微生物治愈率基本一致,表明对于复杂尿路感染患者,7～10d治疗疗程较为合理。症状较轻、病原菌对抗生素敏感、治疗反应快速的患者可能所需疗程更短,如5d喹诺酮的应用;但对治疗反应延迟的患者推荐的治疗疗程至少是10～14d。

4.无症状性菌尿

无症状性菌尿较为常见,往往伴有脓尿,尤其在老年患者,在一些患者中预示发展为有症状明显尿路感染,致病病原菌与导致尿路感染病原菌相同。一般不强调对无症状细菌尿患者的积极追踪和治疗,但对存在并发症高风险的无症状性菌尿人群,如孕妇、接受泌尿外科手术患者等需要积极的诊断与治疗。目前,肾移植患者的管理策略包括长期应用抗生素预防无症状性菌尿及有症状性尿路感染。但对肾移植患者是否值得进行无症状性菌尿的筛查与治疗尚不十分清楚。有学者构建议对存在泌尿道解剖或功能异常、糖尿病或奇异变形杆菌、克雷伯杆菌等感染的无症状细菌尿患者需进行干预治疗,尚需循证医学证明其必要性。

对院内留置导尿管的无症状性细菌尿患者,尽管认为其往往呈现良性改变,但在这些患者中发现大量耐药致病菌,增加了患者交叉感染概率,进而导致不规范使用抗生素频率增加。

5.多重耐药菌尿路感染的治疗

近年,尿路感染抗生素多重耐药越来越受到关注,革兰阴性细菌,特别是肠杆菌科属细菌是社区和医院获得性尿路感染的最常见原因,其可获得编码广谱 β-内酰胺酶(ESBLs)、AmpC-β-内酰胺酶及碳青霉烯酶等多重基因,从而导致对多种抗菌药物抵抗。为控制抗生素耐药性的逐年增加,在治疗尿路感染时,需严格按照抗菌药物"阶梯应用"原则来合理选择和使用抗生素。了解常见易感病原体类型和易感模式有助于经验性治疗方案的制订。一线经验性治疗急性单纯性细菌性膀胱炎对健康成年未孕女性推荐呋喃妥因5d治疗或3g磷霉素单次使用。二线药物可选择氟喹诺酮类和 β-内酰胺类,如阿莫西林-克拉维酸等。

目前针对 AmpC-β-内酰胺酶细菌感染的常用治疗药物包括磷霉素、呋喃妥因、氟喹诺酮类、头孢吡肟、哌拉西林/他唑巴坦和碳青霉烯类等。针对产 ESBLs 肠杆菌科细菌尿路感染治疗药物主要包括呋喃妥因、磷霉素、氟喹诺酮类、头孢西丁、哌拉西林/他唑巴坦、碳青霉烯类抗生素、头孢他啶、阿维巴坦(新型 β-内酰胺酶抑制剂)、头孢洛扎(第 5 代头孢菌素)/他唑巴坦和氨基糖苷类等。基于细菌鉴定及药敏结果,产 ESBLs 肠杆菌科细菌所致的轻、中度尿路感染,除碳青霉烯类,尚可选择头孢他啶、阿维巴坦、多黏菌素 B、磷霉素、氨曲南、氨基糖苷类及替加环素等。另外,治疗由多重耐药(MDR)菌-假单胞菌属引起的尿路感染,可选择氟喹诺酮类、头孢他啶、头孢吡肟、哌拉西林/他唑巴坦、碳青霉烯类、氨基糖苷类、多黏菌素、头孢他啶、阿维巴坦、头孢洛扎/他唑巴坦等药物。由于耐药率渐增,氟喹诺酮类作为尿路感染的经验性治疗应当有所限制。

二、急性肾盂肾炎

急性肾盂肾炎起病急,临床表现有两组症状群:①泌尿系统症状,可有尿路刺激征,腰痛和(或)下腹部疼痛,肋脊角及输尿管点压痛,肾区压痛和叩痛。②全身感染症状,如寒战、发热、恶心、呕吐,血白细胞计数增高。一般无高血压和氮质血症。急性肾盂肾炎可侵犯单侧或双侧肾。肉眼所见:肾盂、肾盏黏膜充血、水肿,表面有脓性分泌物,黏膜下可有细小的脓肿;在一个或几个肾乳头可见大小不一,尖端指向肾乳头,基底伸向肾皮质的楔形炎症病灶。镜下所见:病灶内肾小管腔中有脓性分泌物,小管上皮细胞肿胀、坏死、脱落。间质内有白细胞浸润和小脓肿形成,炎症剧烈时可有广泛性出血,小的炎症病灶可完全愈合,较大的病灶愈合后可留下瘢痕,肾小球一般无形态改变。合并有尿路梗阻者,炎症范围常常很广泛。

(一)临床表现

1.全身症状

寒战、发热、腰痛,可伴有恶心、呕吐、纳差。

2.泌尿系统症状

可有或无尿频、尿急、尿痛。

3.体征

季肋角及输尿管点压痛,肾区压痛和叩痛。

4.肾乳头坏死

为急性肾盂肾炎的严重并发症,多发生在糖尿病患者,有肾绞痛、无尿、急性肾衰竭。

5.败血症

即尿路感染败血症,多数患者有插管和尿路梗阻的病史。

(二)辅助检查

1.血常规

偶有白细胞计数轻度增高,贫血不明显。

2.尿常规

血尿、白细胞尿,可见白细胞管型、红细胞管型,蛋白尿不常见。

3.清洁中段尿培养

杆菌细菌数 $>10^5$/mL,球菌 $>1\,000$/mL,即可诊断。

4.涂片找细菌

油镜下找到 1 个细菌可认为阳性。

5.其他

尿抗体包裹试验阳性,尿 NAG 酶、β_2-M 升高,血 Tamm-Hosfall 抗体阳性。

6.特殊检查

B 超、KUB、IVP 检查肾无形态学变化。

(三)诊断要点

(1)发热、寒战等全身症状及膀胱刺激症状。

(2)腰痛和肾区叩击痛。

(3)尿液细菌学检查阳性。

(四)鉴别诊断

1.急性膀胱炎

表现为尿频、尿急、尿痛等典型的膀胱刺激症状,有脓尿,约 30% 患者有血尿,但很少有发热、寒战等全身症状。疼痛以耻骨上区坠痛及压痛为主,且无腰痛和肾区叩击痛。检查多无蛋白尿和管型尿。

2.肾积脓

主要表现为脓尿,急性感染时有明显腰痛和肾区叩击痛,伴发热、寒战等全身症状。脓肾在腹部检查时多可扪及肿大的肾,而且肾区叩痛特别明显。肾 B 超检查可发现肾内有积液,IVU 患侧肾不显影。

3.肾周围炎及肾脓肿

主要表现为发热、寒战等全身症状,伴明显腰痛和肾区叩击痛。但通常无尿频、尿急、尿痛,尿中无脓细胞。KUB 平片可发现腰大肌影消失,B 超检查可发现肾周有液性暗区。

4.急性胆囊炎和急性阑尾炎

主要表现为腹痛、腹胀,可有寒战、发热。急性胆囊炎患者体检时 Murphy 征为阳性,急性阑尾炎患者体检时麦氏点有固定压痛或反跳痛,而且均无尿路刺激征,尿液检查常无脓细胞,B 超检查可发现胆囊增大或有结石。

(五)治疗

1.治疗原则

(1)有菌血症危险者应选用较强的广谱抗生素,待尿培养药敏试验后再调整抗生素的种类。

(2)无发热或治疗后 48h 不发热者,可改用口服制剂。

(3)每年发作在 2 次以上者,应加强治疗。

(4)选用对肾损害小、不良反应也小的抗菌药,避免使用肾毒性的药物,尤其是肾功能不全者。

2.一般治疗

卧床休息,多饮水、勤排尿。

3.药物治疗

对急性肾盂肾炎的治疗经历了从长疗程到短疗程再到长疗程这样一个学术发展过程,近来的 3d 疗法或大剂量单次治疗方法,已被证实有复发和转为慢性感染的缺点,既往国内外所规定的"尿路感染必须有足够疗程"的治疗原则重新广泛应用。

（1）中等度严重的肾盂肾炎。

1）STS疗法：因引起急性肾盂肾炎的细菌主要是革兰阴性菌，以大肠埃希菌为主，因此初发的急性肾盂肾炎可选用STS 14d疗法[即成年人每次口服磺胺甲噁唑（SMZ）1.0g、甲氧苄啶（TMP）0.2g及碳酸氢钠1.0g，每日2次，14d为1个疗程]，SMZ配用TMP，其杀菌力可增加多倍，加用碳酸氢钠不仅可以碱化尿液，加强SMZ的疗效，且可防止长期应用SMZ后可能发生的结晶尿。

2）诺氟沙星：0.2g，每日3次，疗程为14d。喹诺酮类抗菌药具有广谱、低毒、可以口服等优点，是治疗尿路感染的理想药物，对磺胺类药物耐药或过敏者或反复复发而用其他药物疗效欠佳时用此类药。

一般抗菌治疗2～3d即有效，如已显效不需按药敏结果更换抗生素，因尿菌的药敏结果不及血培养的药敏结果可靠。如无好转，宜参考药敏试验结果更换抗生素，在14d的疗程后，通常尿菌的转阴率达90%左右，如尿菌仍呈阳性，此时应参考药敏试验选用有效的和强有力的抗生素，治疗4～6周。

（2）临床症状严重的肾盂肾炎：一般疗程为2～3周，先给予静脉用药，可选用药物有：①氨苄西林1～2g，每4h1次；②头孢噻肟2g，每8h1次，必要时联合用药。经过上述药物治疗后，如病情好转，可于退热后继续用药3d再改为口服抗菌药，以完成2周疗程。如未能显效，应按药敏结果更换抗生素。有复杂因素的肾盂肾炎患者，其致病菌多有耐药性，有时在治疗上会很有困难，按药物敏感试验结果可试用以下抗生素：①奈替米星2mg/kg，每12h静脉注射1次。②头孢曲松（菌必治）2.0g，每24h静脉注射1次。③卡芦莫南（噻肟单酰胺菌素）2g，每8h静脉注射1次。复杂性肾盂肾炎易发生革兰阴性杆菌败血症，应联合使用两种或两种以上的抗生素静脉注射治疗，在用药期间，应每1～2周做一次尿培养，以观察尿菌是否转阴，经治疗仍持续发热者，则应注意肾盂肾炎并发症的可能，如肾盂积脓、肾周脓肿等，应及时行肾B超等检查。

三、慢性肾盂肾炎

慢性肾盂肾炎是指慢性间质性肾炎伴有肾瘢痕形成和反复泌尿道感染，并非由急性肾盂肾炎反复发作演变而来，多发生在尿路解剖或功能上有异常情况者，最为常见的为尿道梗阻、膀胱输尿管反流。尿道无复杂情况者，则极少发生慢性肾盂肾炎。慢性肾盂肾炎的病程经过很隐蔽，尿路感染表现很不明显，平时无症状，少数患者可间歇性发生症状性肾盂肾炎，但更为常见的表现为间歇性无症状细菌尿和（或）间歇性尿频、尿急等下尿路感染症状以及间歇性低热。同时出现慢性间质性肾炎的表现，如尿浓缩功能下降，出现多尿、夜尿，易发生脱水；肾小管重吸收钠功能差而致低钠；可发生低血钾或高血钾及肾小管酸中毒等，肾小管功能损害往往比肾小球功能损害更为突出。

肉眼所见肾表面有程度不等的凹凸不平和瘢痕，两侧大小不等，炎症区域内的肾乳头有瘢痕形成，可致肾盂肾盏变形。光镜下见间质纤维化和瘢痕形成，小管萎缩，有单核细胞浸润，肾小球周围纤维化,这些变化与其他原因引起的慢性间质性肾炎基本相同,只是肾盏、肾盂黏膜可有较明显的炎症或瘢痕改变,在慢性肾盂肾炎晚期,由于肾实质损害严重,可导致固缩肾和肾衰竭。

（一）临床表现

在慢性肾盂肾炎中,临床表现差异很大,其主要标志是真性细菌尿及反复发作的急性尿路感染,临床上分为五型。

1.反复发作型肾盂肾炎

（1）反复发生的尿路刺激征。

（2）常有真性菌尿。

（3）腰痛和叩痛。

2.长期低热型肾盂肾炎

反复发生低热。

3.血尿型肾盂肾炎

以发作性血尿为主。

4.无症状菌尿型肾盂肾炎

患者可无临床症状,尿培养即有细菌。

5.高血压型肾盂肾炎

以高血压为主要临床特点。

（二）辅助检查

1.尿常规

血尿、白细胞尿（5 个/HP）,可见白细胞、红细胞管型,蛋白尿不常见。

2.清洁中段尿培养

杆菌细菌数$>10^5$/mL,球菌$>1\,000$/mL,即可诊断。

3.涂片找细菌

油镜下找到 1 个细菌可认为阳性。

4.尿抗体包裹细菌试验

阳性,尿浓缩稀释试验异常。

5.血常规

可有或无白细胞计数增高,肾功能不全时,可有贫血。

6.血生化检查

BUN、Scr 升高,血 HCO_3^-、血钠降低,血钾因肾小管调节功能障碍,即可发生低钾血症,亦可发生高钾血症,血钙、血磷在发生尿毒症时有低血钙、高血磷。

7.肾功能检查

肾小管功能受损,低比重尿,尿酶及 β_2-M 酶增高,可有肾小管酸中毒及 Fanconi 综合征等表现。

8.B 超检查

双肾大小不一,表面凹凸不平。

9.KUB 或 IVP 检查

肾盂、肾盏变形,外形不光滑,亦可缩小。

(三)诊断标准

(1)病史＞1 年,且有反复发作的尿路感染。

(2)有肾影像改变的证据如双肾大小不等,表面不平,有时可见肾盂、肾盏变形。

(3)有肾小管功能和(或)肾小球持续性损害。

(四)鉴别诊断

需与下列疾病相鉴别。

1.下尿路感染

主要表现为尿频、尿急、尿痛、排尿不适,尿中白细胞增多。慢性肾盂肾炎在静止期也有类似表现,然而两者的处理和预后有很大的差别。其主要的鉴别方法有以下几种:①膀胱冲洗后尿培养,是区分上、下尿路感染最特异的方法;②输尿管导尿法,此方法有损伤而目前少用;③尿沉渣找抗体包裹细菌,因细菌性前列腺炎和白带污染可致假阳性,近来已不用;④^{99m} Tc 放射性核素扫描,扫描阳性,表现为有放射性缺损区时提示有肾盂肾炎;⑤血 C-反应蛋白水平升高也往往提示肾盂肾炎。

2.肾结核

主要表现为尿频、尿急、尿痛和排尿不适的尿路刺激症状,可伴有脓尿、发热等症状。应用一般抗生素治疗往往不能奏效。尿沉渣涂片可找到抗酸杆菌,OT 试验呈阳性反应、红细胞沉降率(血沉)加快。X 线胸片可发现肺内有结核病灶;排泄性尿路造影可见肾盏杯口虫蚀样破坏。

3.慢性肾小球肾炎

慢性肾小球肾炎患者并发尿路感染时,也表现尿路刺激症状和全身感染症状。在晚期也表现为水肿、高血压。它与不典型慢性肾盂肾炎的区别在于慢性肾小球肾炎患者的蛋白尿多,且以中分子蛋白为主,白细胞少,IVU 或 CT 显示双肾对称性缩小,外形光整,无肾盂、肾盏变形;而慢性肾盂肾炎患者仅少量蛋白尿,尿中白细胞多,且中段尿细菌培养为阳性,IVU 或 CT 显示双肾大小不等,肾盂、肾盏变形。

4.尿道综合征

好发于中年女性,主要表现为尿频、尿急、尿痛和排尿不适。但多次中段尿培养均无细菌生长。

(五)治疗

1.治疗原则

(1)急性发作者按急性肾盂肾炎治疗。

(2)反复发作者应通过尿细菌培养并确定菌型,明确此次再发是复发或重新感染,并根据药物敏感试验结果合理选择有效的抗生素。

(3)治疗目的在于缓解急性症状,防止复发,并减慢肾实质损害。

2.治疗方案

(1)一般治疗:通常应鼓励患者多饮水,勤排尿,以降低髓质渗透压,提高机体吞噬细胞功能。有发热等全身感染症状者应卧床休息,服用碳酸氢钠 1g,每日 3 次,可碱化尿液,以减轻膀胱刺激症状,并对氨基糖苷类抗生素、青霉素、红霉素及磺胺等有增强疗效的作用,但应注意碱化尿液可使四环素药效下降。有诱发因素者应给予积极治疗,如肾结石、输尿管畸形等。抗感染治疗最好在尿细菌培养及药物敏感试验指导下进行。

(2)急性发作的治疗方案:慢性肾盂肾炎一般均有复杂因素,急性发作的治疗方案是选用敏感的抗菌药物治疗 2～6 周,如病史已有反复发作者,则可直接给予 6 周强有力的抗菌药物疗程。初始可根据经验使用抗菌药如复方磺胺甲噁唑 2 片,每日 2 次;诺氟沙星 0.2g,每日 2 次,10～14d 为 1 个疗程。如疗效佳则不必按药敏试验结果来改用抗菌药,并完成疗程。对于临床症状典型且严重的慢性肾盂肾炎急性发作者,治疗 3 个阶段。

1)按经验使用抗菌药 24～48h,如氨苄西林 2g,静脉滴注,每 8h 1 次;或头孢呋辛酯 1.5g,静脉注射,每日 2 次;或氧氟沙星 0.3g,静脉滴注,每日 2 次等。

2)从第 3 天开始可根据药敏试验结果选用强有力的抗菌药治疗。

3)从第 7 天开始在患者临床症状稳定和退热 2d 后口服抗菌药,以完成 2～6 周的疗程。

(3)再发的治疗方案:再发可分为复发和重新感染,其中有 80% 属重新感染。对复发患者需按药敏试验结果选用强有力的抗菌药物治疗 8 周,抗菌药物应用尽可能大的剂量,并选用血浓度和肾组织浓度均高的强有力杀菌类抗生素,如诺氟沙星 0.3g,每日 2 次,复方磺胺甲噁唑 2 片,每日 2 次。重新感染说明尿路对感染的防御能力差,其治疗方法同首次发作,给予敏感药物 2 周的疗程。

(4)无症状性菌尿的治疗方案:慢性肾盂肾炎,尤其是孕妇、儿童及有复杂因素存在者必须治疗。一般口服给药 2～6 周,用药方法同前述。由于无症状,尿细菌学检查极为重要,应在治疗开始后 3～5d,疗程结束后 5～9d 及疗程结束后 4～6 周分别做中段尿细菌培养,以观察疗效。

第二节　急性肾小球肾炎

一、概述

急性肾小球肾炎(AGN),简称急性肾炎,是儿童常见肾脏病,以急性肾炎综合征为主要临床表现,以血尿、蛋白尿、高血压和水肿为主要特征,可伴有少尿和氮质血症。多种病原微生物如细菌、病毒及寄生虫等均可致病,但大多为链球菌感染后肾小球肾炎。

(一)病因和发病机制

多为 β 溶血性链球菌"致肾炎菌株"感染后所致。常在上呼吸道感染、皮肤感染、猩红热等链球菌感染后发生,主要是由链球菌胞壁 M 蛋白或细菌的某些分泌产物引起的免疫反应而导致肾脏损伤。其发病机制有:①循环免疫复合物沉积于肾脏;②抗原种植于肾脏形成原位免疫复合物;③改变肾脏正常抗原成为自身抗原;④通过类似抗原,诱导自身免疫反应。

(二)肾组织病理

病理改变为弥散性毛细血管内增生性肾小球肾炎。肾小球内增生的细胞主要为系膜细胞和内皮细胞,少部分患者可有新月体形成。急性期肾小球内有较多的中性粒细胞及单个核细胞浸润。Masson染色可见上皮下有免疫复合物沉积。肾间质可有水肿和炎症细胞浸润,肾小管病变不明显。免疫荧光检查可见毛细血管壁和系膜区有弥漫粗颗粒状物质沉积,其主要成分是IgG和C3,IgA和IgM少见。电镜检查可见上皮细胞下有"驼峰"状电子致密物沉积。PSGN病理改变呈自限性,可以完全恢复。

二、临床表现

常有前驱感染史,潜伏期为7~21d,突发水肿、血尿、蛋白尿、高血压。

(一)尿液改变
少数患者有肉眼血尿。

(二)高血压
75%以上患者会出现高血压,老年人更多见。一般为轻、中度高血压。其主要原因是水、钠潴留,经利尿治疗后可很快恢复正常,约半数患者需要降压治疗。

(三)水肿
90%的患者可发生水肿,常为患者就诊的首发症状。表现为晨起时颜面水肿,水肿和高血压均随利尿而好转,通常在1~2周内消失。

(四)肾功能异常
部分患者出现一过性氮质血症,多数于利尿消肿恢复正常,仅极少数发展至急性肾功能衰竭。

三、实验室检查

(一)尿液检查
几乎所有患者都有镜下血尿,多为畸形红细胞,还可见白细胞、肾小管上皮细胞,并可有红细胞管型、颗粒管型、透明管型。常有蛋白尿,半数患者尿蛋白少于500mg/d,仅20%患者出现大量蛋白尿(>3.5g/24h),多见于成人。血尿和蛋白尿会持续数月,常于1年内恢复。若蛋白尿持续异常超过1年,提示已演变为慢性肾炎。

(二)血液检查
可有轻度贫血,与水和钠潴留、血液稀释有关。白细胞计数可正常或升高。血沉在急性期常加快。

(三)肝、肾功能检查
可有一过性氮质血症,肾小管功能常不受影响,浓缩功能多正常。

(四)有关链球菌感染的细菌学及血清学检查

1.咽拭子和皮肤细菌培养

咽拭子或皮肤感染灶分泌物做细菌培养,可发现相应的病原菌。

2.抗链球菌溶血素O抗体

抗链球菌溶血素O抗体(ASO)滴度90%患者大于200U,动态观察ASO滴度,滴度逐渐上升比一次查滴度高更有意义。ASO滴度上升2倍以上,高度提示近期曾有链球菌感染。

（五）免疫学检查

疾病早期，C3和总补体溶血活性（CH_{50}）下降，8周内逐渐恢复到正常水平，是链球菌感染后肾小球肾炎（PSGN）的重要特征。血浆中可溶性补体终末产物C5b-9在急性期上升，随疾病恢复逐渐恢复正常。若患者有持续的低补体血症常提示其他疾病，如膜增生性肾炎、急进性肾炎Ⅱ型、乙型肝炎病毒相关性肾炎、狼疮性肾炎、心内膜炎或先天性低补体血症等。

（六）肾活检

典型的肾脏病理表现为毛细血管内增生性肾小球肾炎。

四、并发症

（一）心力衰竭

心力衰竭是临床工作中需紧急处理的急症。可表现为颈静脉怒张、奔马律、呼吸困难和肺水肿。全心衰竭在老年PSGN患者中发生率可达40％。

（二）脑病

少部分患者可出现脑病，多见于儿童，表现为精神错乱、头痛、嗜睡甚至抽搐，脑病虽常与高血压同在，但高血压在急性肾炎时脑病发病机制中的作用至今仍不明确，急性肾炎时脑病的发生可能与水、钠潴留引起脑水肿，缺氧引起脑血管痉挛及神经系统血管炎症有关。

五、鉴别诊断

链球菌感染后1～3周出现血尿、蛋白尿、水肿和高血压等典型临床表现，伴ASO、血清C3的典型动态变化即可做出临床诊断。但须与以下疾病鉴别，除了各自的临床表现和病史特点外，肾活检是鉴别诊断的金标准。

（一）IgA肾炎

常于感染后出现急性肾炎综合征症状，但潜伏期较短，多于前驱感染后1～2d内出现血尿等症状，患者血清C3多正常。肾活检可见肾小球系膜增生，免疫荧光检查可见IgA、C3等在系膜区沉积。

（二）膜增生性肾小球肾炎

膜增生性肾小球肾炎又称系膜毛细血管性肾小球肾炎，血清补体持续低下，8周内不恢复，病变持续发展，无自愈倾向。肾脏病理为系膜增生并向毛细血管壁内插入，可见滤过膜增厚和双轨征。

（三）急进性肾小球肾炎

起病时临床表现与急性肾炎相似，但临床症状重，呈逐渐加重趋势，常于2～3周内出现少尿或无尿，肾功能进行性下降，随着病情发展，可出现贫血、心血管、呼吸等多系统并发症。宜尽快做肾活检，肾脏病理为新月体肾炎。

（四）全身性疾病肾脏损害

系统性红斑狼疮、过敏性紫癜、系统性血管炎等均可引起肾脏损害，类似急性肾炎综合征。可根据引起肾损害的各种疾病典型临床表现，多伴有其他器官的损害和实验室检查来鉴别。

六、治疗

本病治疗以休息及对症治疗为主,改善肾功能,预防和控制并发症,促进机体自然恢复,不宜应用糖皮质激素及细胞毒类药物。

(一)祛除病因及诱因治疗

(1)有明确感染灶时应选用无肾毒性抗生素治疗,但一般不主张长期预防性使用抗生素。

(2)若病程已达3～6个月,尿化验检查仍异常,且考虑与扁桃体病灶相关时,在肾炎病情稳定的情况下[无水肿及高血压、肾功能正常,尿蛋白少于(+),尿沉渣红细胞少于10个/HP],可行扁桃体摘除术,术前后2周均需注射青霉素。

(二)对症治疗

1.休息

急性肾小球肾炎卧床休息十分重要。当水肿消退、肉眼血尿消失、血压恢复正常,可适量增加活动量,防止骤然增加。

2.饮食

水肿明显及高血压患者应限制饮食中水和钠的摄入;肾功能正常者无须限制蛋白质的摄入,肾功能不全者应以优质低量蛋白质为主。

3.利尿消肿

轻度水肿无须治疗,经限盐和休息即可消失。明显水肿者,可用呋塞米、氢氯噻嗪等。一般不用保钾利尿药,尤其少尿时,易导致高钾血症。

4.降压治疗

降压药首选利尿剂,利尿后血压仍控制不满意者,再选用血管扩张药、α受体阻滞剂、钙通道阻滞剂。急性肾小球肾炎血浆肾素水平常降低,故β受体阻滞剂或ACEI降压效果常不佳,且后者尚可引起高血钾,一般不用。

(三)替代治疗

少数急性肾衰竭有透析指征者,应给予透析治疗以帮助渡过急性期,本病具有自愈倾向,肾功能多可逐渐恢复,一般不需长期透析。

第三节　慢性肾小球肾炎

慢性肾小球肾炎系指各种病因引起双侧肾小球弥散性或局灶性炎症性或非炎症性改变。它是临床起病隐匿、病程冗长、病情发展缓慢的一组原发性肾小球疾病的总称,故严格来说它不是一种独立性疾病。

一、病因和发病机制

慢性肾小球肾炎是一组多病因,由于各种细菌、病毒或原虫等感染,通过免疫机制、炎症反应及非免疫机制等引起的肾小球疾病。据统计仅 15%～20% 从急性肾小球肾炎转变而至，但多数患者与链球菌感染并无明确关系。此外，大部分慢性肾炎患者无急性肾炎病史，故目前认为慢性肾小球肾炎与急性链球菌感染后肾小球肾炎之间无肯定的关联。

二、病理

慢性肾小球肾炎的病理改变因病因、病程和临床类型不同而异。可表现为弥散性或局灶节段性系膜增殖、膜增殖、膜性、微小病变、局灶硬化、晚期肾小球纤维化或不能定型。除肾小球病变外，尚可伴有不同程度肾间质炎症及纤维化。晚期肾小球肾炎肾皮质变薄，肾小球毛细血管袢萎缩并发展为玻璃样变或纤维化，残存肾小球可代偿性增大，肾小管萎缩等。有时在同一个肾活组织检查标本中，同时存在活动性病变和慢性病变，如系膜细胞明显增殖、细胞性新月体形成、白细胞数目增多、毛细血管袢坏死以及肾间质炎症细胞浸润等活动性病变，以及肾小球局灶节段性硬化、全球硬化、纤维化新月体形成和肾间质纤维化等慢性病变。

三、临床表现和实验室检查

慢性肾炎可发生于任何年龄，但以中青年为主，男性多见。多数起病缓慢、隐袭。临床表现呈多样性，蛋白尿、血尿、高血压、水肿为其基本临床表现，可有不同程度肾功能减退，病情时轻时重、迁延，渐进性发展为慢性肾衰竭。

早期患者可无任何症状，患者可有乏力、疲倦、腰部疼痛和纳差；水肿可有可无，一般不严重。实验室检查多为轻度尿异常，尿蛋白常在 1～3g/d，尿沉渣镜检红细胞可增多，可见管型。血压可正常或轻度升高。肾功能正常或轻度受损（肌酐清除率下降），这种情况可持续数年，甚至数十年，肾功能逐渐恶化并出现相应的临床表现（如贫血、血压增高等），最后进入终末期肾衰竭。有的患者除上述慢性肾炎的一般表现外，血压（特别是舒张压）持续性中等以上程度升高，严重者可有眼底出血、渗出，甚至视盘水肿。如血压控制不好，肾功能恶化较快，预后较差。另外，部分患者可因感染、劳累呈急性发作或用肾毒性药物后病情急骤恶化，经及时去除诱因和适当治疗后病情可一定程度缓解，但也可能由此而进入不可逆的慢性肾衰竭。多数慢性肾炎患者肾功能呈慢性渐进性损害，肾脏病理类型是决定肾功能进展快慢的重要因素（如系膜毛细血管性肾小球肾炎进展较快，膜性肾病进展较慢），但也与治疗是否合理等相关。

慢性肾炎临床表现呈多样性，个体间差异较大，故要特别注意因某一表现突出而易造成误诊。如慢性肾炎高血压突出而易误诊为原发性高血压，增生性肾炎（如系膜毛细血管性肾小球肾炎、IgA 肾病等）感染后急性发作时易误诊为急性肾炎，应予以注意。

四、诊断和鉴别诊断

（一）诊断

凡尿化验异常（蛋白尿、血尿）、伴或不伴水肿及高血压病史达 3 个月以上，无论有无肾功能损害均应考虑此病，在除外继发性肾小球肾炎及遗传性肾小球肾炎后，临床上可诊断为慢性肾小球肾炎。

（二）鉴别诊断

慢性肾炎主要应与下列疾病鉴别。

1.继发性肾小球疾病

如狼疮性肾炎、过敏性紫癜肾炎、糖尿病肾病等，依据相应的系统表现及特异性实验室检查，一般不难鉴别。

2.Alport 综合征

常起病于青少年，患者可有眼（球型晶状体等）、耳（神经性耳聋）、肾（血尿，轻、中度蛋白尿及进行性肾功能损害）异常，并有家族史（多为 X 连锁显性遗传）。

3.其他原发性肾小球疾病

（1）无症状性血尿和（或）蛋白尿：临床上轻型慢性肾炎应与无症状性血尿和（或）蛋白尿相鉴别，后者主要表现为无症状性血尿和（或）蛋白尿，无水肿、高血压和肾功能减退。

（2）感染后急性肾炎：有前驱感染并以急性发作起病的慢性肾炎需与此病相鉴别。两者的潜伏期不同，血清 C3 的动态变化有助于鉴别。此外，疾病的转归不同，慢性肾炎无自愈倾向，呈慢性进展，可资鉴别。

4.原发性高血压肾损害

呈血压明显增高的慢性肾炎需与原发性高血压引起的继发性肾损害（即良性小动脉性肾硬化症）鉴别，后者先有较长期高血压，其后再出现肾损害，临床上远曲小管功能损伤（如尿浓缩功能减退、夜尿增多）多较肾小球功能损伤早，尿改变轻微（微量至轻度蛋白尿，可有轻度镜下血尿），常有高血压的其他靶器官（心、脑）并发症。

5.慢性肾盂肾炎

多有反复发作的泌尿系统感染史，并有影像学及肾功能异常，尿沉渣中常有白细胞，尿细菌学检查阳性可资鉴别。

五、治疗

慢性肾炎的治疗应以防止或延缓肾功能进行性恶化、改善或缓解临床症状及防治心脑血管并发症为主要目的，而不以消除尿红细胞或轻度尿蛋白为目标。可采用下列综合治疗措施。

（一）积极控制高血压和减少尿蛋白

高血压和蛋白尿是加速肾小球硬化、促进肾功能恶化的重要因素，积极控制高血压和减少蛋白尿是两个重要的环节。高血压的治疗目标：力争把血压控制在理想水平（<130/80mmHg）。尿蛋白的治疗目标：争取减少至<1g/d。

慢性肾炎常有水、钠潴留引起的容量依赖性高血压，故高血压患者应限盐（NaCl<6g/d）；可选用噻嗪类利尿剂，如氢氯噻嗪 12.5～25mg/d。Ccr<30mL/min 时，噻嗪类无效应改用袢利尿剂，但一般不宜过多和长久使用。

多年研究证实，ACEI 或 ARB 除具有降低血压作用外，还有减少蛋白尿和延缓肾功能恶化的肾脏保护作用。后两种作用除通过对肾小球血流动力学的特殊调节作用（扩张入球和出球小动脉，但对出球小动脉扩张作用大于入球小动脉），降低肾小球内高压、高灌注和高滤过，并能通过非血流动力学作用(如抑制细胞因子、减少细胞外基质的蓄积)起到减缓肾小球硬化的发展和肾脏保护作用,为治疗慢性肾炎高血压和(或)减少蛋白尿的首选药物。通常要达到减少蛋白尿的目的,应用剂量需高于常规的降压剂量。肾功能不全患者应用 ACEI 或 ARB 要防止高血钾,血肌酐大于 $264\mu mol/L(3mg/dL)$ 时务必在严密观察下谨慎使用,少数患者应用 ACEI 有持续性干咳的不良反应。掌握好适应证和应用方法,监测血肌酐、血钾,防止严重不良反应尤为重要。

(二)限制食物中蛋白及磷的入量

肾功能不全患者应限制蛋白及磷的入量,应采用优质低蛋白饮食[<0.6g/(kg·d)]。

(三)糖皮质激素和细胞毒药物

鉴于慢性肾炎为一临床综合征,其病因、病理类型及其程度、临床表现和肾功能等变异较大,故此类药物是否应用宜区别对待。一般不主张积极应用,但是如果患者肾功能正常或仅轻度受损,病理类型较轻(如轻度系膜增生性肾炎、早期膜性肾病等),而且尿蛋白较多,无禁忌证者可试用,但无效者则应及时逐步撤去。

(四)避免加重肾脏损害的因素

感染、劳累、妊娠及肾毒性药物(如氨基糖苷类抗生素、含马兜铃酸的中药等)均可能损伤肾脏,导致肾功能恶化,应予以避免。

六、预后

慢性肾炎病情迁延,病变均为缓慢进展,最终进展至慢性肾衰竭。病变进展速度个体差异很大,肾脏病理类型为重要因素,但也与是否重视保护肾脏、治疗是否恰当及是否避免恶化因素有关。

第五章

血液内科疾病

第一节　再生障碍性贫血

再生障碍性贫血（AA）是指由化学、物理、生物因素或不明原因引起的骨髓造血功能衰竭，以骨髓造血细胞增生减低和外周血全血细胞减少为特征，骨髓无异常细胞浸润和网状纤维增多，临床以贫血、出血、感染为主要表现的疾病。我国每年再生障碍性贫血的发病率为 7.4/100 000，与日本、韩国等东方国家相似，高于西方国家，患者以青壮年为主，男性多于女性。再生障碍性贫血属于原发性骨髓衰竭性贫血的一种，表现红髓衰竭，无论是髋骨还是胸骨，粒、红、巨核三系都不同程度减少，淋巴细胞、组织嗜碱细胞和脂肪细胞相对增多，骨髓小粒空虚。我国以前将再生障碍性贫血依据其病情严重程度分为慢性再生障碍性贫血和急性再生障碍性贫血。慢性再生障碍性贫血病程较长，经适宜的治疗，2/3 患者可获得长期缓解或基本治愈，但仍有部分患者迁延不愈。急性再生障碍性贫血则起病急，病情进展迅速，预后凶险，自然病程 6 个月左右，但近年开展的异基因骨髓移植及免疫抑制疗法已经显著延长了患者的长期生存率。目前国际上将其分为重型再生障碍性贫血及轻型再生障碍性贫血。再生障碍性贫血的预后与病情严重程度及治疗措施密切相关。

AA 的病因分先天性和后天获得性两种，先天性 AA 由遗传异常所致，如 Fanconi 贫血，但只占 AA 的 2.5%，且多在 10 岁内发病。绝大多数 AA 是后天获得性的，可能的病因多种多样，包括化学、物理、生物因素等。获得性 AA 中无明显病因的称为特发性（原发性）AA，超过半数，约占 AA 的 65%；能查明病因的称为继发性 AA，约占 16.9%。除少数可查明病因者，多数继发性 AA 与特发性 AA 的治疗和预后无明显差异。

继发性再生障碍性贫血的发生与物理因素（如电离辐射）、化学因素（如药物）、生物因素（如细菌、病毒、寄生虫）等导致骨髓造血干细胞缺陷，造血微环境改变及免疫抑制异常有关。AA 的发病机制极为复杂，目前认为造血干细胞数量减少和内在缺陷是 AA 主要发病机制：大量实验研究表明 AA 骨髓中造血干细胞明显减少，干细胞集落形成能力显著降低。而同基因骨髓造血干细胞移植仅补充正常造血干细胞，不加任何其他预处理能使部分患者很快恢复正常造血功能，支持 AA 骨髓造血干细胞减少或有内在缺陷。

近年来实验研究结果显示 T 淋巴细胞介导的造血干细胞免疫损伤是 AA 发生的病理基础。介导异常免疫的 T 淋巴细胞分泌可溶性的造血免疫调控因子干扰素-γ、IL-2、TNF-α 等造血负调控因子能够诱导 HSC 表面 Fas 抗原表达增强,在促凋亡因子的协调作用下通过 Fas/FasL 途径导致 HSC 凋亡;造血微环境支持功能缺陷也已经引起广泛重视:目前尚无充分证据表明 AA 患者骨髓基质缺陷,但发现 AA 骨髓成纤维细胞集落形成单位(CFU-F)和基质细胞产生的集落刺激活性(CSA)降低,AA 骨髓基质细胞萎缩、脂肪化,CFU-F 减少。急性 AA 较慢性 AA 损伤更严重。虽然造血微环境不是引起 AA 的始因,但可以加重病情。

一、临床表现

(一)热毒壅盛,迫血妄行

1.证候

多见于急性髓劳病患者,起病急,壮热不退或持续发热,皮肤瘀斑、瘀点,斑色紫红,鼻衄、齿衄,烦躁,口渴,便干,溲赤,面色苍白,头晕乏力,舌苔黄,脉洪大数疾。

2.证候分析

因热毒为阳邪,伤及血分故发病急骤;热邪熏于肌表,故见发热;热盛伤津,热扰心神而见烦渴引饮,尿黄便秘;热毒壅盛,耗伤气血,气血亏虚,失于濡养,而见面色无华、头晕乏力、精神萎靡之症;热盛迫血妄行,血溢脉外,故见吐血、衄血、便血,甚至九窍出血等重症;热毒甚者,扰乱神明,则见神昏;舌红而干,苔黄,脉虚数,均为正虚邪盛之象。

(二)肾阴虚

1.证候

腰膝酸软,眩晕耳鸣,面色苍白无华,唇甲色淡,五心烦热,盗汗,或见衄血,女子月经淋漓不断,舌质淡、舌尖红、少苔,脉细数。

2.证候分析

肾为先天之本,肾藏精,主骨生髓,肾阴亏虚则精血不足,失于濡养,故见腰膝酸软;髓海不足,脑失濡养则见眩晕、耳鸣;血虚不能荣养头面四肢,可见面色苍白无华、唇甲色淡;阴虚生内热,虚热内扰则见五心烦热、盗汗;虚火灼伤脉络,血溢脉外而见衄血、女子月经量多;舌尖红、少苔,脉细数,均为肾阴不足之象。

(三)肾阳虚

1.证候

腰膝酸软,神疲乏力,心悸气短,唇甲色淡,面色苍白无华,形寒肢冷,食少纳呆,或有便溏,夜尿频多,面浮肢肿,一般无出血或轻度出血,舌淡胖、有齿痕、苔白,脉沉细无力。

2.证候分析

腰为肾之府,肾阳不足,失于温养而见腰膝酸软;脾之阳气虚衰,运化失职,气血化源不足,失于濡养,故见神疲乏力,心悸气短,唇甲色淡,面色苍白无华之症;肾阳为一身阳气之本,肾阳虚衰,形体失于温煦,则见形寒肢冷;膀胱气化不利,则见夜尿频多;阳气衰微,气不行水,水湿内聚,或泛溢肌肤,则见面浮肢肿;若阳气虚,气不摄血,可见皮肤瘀点、瘀斑等出血症状;舌淡胖、有齿痕、苔白,脉沉细,均为脾肾阳虚之象。

（四）肾阴阳两虚

1.证候

腰膝酸软，神疲乏力，心悸气短，面色苍白，唇甲色淡，五心烦热，或有夜尿频多，无出血或轻度出血。舌淡红、苔白，脉细略数或弱。

2.证候分析

肾藏精，精血同源，肾之阴精不足则血亦化生不足，血虚失于濡养则见神疲乏力、心悸气短、面色苍白及唇甲色淡之症；腰为肾之府，肾之阴阳俱虚，腰府失养则见腰膝酸软；阴虚生内热，虚热内扰而见五心烦热；肾阳不足，膀胱气化失司则见夜尿频多。若阴虚火旺、虚火灼伤脉络，或阳气虚弱失于统摄则可见衄血等出血之症。舌质淡、苔白，脉细数或弱，均为肾阴阳两虚之象。

二、诊断与鉴别诊断

（一）诊断

1.发病特点

本病的临床表现常为腰膝酸软，神疲乏力，心悸气短，头晕耳鸣，衄血，月经量多，形寒肢冷或五心烦热，舌质淡，或有瘀点、瘀斑，脉细弱或细数。本病的热毒壅盛型起病急，病程短，病情重，往往伴有高热，出血症状重；肾阴虚型较其阳虚型为重，乏力、发热及出血明显，但后三型均为慢性发病过程，病程长，发病隐袭。

2.证候特点

本病临床可分为热毒壅盛型、肾阴虚型、肾阳虚型及肾阴阳两虚型。热毒壅盛型为急性发病，一般表现高热，皮肤大块瘀斑，鼻衄、齿衄，甚至有呕血、便血、尿血，且很难控制，可能导致神昏谵语等危重证候；后三型为慢性发病，早期只有轻度腰膝酸软，活动后乏力、心悸等症状，易被忽视。一般阳虚型见于发病早期，病情较轻，起病缓慢，乏力、心悸及出血症状较轻，病程较长；而阴虚型则乏力、发热及出血等症较重，尤其阴虚火旺，耗灼气血，扰乱神明者可能出现大衄及中风等危候。

（二）鉴别诊断

1.与内科其他病证的虚证鉴别

髓劳病的各种证候，均以出现一系列精气不足的症状为特征，属于虚劳病的一种。临床上以肾虚髓枯为其基本表现，证候复杂。应与内科虚证相鉴别。其他病证的虚证仅以其病证的主要症状为突出表现。如眩晕一证的气血亏虚型，以眩晕为突出表现；另外虚劳一般都病程较长，病势缠绵，而其他病证的虚证类型虽然也以久病属虚者为多，但亦有病程较短而呈现虚证者，如泄泻一证的脾胃虚弱型，以泄泻为主要临床表现，有病程长者，但亦有病程短者。

2.与肺痨鉴别

宋代严用和在《济生方·五劳六极论治》中说："医经载五劳六极之证，非传尸骨蒸之比，多由不能卫生，始于过用，逆于阴阳，伤于荣卫，遂成五劳六极之病焉。"即明确指出虚劳与肺痨之区别。肺痨为痨虫侵袭所致，主要病在肺，具有传染性，以阴虚火旺为其病理特点，以咳嗽、咯痰、咳血、潮热盗汗、消瘦为主要临床表现,病久迁延不愈者,累及他脏,亦可见到阴阳两亏的脏腑虚损的病变,但从其疾病的发生发展过程不难与虚劳鉴别。而髓劳病则由多种原因所导致,无传染性,五脏气、血、阴、阳虚损症状均可出现,其出血表现可有多种衄血及吐血、便血、月经量多等,与肺痨之单见咯血、咳血明显不同。

三、辨证论治

(一)辨证要点

本病辨证首先应分清疾病属于急性还是慢性。一般来说,起病急、病程短,高热,出血严重,乏力、头晕、心悸等症状明显甚至神昏为急性,多属热毒壅盛型;而发病隐袭,病程长,病情较少危重表现者多为慢性型。再者应详辨病变脏腑,其中以神疲乏力、心悸怔忡、夜寐不安、食欲减退、面色苍白、唇甲色淡、轻度出血者属心脾血虚;而见腰膝酸软、头晕耳鸣、五心烦热、盗汗或形寒肢冷、夜尿频多、有或无出血者,则为肾虚之象。同时根据其阴虚、阳虚偏重辨为肾阴虚、肾阳虚及肾阴阳两虚型;因疾病日久,久病入络,可出现面色黧黑、舌有瘀点瘀斑、肌肤甲错等瘀血症状,应参考血瘀辨证。

(二)治疗原则

本病的治疗以补益为原则,即《素问·阴阳应象大论篇》所说:"形不足者,温之以气;精不足者,补之以味。"以补肾填精为基本大法。根据辨证不同分别采用清热解毒,补气养血,健脾补血,滋阴益肾,温补肾阳及平补肾阴肾阳之法。病程日久而见瘀血证候,可同时合用活血化瘀之法。

(三)分证治疗

1.热毒壅盛,迫血妄行

治法:清热解毒,凉血止血。

方药:清瘟败毒饮(《疫疹一得》)加减。生地黄、石膏、水牛角、栀子、桔梗、黄芩、黄连、知母、赤芍、玄参、连翘、竹叶、牡丹皮、甘草。方中石膏、知母、竹叶、甘草清热解毒、凉血保津;黄连、黄芩、栀子通泄三焦火热;水牛角、生地黄清热凉血;芍药养血敛阴,助生地黄凉血和营泄热;牡丹皮凉血清热,活血散瘀;连翘、玄参解散浮游之火;桔梗载药上行。头痛者加菊花、夏枯草;热盛动风者加羚羊角(赛加羚羊已被列入《世界自然保护联盟》,临床应用中可用其他药物代替,后同)、钩藤;出血严重者加生地榆、鸡血藤、丹参、仙鹤草、白茅根。

该型主要见于急性再障患者,清热解毒之品用于治疗早期,待病情平稳后可根据病情注意减停,给予补肾滋阴养血药物善后。急性再生障碍性贫血的中医治疗应遵循原则:急性AA的中医治疗随症调整是关键。大致可分为三期,早期邪实为重,实火充炽,此阶段各症状危重,病情反复多变,虽见极度贫血、虚弱乏力等正虚症状,但治疗上应以祛邪为主,清解热毒,凉血止血,如用凉血解毒汤加减。早期切忌温补,恐加重病情,但在用甘寒药物时,佐以清补,调护脾胃,达到祛邪不伤正。早期治疗非常关键,若用药得法,凶险病势则得以减弱。此阶段需严密观察,及时随症加减,以防祛邪太过。中期邪实与正虚并存,应重视调理脾胃,滋养精血,同时兼顾治标。后期则以本虚为主,治疗上则应阴阳双补,以补肾为主,达到填精益髓、化生气血的目的。

2.肾阴虚

治法:滋阴益肾,补血生髓。

方药:左归丸(《景岳全书》)加减。熟地黄、当归、山药、枸杞子、山茱萸、牛膝、菟丝子、何首乌、鹿角胶、龟板胶、焦山楂。方中山茱萸、熟地黄、当归、枸杞子、菟丝子、何首乌滋阴补血以养肝肾;龟板胶、鹿角胶大补精血;山药、焦山楂健脾胃助消化,以防滋腻补药碍滞脾运之弊。神疲乏力者加太子参、黄芪益气;血虚明显者加紫河车、阿胶滋阴补血;出血明显者可加生地榆、水牛角、三七、鸡血藤、丹参、仙鹤草、白茅根等凉血活血以止血;潮热盗汗明显者可加五味子、浮小麦等收敛止汗;低热者可加地骨皮、青蒿、鳖甲、银柴胡等退虚热;便秘者可加生首乌、肉苁蓉润肠通便。

3.肾阳虚

治法:温肾壮阳,益气生髓。

方药:右归丸(《景岳全书》)加减。熟地黄、山药、焦山楂、山茱萸、枸杞子、肉苁蓉、鹿角胶、菟丝子、杜仲、当归、肉桂、附子。方中山茱萸、熟地黄、当归、枸杞子益肾滋阴养血;肉苁蓉、鹿角胶、肉桂温补肾阳补养精血;山药、焦山楂益气健脾消食助运,以防滋腻之品有碍脾运。腹胀、腹泻者去熟地黄、当归、肉苁蓉,加煨木香、苍术、白术以行气助运;血虚重者加紫河车、阿胶以补精血;脾虚便溏可加党参、白术、肉蔻、茯苓等健脾化湿止泻;鼻衄、肌衄、月经量多者可加三七、小蓟、白及等活血止血。

4.肾阴阳两虚

治法:滋阴壮阳,益气生髓。

方药:左归丸(《景岳全书》)合右归丸(《景岳全书》)加减。熟地黄、山药、焦山楂、枸杞子、山茱萸、牛膝、菟丝子、肉苁蓉、鹿角胶、龟板胶、枸杞子、杜仲、当归、肉桂、附子。方中山茱萸、熟地黄、当归、枸杞子益肾滋阴养血;肉苁蓉、鹿角胶、肉桂、附子温补肾阳补养精血;山药、焦山楂益气健脾消食助运,以防滋腻之品有碍脾运。鼻衄、肌衄、月经量多者可加三七、小蓟、白及等活血止血;腹胀纳呆者可加白术、茯苓、焦三仙、陈皮等理气健脾消食;失眠多梦者可加枣仁、夜交藤等养心安神。

根据多年中医中药治疗慢性再障的经验可观察到,凉润滋阴药能缓解症状,温热补阳药能改善造血功能,从而总结出"补肾为主,补气为辅","补阳为主,滋阴为辅","先减症后生血"和"凉、温、热"等一系列治疗规律。初期患者多有明显发热、出血症状,需先用凉润药进行减症治疗,待发热、出血症状减轻或消失,贫血成为主要临床表现时,宜改用苁蓉、巴戟等温肾药,后期可用肉桂、干姜温补加速造血功能恢复。

四、其他疗法

(一)中成药

1.再造生血片

治法:滋阴补肾、补气生血、活血止血。

用法及用量:口服,每次 5 片,一日 3 次,小儿酌减。根据不同类型血细胞减少情况使用,1～3 个月为 1 个疗程,获效后仍可继续服用,巩固疗效。再生障碍性贫血,服药时间不得少于 3 个月。

2.参芪注射液

治法:益气扶正。可用于再生障碍性贫血患者的支持、辅助治疗。

用法及用量:静脉滴注,250mL/次,每日 1 次,疗程 21d。

3.参麦注射液

治法:益气固脱,养阴生津,生脉。尤适用于气阴两虚患者,为支持、辅助治疗药。

用法及用量:静脉滴注,一次 20～100mL(用 5％葡萄糖注射液 250～500mL 稀释后应用)或遵医嘱。

4.六味地黄丸

治法:滋阴补肾。

用法及用量:口服,大蜜丸一次 1 丸,一日 2 次。

5.生脉注射液

治法:益气养阴,复脉固脱。尤适用于气阴两虚患者,为支持、辅助治疗药。

用法及用量:静脉滴注,一次 20～60mL,用 5％葡萄糖注射液 250～500mL 稀释后使用,或遵医嘱。

(二)穴位疗法

1.针灸

再生障碍性贫血发病多责于脾肾,有的兼夹血瘀,故针灸取穴以补脾肾、益气血,兼活血化瘀为主。①健脾和胃、益气生血:取足三里、上巨虚、丰隆、曲池、肘髎、五里、手上廉区。②健脾利湿、行气消肿:取水分、下脘、滑肉门、天枢、膏肓俞、气海、大椎等。③疏肝健脾、益气生血:选督俞、肝俞、胆俞、脾俞、肾俞等穴。每穴每次 7 壮,每组穴连灸 2d,8d 为 1 个疗程,共 6 个疗程,前 4 个疗程每完成 1 次停 14d,后 2 个疗程每完成 1 次停 22d,6 个疗程后症状和体征均可减轻或消失。

2.穴位注射

取肝俞、脾俞、血海、足三里、曲池等穴位,药用维生素 B_{12}、当归注射液等,每次取 4 穴,每穴注射 0.5mL,7～10d 为 1 个疗程,休息 7～10d 重复下一个疗程。

3.电针

采取循经取穴的方法,运用电针,选大椎、肾俞、足三里及大椎、膏肓俞、合谷、血海两组穴位,每日交替一组,15d 为 1 个疗程,疗程间隔 3d,一般 2～3 个疗程。

4.止血

对急性再生障碍性贫血的急劳髓枯而见血热妄行者可起到急救作用,一般根据出血部位选穴。①咳血取肺俞、鱼际、尺泽、行间,针刺用泻法;②鼻衄取神庭、天府、合谷、内迎香,针刺用泻法;③便血取长强、上巨虚、承山、合谷,针刺用泻法。

5.按摩

膻中为诸气之海,按摩膻中可补气;足三里为强壮穴,揉按足三里,按摩中脘可健脾胃,补中气助运化。

（三）中药辨证穴位注射

1.肾阳虚型

参附注射液 2mL，每日 1 次，足三里穴位注射。

2.肾阴虚型

生脉注射液 2mL，每日 1 次，足三里穴位注射。

3.肾精亏虚型

黄芪注射液 2mL，每日 1 次，足三里穴位注射。

（四）离子导入

根据患者中医辨证分型选用中药处方，用离子导入仪进行离子导入，每日 1 次。

（五）足浴疗法

1.肾阳虚型

附子、仙灵脾、巴戟天、鸡血藤。每日 1 次，足浴。

2.肾阴虚型

生地黄、墨旱莲、女贞子、牛膝。每日 1 次，足浴。

3.肾阴阳两虚型

菟丝子、女贞子、仙灵脾、巴戟天、当归。每日 1 次，足浴。

五、常用方剂

（一）肾虚血少证

1.大菟丝子饮

组成：菟丝子 10～20g，女贞子 10～15g，枸杞子 10～15g，制首乌 10～15g，熟地黄 10～20g，山萸肉 10g，旱莲草 10g，桑椹子 10g，补骨脂 10～20g，肉苁蓉 10～20g。

用法：日 1 剂，水煎服。

功效：滋阴补血，益精养血。

主治：脾肾不足、气血亏虚型再障贫血以虚劳、血虚为主要临床表现者。

方解：根据肾主骨生髓造血理论，经多年临床实践证实，补肾比补血、补脾疗效好。方中女贞子、旱莲草、枸杞子、首乌、熟地黄、山萸肉、桑椹子滋补肾阴；菟丝子、补骨脂、肉苁蓉等壮肾阳。诸药相合，避免了阴盛碍阳、阳盛伤阴之弊，使阴为阳之基，阳为阴之统，阴阳互根，共奏补肾作用。

2.生血增白汤

组成：人参 10～20g，白术 15g，当归 10g，首乌 20g，仙灵脾 20g，菟丝子 20g，肉桂 3～6g，枸杞子 20g，女贞子 20g，赤芍 30g。

用法：日 1 剂，水煎服。

功效：滋阴补血，益精养血。

主治：虚劳、血劳。症见面色苍白，身倦懒言，动则气短，食少便溏，腰脊酸冷，两足痿弱。

方解：本方是根据《内经》"中焦受气,取汁变化而赤,是谓血""肾主骨生髓""肾藏骨髓之气"及后世谓"骨髓之液谓之精",既藏生殖之精,又藏五脏六腑之精与骨髓之精。骨髓之精可以化血,有赖于骨髓之气,骨髓之气源于肾阳,故欲生血,首当补肾之阴阳,故立本方。以仙灵脾、菟丝子、肉桂为君,温补肾阳,促其功能旺盛使精可化血;首乌、枸杞子、女贞子为臣,滋补肝肾之阴,补充化精血之物质;人参、白术为佐,补脾肺之气,以利后天营卫化生和精血之间转化;当归、赤芍为使,养血活血,将化生之血能迅速运达诸脏。全方据营出中焦、卫出下焦、精血之间可以互相转化的理论而制定。三药补肾阳,三药补肾阴,使肾中之精气充盛,髓气旺盛而化血,用人参、白术补后天之本,脾肺之气增强,精血化生有源。

加减：血劳一证乃疑难重症,常药难以收效,方中人参重用应予重视。临床上多以党参代之,一般疾病尚可,而于本病则断不可。临床表明,用人参往往收效快捷,不易"滑坡",疗效容易巩固。对此不可忽视。

3.参鹿长血汤

组成：鹿角 12～15g,补骨脂 12～15g,白术 12～15g,生地黄 12～15g,炙甘草 9～12g,陈皮 9～12g,山茱萸 9～12g,棉花根 30g,红参 3～6g(研粉吞服)。

用法：日 1 剂,水煎服。

功效：健脾补肾,益气养血。

主治：虚劳血虚之再生障碍性贫血,属脾肾两虚,阴阳气血亏乏者。

方解：再障多属中医虚劳和血证范畴。其发病与心、肝、脾、肾四脏有关,尤以脾、肾两脏为密切。脾为后天之本,气血生化之源;肾为先天之本,主骨生髓,藏精化血。脾肾虚损,则气血化生无源,精血化生乏能,则见贫血等一系列证候,故多从温补脾肾治疗,本方则着眼于脾肾之阴阳气血。方以红参、棉花根、白术、炙甘草、陈皮益气健脾,山茱萸、补骨脂、鹿角、生地黄补肾助阳,生精填髓。因本方偏于温补,故阴虚内热较著及有出血和感染者忌服。

加减法：阴虚血亏较重者可选加当归、熟地黄、白芍、何首乌、阿胶等。

4.自拟再障贫血基本方

组成：生熟地各 12g,黄芪 18g,党参 12g,白术 12g,茯苓 12g,当归 12g,何首乌 12g,女贞子 30g,菟丝子 30g,阿胶 12g(烊化),炙甘草 6g。

用法：日 1 剂,水煎服。

功效：补肾健脾,益气养血。

主治：脾肾不足、气血亏虚型再障贫血以虚劳、血虚为主要临床表现者。

方解：再障贫血一病系虚劳血虚之证,李氏从肾脾论治,方中用生熟地黄、何首乌、女贞子、菟丝子、阿胶等以补肾益髓化血,用黄芪、党参、白术、茯苓、当归等以健脾益气生血,使脾肾不足、气血亏虚型再障得以恢复。

加减：如阴虚症状明显伴五心烦热,低热口渴不欲饮而出血者,上方加旱莲草 15g、枸杞子 12g、丹皮 12g、玉竹 12g、鳖甲胶 9g(烊化)、龟甲胶 9g(烊化)等以滋阴清热;如阳虚症状明显者,伴形寒肢冷,手足发凉,多无出血者,上方加黄芪至 30g、补骨脂 12g、仙灵脾 12g、鹿角胶 9g(烊化)、鱼鳔胶 12g 或鹿茸 3g,虚寒甚者可酌加附子、肉桂等温补肾阳。

5.参芪仙补汤

组成:太子参 30～60g 或党参 15～20g,人参 6～10g,黄芪 20～30g,仙灵脾 10～15g,补骨脂 10～15g,甘草 10g。

用法:日 1 剂,水煎服。

功效:益气补肾。

主治:气虚肾亏型再障贫血,症见面黄无华,倦怠乏力,心悸气短,腰酸腿软,头晕不适,舌质淡,苔薄,脉虚弱。

方解:方中以三参:太子参、党参、人参等益气、健脾、养阴施治,黄芪助三参益气健脾,仙灵脾、补骨脂益肾助阳施治,甘草调和诸药,共奏益肾助阳之效。

加减:偏肾阴虚型伴五心烦热、夜寐盗汗,舌光红或舌淡无苔脉细数或虚数者,加麦冬 15～20g,生地 20～25g,黄柏 10g,知母 10g,地骨皮 20g,女贞子 15～20g,旱莲草 15～20g,阿胶 10g(烊化)等以滋阴清热补肾施治;偏肾阳虚伴形寒肢冷、舌质淡、舌体胖嫩或有齿痕,脉沉细者,加味鹿角胶 10g(烊化)、肉苁蓉 15～25g、肉桂 10g、淡附片 10g(先煎)、熟地黄 15～25g 等以温肾助阳施治。慢性再障患者均有不同程度之"瘀血"现象,其原因有二:其一系慢性再障一般起病缓慢,病程较长,"病久必有瘀",瘀血内阻,新血不生,应从瘀治疗,祛瘀以生新血。其二系经过临床观察慢性再障患者舌象,发现其舌下系带多偏紫,舌面微循环障碍,确有瘀血之征象。故可在上述各方药中适当加入活血祛瘀药味:当归 10g,汉三七 2～3g,鸡血藤 10～15g,桃仁 10g,红花 10g 等,以祛瘀生新,共奏补肾活血功效。慢性再障患者因其病程较长,治疗上有一定难度,使一部分患者出现情志抑郁,肝气不疏,肝郁气滞之象,一则加重瘀血征象,其次"见肝之病,知肝传脾",故脾失健运,气血生化之源匮乏,血虚益甚。其三肝郁化热,热迫血行,溢于脉外,以致各种血证频发。故血劳血虚之证难以缓解,导师在临证之时,常常在益肾活血基础上,配合疏肝之剂:柴胡 10g,葛根 10～15g 等。

(二)肾亏脾虚,兼夹瘀血证

1.消障增血汤

组成:鹿茸片 9～15g(先煎),生熟地各 12～15g,仙灵脾 9～15g,炒丹皮 9～12g,赤白芍各 9～12g,桑椹子 9～30g,阿胶珠 9～15g,白茅根 9～30g,炮山甲 5～9g,生黄芪 9～24g,炒当归 9～15g,地骨皮 9～15g,鸡子黄 1 枚(布包煎),胡黄连 3～5g,生姜 2 片,大枣 5 枚。

用法:日 1 剂,水煎服。

功效:补肾健脾,益气养血,清热解毒,凉血止血,化瘀生新。

主治:再生障碍性贫血证属肾亏脾虚,兼血虚、血瘀、出血及虚热阴伤者。症见面色苍白,肢倦乏力,气短懒言,心悸,失眠多梦,头目眩晕,腰酸膝软,口咽干燥,手足心汗出,盗汗潮热,或畏寒肢冷,阳痿遗滑,腹胀便溏,食欲减退等症状。

方解:方取鹿茸片、仙灵脾、鸡子黄、桑椹子等补肾壮阳,生精化血;黄芪、白芍、当归、阿胶益气健脾,养血止血;地骨皮、胡黄连清退虚热;阿胶珠、炮山甲收涩止血;丹皮、赤芍、白茅根清热解毒,凉血活血止血;生姜、大枣助中焦脾胃气血生化之源。诸药合用,共奏补肾生精、健脾益气、解毒止血之效。

加减:出血不止加贯众炭、地榆炭、银花炭各 9～15g;贫血严重加鸡血藤、首乌各 9～15g;

失眠加枣仁 9～15g，灵磁石 9～24g；肾阴虚加女贞子、旱莲草、山萸肉各 9～15g；虚热不退加炒黄柏 3～6g，肥知母 9～15g；腰膝酸痛加川杜仲、川续断、淮牛膝各 9～15g；肾阳虚加菟丝子9～15g；脾气虚加白术、炒山药各 9～15g；纳差加焦山楂、炒谷芽、麦芽各 6～9g；便溏加炒扁豆、炒车前子各 9～15g；腹胀加枳壳或炒枳实 6～9g，青木香 3～5g；阴伤口渴加大麦冬、北沙参、天花粉、川石斛各 6～12g；瘀阻较甚加大川芎 3～6g，紫丹参 9～12g；热毒亢炽者加生石膏、紫草、蒲公英、连翘、银花、玄参各 9～15g；便秘加制大黄。

2.牛髓养血膏

组成：血鹿茸 9g，藏红花 6g，田三七 6g，黄牛骨髓 250g，蜂蜜 250g 等。

用法：前四味共为细末，合黄牛骨髓、蜂蜜以文火熬成膏。日 1 剂，分 3～4 次服完。

功效：补肾益气，滋补精髓，养血活血。

主治：急性再障经清热凉血等施治后，发热、出血症状消除，病情稍稳定，以血虚为主要表现者，见面色淡白，头晕目眩，身疲乏力，动则气短，舌质淡，苔薄白，脉虚细无力。

方解：方中用黄牛骨髓为主药，《本经》认为该药能"补中，填骨髓"，取其强于其他动物骨髓补益精血的功效，辅以血鹿茸之补肾填精，移山参之大补元气；佐以藏红花、田三七之活血止血，复以补中润燥的蜂蜜熬成药。共奏补肾益气，滋补精髓，养血活血功效。

加减：若阴虚明显者，在方中加入鹿角胶 30g，黄花鱼鳔 150g 等药共同熬制。

（三）肾虚肝火证

补肾泻肝方

组成：熟地黄、生地黄、首乌、当归、补骨脂、巴戟天、仙灵脾、虎杖根、水牛角、丹皮、黄连、大青叶、女贞子、怀山药、白术、苏梗。

用法：日 1 剂，水煎服。

功效：补肾生血，滋阴助阳，泻肝凉血，清泄瘀热。

主治：心慌气短，乏力头晕，并有手足心热，盗汗自汗，怕冷，口渴不思饮，纳呆便溏，心烦易怒，舌淡苔白，脉细数。

方解：熟地黄滋肾为君。"精血同源"，血为真阴所化，故配合首乌、当归养精生髓，化气生血。女贞子、生地黄补肾抑肝为佐。无阳则阴无以生，无阴则阳无以化，故取巴戟天、补骨脂、仙灵脾温补肾阳，化生精髓，以促生血。合用虎杖补中寓泻，以泻瘀热。因肝火失制，热伏阴血，内耗精气，故配合黄连、丹皮、水牛角、大青叶泻肝凉血，清泄伏热，护生精髓，此泻火即生血之意。因肝木侮土，脾失健运，怀山药、白术扶脾助阳，以辅气血之化源。苏梗降逆制火，调和肝脾。全方共奏补肾生血、滋阴助阳、泻肝凉血、清泄瘀热之功。

临床应用：用于阴阳两虚型兼肝旺侮脾慢性再生障碍性贫血。

（四）热毒内陷、气阴两伤证

解毒补托汤

组成：黄芪 30g，白花蛇舌草 30g，女贞子 30g，虎杖 25g，党参 25g，旱莲草 25g，连翘 25g，当归 20g，丹参 20g，柴胡 15g，葛根 15g，陈皮 15g(小儿剂量酌减)。

用法：日 1 剂，水煎服。

功效:清热解毒,益气养阴,托邪外出。

主治:热毒内陷,骨髓枯涸,血生乏源,气阴两伤型再生障碍性贫血证。症见面色苍白,气短神疲,或眩晕口渴,或鼻衄、赤衄,或皮肤紫癜,或身热不退,五心烦热,或便干尿赤,舌质淡,苔黄或干,脉虚数。

方解:本方以白花蛇舌草、连翘、虎杖等清热解毒,力挫热毒燔灼营血之势;柴胡、葛根托举入髓之热毒外出,以达攘外安内之功;黄芪、党参补耗散之气,助托毒之力;女贞子、旱莲草等填精益髓,以补耗损之阴;当归、丹参等以化髓道之瘀;陈皮健脾行气,以运中焦斡旋之地,疏散凉药、补药之壅滞。诸药和合,共奏清热解毒、益气养阴、托邪外出之功。本方长期服用,无见患者高热、出血之症复起,实见血象逐渐上升之良效,诚为毒出髓健,精旺血生之结果。

加减:阴虚重者加何首乌、生地黄、阿胶等;阳虚重者加菟丝子、桂枝、鹿角胶等;气虚重者加太子参、黄精、白术等;血瘀重者加莪术、桃仁、红花;高热者加生石膏、知母、大青叶等;低热者加白薇、银柴胡、地骨皮等;出血重者加仙鹤草、茜草、白茅根等。以解毒补托汤为基本方略做调配,制成片剂,定名为"血泉",经药理实验研究证实,本方不仅具有抗菌、抗病毒、抗内毒素的功效,同时具有显著的促进造血干细胞生长和调整机体免疫功能的作用。

(五)急劳髓枯温热证

凉血解毒汤

组成:羚羊角粉 0.5~1.0g,丹皮 10~15g,赤芍 10~15g,生熟地各 20~25g,天门冬 15~20g,茜草 15~20g,黄芩 10g,贯众 20~25g,苍耳子 10g,辛夷 10g,生龙牡各 25g,三七粉 2.0g,黄柏 10g,甘草 10g。

用法:日 1 剂,水煎服。

功效:凉血解毒,滋阴补肾,兼以疏散风热。

主治:急劳髓枯温热型急性再生障碍性贫血,症见:高热不退,肌肤紫癜,齿鼻出血,或尿血黑便,或口舌血泡,面黄无华,倦怠乏力等血虚之象进行性加剧,舌质淡、舌尖红、苔薄黄,脉呈滑大数疾之象。

方解:羚羊角粉、丹皮、赤芍、生地黄、茜草、黄芩、贯众等以清热解毒,凉血止血;天门冬、熟地黄、黄柏等滋阴清热补肾;苍耳子、辛夷以疏散风热;三七粉活血止血;生龙牡潜镇降逆;甘草调和诸药。上药共奏凉血解毒,滋阴补肾,疏散风热之功效。

加减:若伴上呼吸道感染导致发热、咽痛者加金银花、连翘、蒲公英、射干等以清热解毒利咽;伴肺部感染导致发热、胸痛、咳嗽、咯痰者加麻黄、生石膏、杏仁、紫菀、鱼腥草、胆南星等以清热排脓,止咳化痰;伴急性阑尾炎致发热腹痛者加大黄、丹皮、栀子、薏仁米等以通腑泻热,化瘀解毒;伴口腔糜烂溃疡及牙周炎者,加玉女煎、普济消毒饮以清胃解毒,配合冰硼散、锡类散外涂或溶于生理盐水中含漱;局部组织感染肿痛者,外涂如意金黄散或自拟止痛散(桃仁、红花、赤芍、川芎、青黛、栀子等组成)以消肿止痛;肌肤紫癜者,加紫草、仙鹤草、旱莲草、女贞子、大小蓟等凉血止血;上部血热出血者,如齿鼻出血等证属实热者加大黄止血方;生大黄、代赭石、生甘草等以清热凉血,降逆止血;而证属阴虚内热者加知母、生地黄、牛膝等滋阴泻火,引血下行;上消化道出血导致呕血、黑便者,加自拟的四味止血散(蒲黄炭、白及粉、阿胶珠、三七粉等各等份,共为细末,以藕粉调服,10 克/次,日 3 次。)以活血收敛止血;女性崩漏不止者,加赤石脂、益母草、蒲黄炭等以收敛止血;若尿血属实热者,加小蓟、白茅根、栀子、玄参等清热泻火,凉血止血。

第二节 自身免疫性溶血性贫血

自身免疫性溶血性贫血(AIHA)系体内免疫反应发生变异,产生自身抗体和(或)补体,结合在红细胞膜上,红细胞破坏加速而引起的一种溶血性贫血。

AIHA 并不罕见,据统计人群中每年发病率为 1/8 000。自幼儿至老年都可发病,患者大多在 40 岁以上(以青壮年为多),女性多于男性。家族中类似发病者罕见,但有个案报道。国外报道,本病约占溶血性疾病患者总数的 1/3。国内 AIHA 的发病率仅次于阵发性睡眠性血红蛋白尿症,占获得性溶血性贫血疾患的第 2 位。

AIHA 根据病因分为原发性和继发性两大类。根据自身抗体作用于红细胞时所需温度,可分为温抗体和冷抗体型。冷抗体型又可分为冷凝集素综合征及阵发性冷性血红蛋白尿。原发性温抗体 AIHA 病因不明,约占 60%,女性多见。继发性患者约占 40%,继发性者伴发于淋巴系统恶性增殖性疾病及与免疫有关的疾病,如淋巴瘤、慢性淋巴细胞白血病、多发性骨髓瘤等及系统性红斑狼疮、类风湿关节炎、某些细菌和病毒感染,尤其是儿童病毒感染、免疫缺陷综合征、溃疡性结肠炎等。抗红细胞自身抗体的产生机制尚未阐明,可能因素有以下几个方面:①病毒感染可激活多克隆 B 细胞或化学物与红细胞膜相结合,改变其抗原性,导致自身抗体的产生;②淋巴组织感染或肿瘤、胸腺疾患及免疫缺陷等因素,使机体失去免疫监视功能,无法识别自身细胞,有利于自身抗体的产生;③T 细胞平衡失调学说:实验室检查 AIHA 患者有抑制性 T 细胞减少和功能障碍,也有辅助性 T 细胞中特定亚群活化,使相应 B 细胞反应过剩,发生 AIHA。AIHA 对红细胞破坏方式有血管外溶血和血管内溶血两种。血管外红细胞破坏主要见于温抗体型 AIHA,当红细胞膜表面结合有 IgG 抗体或 C3b 而致敏时,并不立即在血管内溶血,巨噬细胞膜上具有针对 IgG Fc 部分及 C3b 的受体,结合有 IgG 或 C3b 的红细胞一旦与巨噬细胞相遇,其接触部分即有变形,可能仅有部分膜被巨噬细胞吞噬消化,由于膜物质的反复丧失,红细胞趋向于球形,最终在脾索内阻留破坏。血管内红细胞溶血主要系 IgM 激活补体引起,常见于冷抗体型 AIHA,在红细胞膜上,补体介导的免疫性溶血常通过传统途径而激活,首先由抗体的 Fc 段 CH2 区域与 C1q 的结合开始,通过一系列的激活和裂解作用,使 C5b 与 C6、C7、C8、C9 结合成复合体,淹没在红细胞双层脂膜中,复合体对红细胞膜的损伤作用,表现为离子渗漏,特别是钾离子丧失而钠离子进入细胞,红细胞肿胀以致在血管内溶血。

中医病证名,按照 AIHA 在疾病演变的不同阶段,有不同的归属:急性发病者,以身黄、目黄为主,属中医学"黄疸"范畴;后期以头晕乏力、面色皮肤苍白等气血亏虚症状为主,属"虚劳"范畴;病程中以腹部积块明显者,亦可归属"积聚"范畴。

一、病因病机

（一）病因

1.起始病因

（1）湿热内蕴：素体禀赋不足或过劳伤脾，脾胃虚弱，湿浊内生，日久化热；或外感寒邪，入里化热；或直接感受湿热邪毒，阻于肝胆，胆汁外溢发为黄疸；湿热交蒸伤及营血，引起血败气亏，出现气血不足之象。

（2）脾肾两虚：脾为后天之本，主运化，脾胃虚弱，运化失常，则气血生化不足；肾为先天之本，主骨藏精生髓，肾虚不能生精化血。脾肾两虚，则可致气血亏虚。

（3）气滞血瘀：病久气血不足，运行受碍，复因湿热邪毒，相搏瘀阻于腹，则见腹部积块或卫气虚弱，感受寒邪入里，血受寒则凝，致气滞血瘀，日久可结成癥积。

2.继发病因

本病常继发于失荣、痿证、积证、泄泻、痹证等沉疴宿疾，因其久病，累及脾肾而发病；或外感温热邪毒，湿热交蒸伤及营血，引起"血气衰败"而发病。

（二）病机

1.发病

本病病因虽各不相同，但总因正气不足，易为湿热毒邪或寒邪损伤而致病。湿热毒邪或寒邪侵袭某些肾虚患者后，可损气耗血而致血败，使气血亏虚；败血随胆汁外溢发为黄疸；败血下注膀胱，而见尿色呈酱油色。

2.病位

本病主要病位在脾肾两脏，涉及心肝，以肾为主。气血亏虚，五脏不足，损于形质，总属阴虚，其病归属于肾。肾精不足，可直接导致气血亏虚；肾之精气不足，脾失其温煦、濡养，亦可因气血生化乏源而致气血亏虚，反之亦可加重肾虚；肝肾同源，肾精不足，肝阴也亏；气血亏虚，心失所养，可出现心神不宁，甚至心气衰败。

3.病性

本病起病缓慢者，日久不愈，以正虚为主，兼见标实，常为本虚标实之证。肾虚为本，湿热、寒邪及瘀血为标，标可进一步损伤其本。本病急暴者，标实常为湿热、寒邪，致使血败、气血速亏。

4.病势

本病慢性者居多，脾肾两虚，气血不足者，病情较为缠绵；复感湿热毒邪或痰湿内生，日久化热，速耗气血，正虚邪实，病情急重；寒邪致病者，多在得温后明显缓解或减轻；病久瘀血内结，更损脾肾及气血，标本虚实错综复杂，治之更加不易。

5.病机转化

本病慢性者，因禀赋不足，劳倦过度，损伤脾肾，出现气血亏虚之象，总属正虚，且以肾亏为主；湿浊化热或湿毒之邪入侵或感受寒邪，终致气血进一步受损，则气血亏虚，表现为虚实夹杂之证，随祛邪扶正治疗后，邪去正难速复，又以气血亏虚、脾肾两虚为主；如湿毒过盛，有可能使脾肾虚极、气血速亏而成急劳。病久,复因湿热邪毒相搏;或血受寒则凝,致血瘀成积,为虚实夹杂之证。且病情常反复,常多表现虚中夹实、本虚标实的特点。本病总以虚为本,气血双亏,甚则脾肾俱虚,而以肾虚为主。

二、临床表现

本病临床表现多样化,除溶血表现外,无典型征象。因抗体的不同,临床表现如下。

(一)温抗体型

发病以女性多见,从幼儿至老年均可累及,国外报道 73％系 40 岁以上。急性发病多见于小儿,尤其是伴有感染者,偶见于成年。起病急骤者有寒战、高热、腰背痛、呕吐、腹泻。症状严重者,可有休克及神经系统表现,如头痛、烦躁甚至昏迷。慢性起病可先有虚弱及头昏,几个月后发现贫血,程度不一,波动很大,在稳定代偿阶段,红细胞可在正常范围。以黄疸为主要症状者较少见。半数以上有脾大,一般轻至中度大,质硬不痛。1/3 有中等肝大、不痛。淋巴结多不肿大。如同时伴发血小板减少性紫癜,称埃文斯(Evans)综合征。

(二)冷抗体型

冷抗体型可分为冷凝集素综合征(CAS)及阵发性冷性血红蛋白尿(PCH)。CAS 主要发生在中年及老年。原因不明性的 CAS 较稳定,进展缓慢。冬季病情加重时可有血红蛋白尿,但不伴有发热和肾功能损害。受寒后耳郭、鼻尖、手指及足趾发绀,随室温升高而消失。流向皮肤及皮下组织的血液中的冷抗体可使红细胞凝集,并与补体结合。体征可仅有贫血和黄疸,但肝、脾和淋巴结都无明显的肿大。

PCH 可发生在所有年龄组。这是一种以局部受寒后突然发生的急性溶血和血红蛋白尿的少见疾病。全身反应及血红蛋白尿可在几小时内消失,也可持续数日。患者可有脾大及黄疸。临床表现较 CAS 重。PCH 除继发于梅毒外,也发生于水痘、传染性单核细胞增多症、麻疹、腮腺炎,甚至发生于并无任何疾病的患者。兼有温、冷抗体的自身免疫性溶血性贫血,占自身免疫性溶血性贫血的 3.7％～8.3％。各组年龄均有,以 50 岁以上相对为多。国外报道多继发于系统性红斑狼疮及淋巴增殖性疾病等,也有疑为系病毒感染所致者。确诊时均有严重贫血及不同程度黄疸,但溶血程度与寒冷接触关系并不密切,仅极个别有血红蛋白尿及雷诺现象,与冷凝集素综合征所见也显然不同。本症患者多数有肝脾肿大。

三、实验室检查

(1)直接抗人球蛋白(Coombs)试验(简称 DAT):是测定结合在红细胞表面上不完全抗体和(或)补体的较敏感的方法,为诊断 AIHA 较特异的实验室指标。AIHA 血中有时可找到游离抗体,可经间接 Coombs 试验(IAT),或胰蛋白酶处理后的红细胞加以鉴定。这类患者溶血往往较严重。IAT 试验阳性者,可将患者血清分别在 20℃ 及 37℃ 与胰蛋白酶处理红细胞进行溶血及凝集试验,以与冷抗体相区别。

(2)冷凝集素试验:CAS 患者的血中存有完全抗体,例如,支原体性肺炎并发溶血时,冷凝集试验阳性,效价可高至 1：1 000 甚至 1：16 000(正常 1：64)。4℃时冷凝集效价增高,并不一定提示有溶血反应;当温度升达 30℃,在白蛋白或生理盐水内,凝集素效价仍然增高,即具有 CAS 诊断价值。慢性原发性 CAS,血清电泳中可见单克隆免疫球蛋白。

(3)冷溶血试验:PCH 患者冷溶血试验可以阳性,为诊断 PCH 的重要实验室依据。冷抗体在 16℃时结合在红细胞膜上;当温度升高后,抗体与细胞分离,而补体却作用于致敏红细胞而发生溶血。

(4)兼有温、冷双抗体者多有抗红细胞的温抗体(IgG)及 C3,兼有冷凝集素,但无冷溶(D-L)抗体。冷凝集素效价最高,但均未超过 1:64,随温度升高,效价虽降低,但在室温或甚至 37℃时仍出现凝集,与 CAS 所见显然不同,称为高热幅度异常冷凝集素。

(5)其他检查:在温抗体型 AIHA,血清华氏反应可呈阳性,免疫球蛋白增多,抗核因子阳性,循环免疫复合物增高,C3 低于正常等。在 CAS,室温下静脉抽血可呈现红细胞自身凝集现象,酸溶血试验也可阳性。PCH 反复发作后,可有含铁血黄素尿。

四、类病鉴别

1.温抗体型 AIHA 与球形红细胞增多症相鉴别

温抗体型 AIHA 部分病例外周血球形红细胞增多;而球形红细胞增多症患者为遗传性疾病,有家族遗传倾向,Coombs 试验阴性。

2.同种免疫溶血性贫血和药物性免疫性贫血相鉴别

Coombs 试验虽均为阳性,但前者有输血史或是新生儿溶血病,经输血血清学检查可鉴别;后者有服药史,停药物一段时间可恢复。

3.冷凝集素综合征(CAS)与雷诺症相鉴别

CAS 与雷诺症均可见"手足发绀",但前者以遇冷部分为著,溶血性相关症状较突出,后者多为对称性,有向心性和进行性加重的特点。

4.与阵发性冷性血红蛋白尿(PCH)相鉴别的疾病

阵发性冷性血红蛋白尿需注意与 PNH、冷凝集素综合征、行军性血红蛋白尿相鉴别。

五、辨证论治

(一)治疗总则

本病以虚为本,气血双亏,甚则脾肾俱虚。脏腑辨证与肾、脾两脏关系最为密切,而以肾为本。标实或为湿热之邪,或为寒邪;久病入络致气滞血瘀,晚期常有积块形成。温抗体型 AIHA,应积极寻找病因,治疗原发疾病最为重要,即治病求本,早期治疗应清利湿热与补虚相结合;有血红蛋白尿发作、黄疸重时,宜中西医结合治疗,以西医为主,主要应用肾上腺皮质激素,中医以清利湿热为主;后期有积块形成时,加用活血化瘀及软坚药物。少见的冷凝集素综合征和阵发性冷性血红蛋白尿患者多有发病时四肢寒冷,口唇、肢端发白或青紫等症,其人阳气本虚,复被寒湿侵袭,治疗时当活血温阳、固表补肾,西医无有效药物治疗,治以保暖为主。

(二)中医特色治疗

1.专方专药

(1)补益脾肾,清利湿热,活血化瘀。

方药运用:防溶汤。

组成:菟丝子 10～20g,制首乌 10～15g,枸杞子 20g,女贞子 15g,旱莲草、生地黄、熟地黄各 15～25g,炙黄芪 15～20g,党参 10g,当归 10g,茵陈蒿 10g,金钱草 10g,泽泻 15g,炒栀子 12g,丹参 9～12g,川芎 9～12g,赤芍 15g,益母草 15g,木香 10g,忍冬藤 15g。

(2)气血双补,活血化瘀,软坚散结。

方药运用:八珍汤和大黄䗪虫丸加味。

组成:黄芪 20g,党参 15g,白术、赤芍、白芍、川芎、柴胡、三棱、莪术各 10g,茯苓、熟地黄、当归、大黄、䗪虫各 12g,炙甘草 5g,生牡蛎 30g。上方水煎服,每日 1 剂。

2.名老中医经验

浙江中医药大学吴颂康等认为,AIHA 急性型多属气虚血败,湿热内蕴;慢性型多为脾胃虚弱,气血生化无力。按下列三型辨证:①湿热内蕴:治以清热解毒利湿,药用水牛角片、赤芍、牡丹皮、连翘、山栀、黄芩、茵陈、竹叶、元参;②脾虚血败,湿热内阻:治以温中健脾化湿,药用黄芪、桂枝、附子、白术、茯苓、猪苓、枳壳、茵陈、川朴、木香、干姜;③脾胃虚弱,气血亏虚:治以温补脾肾,药用红参、黄芪、防风、白术、补骨脂、丹参、陈皮、干姜。

卢秉之等根据本病的临床表现,将本病分为气虚血败脾虚型、气虚血败湿热型、气虚血败癥积型。在治疗上以健脾益气、活血化瘀为基础,湿热型加清热利湿退黄药,癥积型加活血消癥之品。共总结 20 例。结果显效率为 80%,有效率为 95%。本病与普通黄疸不同,其根本病机是由于禀赋不足,七情内伤,正气亏虚,气虚血败,并因此导致脾虚湿停,气滞血瘀。故治疗中总以扶正为主,兼以清热化湿、活血消癥为法。

3.其他治疗

(1)单方验方。

1)黄刺皮 9g,焦栀子 9g,大黄 6g。水煎服,每日 1 剂。功效清热利湿。适用于 AIHA 贫血阳黄证。

2)芦根 30g,玉米须 30g,茵陈蒿 15g,栀子 9g。水煎服,每日 1 剂。功效清热和湿。适用于 AIHA 阳黄证。

3)当归补血汤(黄芪 30g,当归 12g):水煎服,每日 1 剂。功效益气养血。适用于 AIHA 血虚发黄证。

(2)饮食疗法:本病病机为虚实夹杂,病久多为气血两亏,甚则脾肾俱虚。平素以虚为主或虚中夹实。禁忌生冷瓜果以免损伤脾胃,辛辣滋腻之品亦当避免或少食,时时顾护脾胃。以下食疗有助于本病恢复。

1)枸杞大枣小米粥:枸杞子 20g,大枣 50g,山药 20g,花生米 20g,小米 50g,加水 150mL,煮粥食用,用于溶血发作、间歇期见面色苍白、乏力纳差者。

2)人参、冬虫夏草炖鸡:人参 10g,冬虫夏草 5g,乌鸡 1 只,扁豆 20g,加适量盐、油调味,文火炖 2h,饮汤食肉,治疗溶血间歇期气血虚见乏力自汗、气短懒言者。有阴虚见证者慎用。

六、常用方剂

(一)肾精亏虚证

抗溶补肾方

组成:生地黄 9g,熟地黄 9g,丹皮 9g,山药 12g,茯苓 9g,泽泻 9g,肉桂 3g,巴戟天 9g,仙茅 9g,仙灵脾 9g,狗脊 12g,当归 9g,黄芪 12g,乌贼骨 9g,桑螵蛸 9g,生铁落 30g,黄精 9g,炒枣仁 9g,炒远志 3g。

用法:水煎服,每日 1 剂。症状稳定后在上方基础上加减,制成丸药服用,以巩固疗效。

功效:益肾气,固阳精。

主治:阵发性睡眠性血红蛋白尿证见肾精不足、肾阳亏虚者。

方解:方用熟地黄、黄精、肉桂、巴戟天、仙茅、仙灵脾、狗脊温阳补肾;佐以桑螵蛸、乌贼骨固涩肾精;生地黄、当归、炒枣仁、生铁落、丹皮、炒远志养血安神。

(二)脾虚阴黄证

健脾补血方

组成:黄芪 50g,白术 15g,龙眼肉 15g,红参 15g,白芍 15g,生地黄 15g,陈皮 15g,木香 10g,川芎 10g,升麻 10g,当归 20g,大枣 7 枚。

用法:每日 1 剂,水煎服。

功效:健脾益气补血。

主治:阵发性睡眠性血红蛋白尿见脾虚者。

加减:腹胀加乌药 15g;巩膜、肌肤黄染加茵陈 30g。

方解:中医学认为,脾为后天之本,为机体升降出入的枢机。脾气旺盛,升降正常,出入有序,则能生化气血,濡养五脏六腑、四肢百骸。本方所治乃因劳倦内伤脾,运化失司,气血无以生化,气血两虚,脏腑经络无所禀受而致病。方以人参、黄芪、白术健脾益气;当归、川芎、白芍、生地黄、龙眼肉、大枣养血补血;乌药、陈皮、木香理气醒脾;并加升麻提补中气,茵陈以祛黄疸。

(三)湿热内蕴,气滞血瘀证

清活补益方

组成:绵茵陈 30g,白花蛇舌草 30g,茯苓 10g,泽泻 12g,猪苓 10g,薏苡仁 12g,白蔻仁 10g,藿香 6g。

用法:每日 1 剂,水煎服。病情稳定后,以金鹿丸、乌鸡白凤丸善后。

功效:清热利湿,活血化瘀。

主治:阵发性睡眠性血红蛋白尿见湿热内蕴兼气滞血瘀。

加减:湿热重加金钱草;脾虚加党参、怀山药;心神不安加百合;血虚加熟地黄、阿胶。

(四)湿热内蕴,脾肾两虚证

清活补益方

组成:党参 15g,白术 10g,茯苓 10g,当归 10g,白芍 10g,绵茵陈 12g,白花蛇舌草 15g,益母草 15g,菟丝子 10g,红花 6g,丹参 10g,破故纸 10g。

用法:每日 1 剂,水煎服。病情稳定后,以金鹿丸、乌鸡白凤丸善后。

功效:调行气血,健脾补肾。

主治:阵发性睡眠性血红蛋白尿见湿热内蕴兼脾肾两虚者。

加减:湿热重加金钱草;脾虚加怀山药;心神不安加百合;血虚加熟地黄、阿胶。

(五)湿热内蕴,肾气虚证

阵睡尿方

组成:黄柏10g,白茅根15g,旱莲草15g,茜草根15g,杜仲15g,车前草15g,茵陈20g,薏苡仁20g,扁豆20g,桑寄生20g,熟地黄20g。

用法:水煎服,每日 1 剂。

功效:清利湿热,补肾。

主治:阵发性睡眠性血红蛋白尿。症见身目黄似橘子,小便黄,腹痛纳少,腰酸刺痛,头晕倦怠乏力,舌质红而苍老、苔黄厚腻,脉缓。

方解:本方所治,证属黄疸,为湿热郁蒸,损伤肾气所致。方中黄柏、车前草、茵陈、白茅根、薏苡仁清利湿热;佐以桑寄生、杜仲培补肾气,气化则湿化,湿化热清,其黄自除。

(六)气血两虚兼瘀证

活血益气方

组成:当归10g,生地黄10g,红花10g,白术 10g,陈皮10g,桃仁12g,党参12g,茯苓12g,枳壳 6g,赤芍 6g,柴胡 6g,川芎6g,牛膝 6g,黄芪 30g,桔梗0.5g,甘草 3g。

用法:每日 1 剂,水煎服。

功效:活血化瘀,益气扶正。

主治:阵发性睡眠性血红蛋白尿发作期见气血两虚兼瘀之证。

方解:党参、黄芪、茯苓、白术、甘草、桔梗健脾补气;陈皮、枳壳、柴胡疏肝健脾;当归、生地黄、红花、桃仁、赤芍、川芎、牛膝补血活血,诸药合用以达活血益气之功。

(七)气血两虚,下焦湿热证

将军蛋

组成:生鸡蛋 1 只,川大黄粉 1～3g。

制法:将鸡蛋敲一小孔,放入大黄粉,以湿纸盖孔上,放饭锅上蒸熟。

用法:每日食用一只。

功效:补气血,化浊毒。

主治:阵发性睡眠性血红蛋白尿,症见气血两虚、下焦湿热之尿血、赤白浊。

方解:方中鸡蛋性味甘平,功能滋阴润燥,养血补虚,既属营养佳品,又具食疗妙用;大黄性味苦寒,功能清热泻火,凉血止血。据现代药理研究证实,大黄有止血和抗菌作用。两者配合使用,养正而祛邪,有育阴清热止血之功。由于大黄直入下焦,走而不守,具清热化湿之效。鸡蛋乃血肉有情之品,育阴而涵阳,功擅滋养心肾。故对下焦阴虚湿热之尿血尤有殊功。

(八)气虚夹湿证

清热祛湿,补气活血方

组成:茵陈30～60g,黄芪30～60g,益母草30g,白茅根30g,当归30g,栀子10g,泽泻10g,

泽兰 10g,甘草 10g,红参 15g。

用法:每日 1 剂,水煎服。

功效:清热祛湿,补气活血。

主治:阵发性睡眠性血红蛋白尿气虚夹湿者,症见发作性夜间酱油色尿,面色苍白,巩膜轻度黄染,头晕,乏力,心悸气短,舌质淡、苔厚腻,脉细数。

方解:本病发热、黄疸、酱油尿等症多属湿热所致,面色苍白、头晕、乏力、心悸气短属气虚血亏之象。故本病为湿热浸淫,伤及气血而成。方中茵陈、栀子、泽泻、泽兰清热利湿退黄;当归、白茅根活血凉血止血;黄芪、红参大补元气,诸药合用以达祛湿补虚之功。

(九)热伤脉络,脾肾不固证

珍珠散

组成:珍珠母,琉璃,朱砂(水飞)。

用法:装入胶囊,每次 2 粒,一日 3 次,六一散煎汤送服。

功效:清心安神,祛瘀生血。

主治:阵发性睡眠性血红蛋白尿属热伤脉络,脾肾不固之尿血者。症见身热烦渴,尿呈茶色,失眠多梦,面色苍白,舌淡苔滑,脉细数。

方解:珍珠散泻热止血,六一散清热不留湿,利水不伤正,合用之则达清心安神,祛瘀止血之目的。

(十)脾肾阳虚证

无比山药丸

组成:山药 25g,山萸 15g,泽泻 20g,熟地黄 20g,茯苓 20g,牛膝 15g,巴戟天 15,赤石脂 10g,杜仲 15g,菟丝子 20g,肉苁蓉 15g。

用法:上药水煎取汁 300mL,早晚各服 150mL 或炼蜜为丸,每丸重 9g,含生山药 6g,一次 1 丸,一日 3 次。

功效:健脾补肾。

主治:阵发性睡眠性血红蛋白尿属脾肾阳虚者。

方解:肾为先天之本,脾为后天之本,脾肾虚弱则五脏六腑皆不健,故以健脾补肾为治疗大法。无比山药丸原载于《太平惠民和剂局方》,方中菟丝子、肉苁蓉、杜仲、巴戟天补肾固阳以固精;熟地、山萸肉滋阴补肾,合用则阴阳互补,符合"孤阳不生,独阴不长"的理论;茯苓、生山药补脾胃、益肾;泽泻、牛膝渗湿利尿通淋;赤石脂止血。原方减五味子,因其味酸,主要成分含苹果酸、枸橼酸、酒石酸等,可加重溶血发作;加鹿角胶温补肾阳,生经血作用尤佳。

(十一)脾肾两虚证

阵睡尿方

组成:白术 5g,党参 15g,黄芪 15g,茯苓 15g,怀山药 15g,杜仲 15g,仙茅 12g,枸杞子 12g,淫羊藿 12g,炙甘草 10g。

用法:水煎服,每日 1 剂。

功效:益脾肾,补气血。

主治:阵发性睡眠性血红蛋白尿。症见神衰,消瘦,颜面黄胖,周身萎黄,眩晕,心悸胸闷,倦怠嗜卧,纳呆乏味,舌质淡、少苔,脉虚细而数。

方解:本方所治属虚黄,为阵发性睡眠性血红蛋白尿晚期,贫血较重,久虚不复,损及五脏,成为顽疾,治当固脾肾。以归脾汤益心脾,统血化血;仙茅、枸杞子、淫羊藿补肾益髓,生机得助,气血渐多,得收捷效。

(十二)瘀热化毒,气血两燔证

清瘟败毒饮合羚羊角汤方

组成:炙龟甲 15g,生地 15g,丹皮 9g,白芍 9g,柴胡 9g,薄荷 3g(后入),蝉衣 3g,菊花 9g,夏枯草 12g,生石膏 30g,川黄连 3g,黄芩 15g,栀子 10g,淡竹叶 10g,玄参 10g,连翘 15g,知母 10g,蚤休 15g,桔梗 5g,枣仁 10g,羚羊角粉 0.6g(冲)。

用法:每日 1 剂,水煎服。

功效:凉血解毒,清气养阴。

主治:自身免疫性溶血性贫血。见鼻面部带状疱疹,热势弛张日重,巩膜、皮肤黄染不甚明显,而血中间接胆红素升高,舌紫黯、苔薄白,脉弦。

方解:认为溶血性贫血属虚黄范畴,总以脾肾两亏,气血败坏为本。此黄疸不显,而热势重,弛张不退,兼有鼻面部疱疹,舌紫黯,脉弦,说明气血败坏,凝结成瘀,瘀热燔灼营阴,酿毒化火,上犯清府,急当凉血解毒,清热救阴,以防热邪深入血分,耗血动风,治之不及。故用清瘟败毒饮清营凉血解毒,合羚羊角汤清热养阴息风,急则治其标。

(十三)脾胃虚寒证

附子理中加味方

组成:熟附子 10g,党参 30g,白术 15g,干姜 6g,炙黄芪 30g,当归 10g,紫河车 15g。

用法:水煎服,日 1 剂。连服 25 剂为 1 个疗程,休息 5d 后,再进行下一个疗程。配合饮食辅助疗法:牛脊骨 500g,炙黄芪 60g,红枣 20g,熬汤内服,隔天或 3d 1 次。

功效:补气健脾,温中活血。

主治:自身免疫性溶血性贫血。

方解:自身免疫性溶血性贫血症状表现呈一派中阳不足,脾胃虚寒,阳虚失血之象。治以补气健脾,温中活血。熟附子、黄芪、党参均为中药免疫增强剂,能增强和调节机体的免疫功能,刺激骨髓造血功能,提高机体抗病能力,且对特异性体液免疫有促进作用。紫河车为人之胞衣,有大补精血之功。牛骨骨髓饱满,性温。用血肉有情之品配合温中健脾之药同用,能起填精髓补气血,精充血旺之功。牛骨含钙质较高,钙盐在维持人体组织细胞的正常功能方面有重要作用。

加减:尿血者,加用三七、侧柏叶、茅根炭;阴道下血多者,加三七、艾叶、桃仁,干姜改为姜炭;皮肤出血者,加三七、丹参、荆芥炭。

第三节 缺铁性贫血

缺铁性贫血(IDA)是指由于铁摄入、吸收不足,或需求量增加,或损失过多等原因导致体内贮存铁不足,影响血红蛋白合成所引起的小细胞低色素性贫血。其特征是骨髓、肝、脾缺乏可染性铁,血浆铁及转铁蛋白饱和度均极度减低,极严重时有上皮细胞病变。临床上常见面色苍白、倦怠乏力、心悸气短等一般的贫血症状,部分患者可见舌痛或萎缩性舌炎、口角炎、毛发干燥无泽、脱发、甲脆、反甲等症。本病发病率很高,据 WHO 的调查报告,全世界有 10%～30% 的人群有不同程度的缺铁,男性发病率 10%,女性大于 20%,亚洲发病率高于欧洲。IDA 是最常见的贫血,普遍存在于世界各地,尤其好发于育龄期妇女、婴幼儿及儿童。

缺铁性贫血在临床上有其逐渐发展的过程,主要分为缺铁期、缺铁性红细胞生成期、缺铁性贫血期三个阶段。

(1)缺铁期:或称潜在性缺铁期,仅有体内贮存铁的消耗,血清铁蛋白<14pg/L 或骨髓铁染色显示铁粒幼细胞<10% 或消失,细胞外铁缺如,但此时血红蛋白及血清铁等指标正常。

(2)缺铁性红细胞生成期:红细胞摄入铁较正常时少,除血清铁蛋白<14pg/L 外,转铁蛋白饱和度<15%,游离原卟啉(FEP)>4.5μg/L,但血红蛋白正常。

(3)缺铁性贫血期:红细胞内血红蛋白明显减少,呈现小细胞低色素性贫血。血清铁蛋白<12pg/L,转铁蛋白饱和度<15%,FEP>4.5μg/L 骨髓铁染色,Hb<120g/L(女性 Hb<110g/L)。

正常状况下,铁的吸收和排泄处于平衡状态,所以人体是不会缺铁的。铁缺乏的原因主要有摄入不足及需铁量增加、吸收障碍、丢失过多、游离铁丢失增加及原因不明的缺铁。

(1)摄入不足及需铁量增加:单纯因饮食中缺少铁而发生缺铁性贫血是少见的,但可以发生于婴幼儿、青春期妇女、妊娠期、哺乳期、月经期的妇女、偏食或少食者。另外,有一些人长期素食,即使没有失血,也可能发生轻度缺血性贫血,因谷物和蔬菜中的铁含量本来就低,再加上这些食物中的肌醇六磷酸、磷酸、碳酸能使铁变成不溶解的沉淀而不易被吸收,故从食物中摄取的铁不能满足身体所需。

(2)吸收障碍:因肠道对铁的吸收障碍而发生缺铁性贫血,多见于胃肠手术后(胃部分切除及胃空肠吻合),由于食物迅速通过胃到达空肠影响了铁的吸收;萎缩性胃炎、胃酸缺乏、肠黏膜病变、脂肪泻或肠道功能紊乱,均可使铁吸收不良。转运障碍(无转铁蛋白血症、肝病)也是引起 IDA 的病因。妊娠期胃酸减少和胃肠功能紊乱使铁吸收减少。某些药物如抗酸药、H_2 受体拮抗剂可抑制铁的吸收。

(3)丢失过多:体内总铁量的 2/3 存在于血红蛋白中,反复多次失血可显著消耗铁贮存。故慢性失血占缺铁原因的首位,但是几次急性大出血也可造成缺铁性贫血。钩虫病、胃或十二指肠溃疡、食道或胃底曲张静脉破裂、胃炎、胃癌、肠癌、痔疮等是消化道出血最常见的原因。膈疝、肠道憩室炎、胃肠道息肉、肠道远端微血管扩张症等引起的出血在临床上易被忽视。近年发现服用水杨酸盐也是胃肠道出血的原因之一。各种不同原因引起的反复咯血,也可导致缺铁性贫血。此外,反复鼻衄、血红蛋白尿、人工瓣膜机械溶血等使铁丢失,终致贮存铁耗尽而引起缺铁性贫血。供血者如供血时间相隔过短,也常发生缺铁性贫血。

(4)游离铁丢失增加:肠道上皮细胞内含有游离铁,衰老的肠上皮细胞不断脱落,游离铁随之丢失。萎缩性胃炎、胃大部切除及脂肪泻等不仅有铁的吸收不良,且因上皮细胞更新加快,游离铁丢失,加重了铁的负平衡。

（5）原因不明的缺铁：此种贫血目前尚未找到真正的原因，故称为特发性低色素性贫血。应注意除外早期肿瘤的可能。

根据缺铁性贫血的证候特点，中医将其归属于"血虚""萎黄""虚劳""虚损""黄胖"等范畴。《素问·脉要精微论篇》曰："脾脉搏坚而长，其色黄，当病少气，其软而散，色不泽者，当病足骨行肿，若水状也。"其所述脾病而见的脉象特点及面色黄不泽、少气等症与缺铁性贫血表现相似。《圣济总录》认为"名称虽同而证候各异，皆非黄疸之比，求之于经，无所稽考"，指出了缺铁性贫血的面色萎黄与黄疸的区别，并归纳其症候特点有心悸、四肢无力、面脚黄肿、不能食、不多言语等，与缺铁性贫血临床表现有相似之处。《丹台玉案》："黄肿之症……多因虫积、食积之为害也，或偶吞硬食过多，碍其脾家道路，经久不消，脾胃失运化之权，浊气上腾，故面部黄而且浮，手足皆无血色。有虫者，又吐黄水，毛发直指，肌肤不泽，且好食生米、茶叶之类者是也"，对其病因病机及症候表现等各方面均有较详细的描述，与 IDA 相似。近年来国家中医药管理局组织国内专家对缺铁性贫血的中医诊疗进行系统的规范，将其命名为"萎黄"并形成了诊疗方案。

一、病因病机

（一）脾胃虚弱

饮食不节，损伤脾胃或平素脾胃虚弱，或七情所伤，郁怒伤肝，忧思伤脾而脾胃功能减退，胃不能腐熟，脾不能运化导致水谷精微不足，化血无源，出现贫血。中医认为"血者水谷之精也，生化于脾""中焦受气取汁，变化而赤是为血"。即中焦接受水谷精微之气，变化为赤，而成血液。中焦包括脾和胃，若脾胃功能失调，则影响血液生成。

（二）心脾两虚

脾胃虚弱进一步发展，而致气血亏虚加重，五脏六腑、四肢百骸失养，则面色萎黄或倦怠乏力加重，心血不足，心失所养，活动后加重，重者毛发爪甲失荣致脱发、脆裂等症；或脾不统血而致崩漏长期不愈，经常反复吐血、咯血、鼻衄、便血等慢性失血症，致血少气衰，形成本病。

（三）肾精亏虚

先天禀赋不足，肾脏素虚，或后天失养，或其他脏腑病变，不能将其精气输送至肾。肾主骨、生髓、藏精，血为精所化，故肾脏虚衰，精不化血而血虚，而成本病。

（四）虫积

《临证指南医案·虫》说："凡面色萎黄，饮食不为肌肤，起伏作痛，聚散不定，痛止即能饮食者，皆有虫积。"如钩虫侵入人体而致脾胃受损，运化失司，则见腹胀、恶心呕吐、便溏、异食癖等症状，或虫栖肠中，大量吸收人体精微致气血虚弱，脾胃受损，气血生化乏源，故气血亏虚，而成本病。

二、临床表现

（一）脾胃虚弱

1.证候

面色苍黄，口唇黏膜爪甲苍白，不思饮食，体倦乏力，大便溏泄，舌质淡、苔薄腻，脉细无力。

2.证候分析

脾虚失于健运,气血化源不足,则气血亏虚。血虚不能上荣于面则面色萎黄;四肢百骸失养则见身倦乏力;脾虚影响胃肠之腐熟、运化功能而见纳呆、便溏;舌质淡、苔薄白或苔白略腻,脉缓均为脾虚失运之象;缺铁性贫血初期多见此证。

(二)心脾两虚

1.证候

面色萎黄或苍白,发枯易脱,倦怠无力,食少纳呆,心悸气短,头昏目眩,唇色苍白,爪甲色淡,舌质虚胖、苔薄白,脉细弱。

2.证候分析

脾胃虚弱证进一步发展,气血亏虚加重。血虚不能上荣于面而见面色苍白或萎黄;脾主四肢肌肉,脾虚气血不足,四肢肌肉失于濡养则见身倦乏力;肺主一身之气,气虚则肺气不足而见气短;心血不足,心失所养而见心悸、失眠;脑失濡养则健忘;脾虚失于健运,影响胃肠功能则见纳呆之症;发为血之余,爪为筋之余,阴血不足,失于濡养则见发枯、脱发、甲脆、反甲等症;舌质淡、苔薄白,脉细弱均为气血亏虚之象。

(三)肝肾阴虚

1.证候

面色苍白,两颧潮红,目涩耳鸣,腰腿酸软,头晕目眩,潮热盗汗,口舌干燥,指甲枯脆,肌肤不泽,舌红少苔,脉细数。

2.证候分析

肝阴全赖于肾阴的滋养,肾阴虚损常致肝阴虚损,即所谓的"肝肾同源"。疾病日久,肝肾阴虚,肾脉失养则见腰酸膝软;髓海空虚则见头晕目眩;目失所养见两目干涩;阴虚生内热则见午后发热,或五心烦热;舌脉均为肝肾阴虚之征。

(四)脾肾阳虚

1.证候

面色苍白,口唇淡白,畏寒肢冷,食少便溏,或完谷不化,发育迟缓,精神萎靡,少气懒言,舌质淡,舌体胖,脉沉细无力。

2.证候分析

脾肾阳虚,无力生化气血,肌肤四肢失于濡养则见面色无华或晦暗;阳虚生外寒则见畏寒肢冷;腰膝失于温煦滋养则见腰膝冷痛;舌淡胖、有齿痕,脉沉细为脾肾阳虚之证。

(五)虫积

1.证候

除有血虚表现外,尚有腹胀或有嗜食生米、茶叶、泥土等,善食易饥,恶心呕吐,大便干结或溏薄、有奇臭,神疲肢软及其他虫积见症,舌淡苔薄,脉虚弱。

2.证候分析

虫居肠中,扰乱胃肠气机,吸食水谷精微,致胃肠失于运化,气血化源不足,日久气血虚衰而见面色萎黄、消瘦乏力之症;虫积日久化热,致胃热消谷,故见善食易饥;胃气不降则见恶心呕吐;虫积内扰,气机郁滞故脐腹疼痛、腹胀;虫安时气机疏通则痛止;胃肠功能失常则可见嗜食生米、茶叶、木炭、泥土等异物;舌淡、苔薄白、脉濡,均为脾胃功能失调之象。

三、诊断与鉴别诊断

(一)诊断

1.发病特点

本病发生多较隐袭,在脾胃虚弱阶段很少引起重视,而血虚症状加重,出现唇甲色淡时已表现为心脾两虚之症。其发病原因与长期饮食失调、胃肠功能紊乱,或长期失血、妊娠失养、虫积等因素有关。

2.证候特点

本病一般病程较长,且有明确的病因,如饮食偏嗜、失血等。初期以脾虚为主要临床表现,症见乏力、纳差、便溏、面色萎黄等;病久血虚症状加重,见唇甲色淡、面色苍白或萎黄,以及脏腑、四肢百骸失于濡养之症,如心悸、气短、失眠健忘、毛发干枯无泽、脱发、爪甲易脆裂、反甲等症状。

(二)鉴别诊断

1.黄疸

本病因血虚失于濡养可见面色、肌肤发黄,但这种黄与黄疸有本质区别。前者周身皮肤发黄呈萎黄,伴有乏力、心悸等血虚症状,但白睛、小便色正常;而黄疸则身目、小便俱黄,甚则肤如橘皮色,小便呈酱油色。

2.内科其他病证的虚证证型

本病主要以一系列血虚失荣症状为主,多无其他严重伴随症状,经积极治疗后很快好转;而内科其他病证的虚证则以其病证的主要症状为突出表现,如眩晕的气血亏虚型是以眩晕为最基本、最突出的表现。

四、辨证治疗

(一)辨证要点

缺铁性贫血一般病程较长,且多有明确的病因,如饮食偏嗜、失血等。由于饮食失调者,多有脾虚表现;可见乏力、腹胀、便溏等;由于虫积引起者可伴脐腹痛,多食易饥,消瘦,嗜食异物等症;由于出血过多者,可伴便血、呕血、崩漏、痔疮流血等症;由于其他慢性病引起者则可见乏力头晕、心悸气短等症。再者应辨病之虚实、轻重缓急。本病以虚证为主,初起病在脾脏者甚多,可见乏力、食少便溏等脾虚表现,而疾病渐重可见心脾两虚之象,可见心悸气短、失眠健忘表现。由虫积所致者为虚实夹杂之证。若疾病日久,失于调治,病情渐重,可出现肾精不足之象,可伴有腰膝酸软、耳鸣、浮肿等症。

(二)治疗原则

1.分清标本,急则治其标,缓则治其本或标本兼治

具体而言,以原发病因为"本",以继发的虚劳为"标"。治本当根据患者原发病病因不同(如脾虚、失血、肾虚、虫积等)进行彻底治疗,治标当补充血液及造血原料(主要指铁)。

2.辨明虚实,虚则补之,实则泻之

具体而言,据脾胃虚弱、气血两虚、脾肾阳虚、肝肾阴虚、虫寄肠胃等不同证型分别以健脾和胃、气血双补、温补脾肾、滋肾养肝、化积杀虫为治疗基本原则。

(三)分证治疗

1.脾胃虚弱

治法:健脾和胃,益气养血。

方药:参苓白术散(《局方》)加减。党参、茯苓、白术、扁豆、山药、甘草、莲子、砂仁、薏苡仁、桔梗。方中党参、茯苓、白术、扁豆、山药、甘草健脾益气;砂仁行气和中使补而不滞;莲子补心;桔梗辛开宜肺,载药上行。大便稀溏加苍术、焦山楂以助脾运;畏寒肢冷加干姜、附子以温脾阳。大便查有钩虫卵者可先服贯众汤(贯众、苦楝根皮、土荆芥、紫苏)以祛虫,虫去后再拟健脾和胃之法。

2.心脾两虚

治法:补脾养心,益气生血。

方药:归脾汤(《济生方》)加减。党参、黄芪、白术、甘草、当归、白芍、熟地黄、茯苓、远志、酸枣仁、木香、龙眼肉、生姜、大枣。方中党参、黄芪、白术、甘草健脾益气,当归、白芍、熟地黄、龙眼肉、酸枣仁滋阴补血、养心安神,木香行气和中。纳差腹胀,大便溏薄者去当归、熟地黄,加苍术、陈皮、焦山楂以调脾助运;心悸明显加柏子仁、夜交藤以养心安神。

3.肝肾阴虚

治法:滋养肝肾,补阴养血。

方药:左归丸(《景岳全书》加减。熟地黄、当归、山药、焦山楂、枸杞子、山茱萸、牛膝、菟丝子、何首乌、鹿角胶、龟板胶。方中山茱萸、熟地黄、当归、枸杞子、菟丝子、何首乌滋阴补血以养肝肾;龟板胶、鹿角胶大补精血;牛膝盖肝肾、强腰膝、活血,既补肾又兼补肝脾;山药、焦山楂健脾胃助消化,以防滋腻补药碍滞脾运之弊。伴有低热加鳖甲、地骨皮、银柴胡滋阴清热;神疲乏力加太子参、黄芪益气;血虚明显加紫河车、阿胶滋阴补血。

4.脾肾阳虚

治法:温补脾肾,益气养血。

方药:右归丸(《景岳全书》加减。熟地黄、山药、焦山楂、山茱萸、枸杞子、肉苁蓉、鹿角胶、菟丝子、杜仲、当归、肉桂、附子。方中山茱萸、熟地黄、当归、枸杞子益肾滋阴养血;肉苁蓉、鹿角胶、肉桂、附子温补肾阳补养精血;杜仲补益肝肾,强筋壮骨;菟丝子补阳益阴,固精缩尿;山药、焦山楂益气健脾消食助运,亦防滋腻之品有碍脾运。畏寒肢冷加仙茅、附子以温补脾肾;腹胀、腹泻去熟地黄、当归、肉苁蓉,加煨木香、苍术、白术以行气助运;血虚重者加紫河车、阿胶以补精血。

5.虫积

治法:杀虫消积。

方药:化虫丸(《局方》)加减。榧子、槟榔、红藤、贯众、鹤虱、铅粉、苦楝、枯矾。方中榧子、槟榔、苦楝子皮、鹤虱、贯众、枯矾、铅粉均有杀虫之功效;红藤理气,化瘀,止痛。血虚明显者加当归、黄芪、熟地黄;恶心呕吐者加半夏、竹茹降逆止呕。待虫积好转后,调理脾胃,可用香砂六君子汤加减。

五、其他疗法

（一）针灸疗法

针刺隐白、血海、足三里穴，用补法，留针 20min。功能健脾补血，可治便血、尿血、月经过多、崩漏，对本病起间接治疗作用。

（二）摩腹法

从脐下两横指处的气海穴开始，做以脐为中心的顺时针、直径由小到大、呈螺旋状的揉摩运动，一直扩展到整个腹部，如此反复数次。功能益气健脾，生血补元。

（三）食疗法

1.富含优质蛋白质的食物

如蛋类、乳类、鱼类、瘦肉类、虾及豆类等。

2.富含维生素C的食物

应多食富含维生素C的食物，如维生素C有参与造血促进铁吸收利用的功能。

3.富含铁的食物

鸡肝、猪肝、牛羊肾脏、瘦肉、蛋黄、海带、黑芝麻、黑木耳、黄豆、蘑菇、红糖、芹菜等。

4.富含铜的食物

如虾、牡蛎、海蜇、鱼、西红柿、豆类及果仁等，铜的生理功能是参与造血。

（四）矿泉浴法

酌取食盐泉、铁泉浴疗，并酌取铁泉饮用，可增加铁的吸收。

（五）中成药

1.复方皂矾丸

用于缺铁性贫血。每次 5g，每日 3 次，口服。

2.人参归脾丸

用于缺铁性贫血心脾两虚型。每次 2 丸，每日 3 次，口服。

3.益血生胶囊

每次 3 粒，每日 3 次，口服。用于脾虚型。

4.生血宝合剂

每次 15mL，每日 3 次，口服，用于脾肾两虚型。

（六）单味中药

矾干粉 1.5g，装胶囊，每次 1 粒，每日 3 次，餐后服；或皂矾 50g，枸橼酸 2.1g，蒸馏水 1000mL，配成糖浆，每次 10mL，每日 3 次，口服。

第四节 巨幼细胞贫血

由于叶酸或（和）维生素 B_{12} 缺乏或某种特殊原因，使细胞核内的脱氧核糖核酸（DNA）合成障碍,细胞分裂不能顺利进行,骨髓内出现形态、功能异常的巨幼(红)细胞而形成的贫血,称为巨幼细胞贫血。在巨幼细胞贫血中营养性巨幼细胞贫血占90%,其中叶酸缺乏性占90%,而因内因子缺乏所引起的恶性贫血在我国比较罕见。这种贫血的特点是骨髓里的幼稚红细胞量多,红细胞核发育不良,成为特殊的巨幼红细胞。这两种营养素都是在红细胞的合成阶段发挥巨大作用的物质。正常人缺乏叶酸15～18周以上会发生贫血,但由于孕妇对叶酸的需要量大大增加,同时尿中叶酸的排出量增加,因此缺乏症状出现得早并且严重。经常以感染和妊娠中毒症状为主要诱因,表现为呕吐、腹泻、舌炎,常有低热、水肿、脾大,可能引起流产、早产、胎儿发育不良。

引起叶酸和维生素 B_{12} 缺乏的原因可概括为以下几方面。①摄入量减少:婴幼儿喂养不当,食用蔬菜量过少或烹调方法失当及嗜酒者;②吸收不良:小肠切除与胃次全切除,吸收不良综合征,口炎性腹泻,服用柳氮磺胺吡啶、巴比妥类抗惊厥药、抗结核药、避孕药等;③需要量增加:生长期婴幼儿、妊娠妇女、甲状腺功能亢进、恶性肿瘤、皮肤病、白血病、溶血性疾病等;④利用障碍:叶酸代谢相关酶缺乏,应用叶酸拮抗剂,如甲氨蝶呤、氨苯蝶啶、苯妥英钠等;⑤损失过多:如血液透析。以上各因素均可导致叶酸、维生素 B_{12} 缺乏使DNA合成受到影响。

在我国以营养不良性巨幼细胞贫血为多见。发病率因地区不同而有所差异,一般沿海平原发病少,内地发病多,尤以山西、陕西、河南、四川等省为多发。中国医学科学院报道88例成人巨幼红细胞性贫血的患者中有43.2%是妊娠妇女,因此在我国叶酸或维生素 B_{12} 缺乏已经成为非常严重的问题。一经诊断为贫血,应当摄入富含叶酸的新鲜蔬菜和富含蛋白质的食物如动物肝脏、瘦肉,并改善烹调方法,目前很多孕妇专用奶粉中均强化了叶酸,应注意补充。维生素 B_{12} 主要存在于动物性食品中,牛肉、瘦猪肉等均有丰富的维生素 B_{12},此外,摄入富含铁的食物也能够帮助提高吸收率。应引起注意的是,大量摄入维生素C可能破坏食物中大部分维生素 B_{12},如果因维生素 B_{12} 缺乏引起的巨幼红细胞性贫血并发神经系统病变,单纯以叶酸治疗,贫血可以减轻但神经系统症状反而加重,因此必须辅助补充维生素 B_{12} 或者甲基维生素 B_{12}治疗。

巨幼细胞贫血应归属于中医学的"血虚""虚劳"范畴。在古代医籍中,有许多与本病的某些临床表现相似的记载。如早在《灵枢·经脉》篇中说:"是主脾所生病者,舌本痛",指出脾(胃)受病,运化不利,气血亏虚,可导致"舌本痛"。这与巨幼细胞贫血所致舌炎相似。在《圣济总录·虚劳门》有关"冷劳"的描述,"由脾胃久积风冷之气……阴阳衰弱,其状食不化,心腹痞满,呕吐吞酸,面色萎黄,甚者心腹常痛,大肠泄痢",与贫血所表现的消化系统症状相符;并且书中还提出了木香丸、煮肝方、烧肝散、白术散、猪肝丸等肝脏制剂来治疗营养不良性贫血。

一、病因病机

(一)病因

1.起始病因

(1)饮食失调:生活贫困,摄食不足或长期饮食偏嗜及婴幼儿喂养不当,均可使饮食中的水谷精微亏乏,气血生化无源,日久则气虚血少。

（2）脾胃虚损：平素脾胃虚弱，或大病久病，失于调护，复因饮食不节，饥饱无常，或嗜食烈酒炙煿之品，使脾胃受损，脾失运化，胃失受纳，水谷精微转输不利，日久则导致气血亏虚。

2.继发病因

应用某些药物（如甲氨蝶呤、新霉素、对氨基水杨酸等），损伤脾胃，中焦运化失司，导致水谷不能被化为精微而生血。妇女胎产，耗气伤血，若调护失当，亦可导致气血不足。此外，本病还可继发于虫证、胃肠道的手术等。

（二）病机

1.发病

本病的发生为渐进过程。究其病因，主要是由于饮食不节，营养物质缺乏，或脾胃虚损，运化失司，气血生化不足而逐渐形成。基本发病机制为饮食水谷不能化生为水谷精微，气血因生化乏源，久之，气血亏虚，五脏六腑失于濡养，脏腑功能失调而发病。

2.病位

本病病位主要在中焦脾胃。又因心主血，肝藏血，肾藏精，精血同源，故本病又涉及心、肝、肾。脾胃为后天之本，气血生化之源。脾主运化水谷精微，胃主受纳腐熟水谷，两脏腑相辅相成，共同完成饮食的消化与吸收。脾胃受伤则气血生化乏源，日久形成气血两虚，充养不利，脏腑功能失调。气血亏虚，心失所主，心神失养则出现心脾两虚之证候。肝体阴而用阳，营血亏少则肝无所藏，肝血亦不足。阴不制阳，木旺克土，脾胃不和，使脾胃进一步受损。病久不愈，先天之本失于后天培补可导致肾之阴阳偏盛偏衰。

3.病性

本病的发生为多种致病因素导致气血亏虚，脏腑功能失调而成，属慢性虚损性疾病。本病多以本虚为主，但在疾病发生、发展、演化过程中还可兼见标实。气血两虚，气少则血行无力，血虚则血脉不充，气血运行不畅，可出现因虚致瘀的表现。若脾气亏虚，气不摄血，血液不循常道，溢出脉外，还可发为血证。气血亏虚，正气不足，内不能濡养脏腑，外不能固表御邪，故更易遭受病邪侵袭，使病情加重。亦有由气及阳，由血损阴，最终出现阴阳气血俱虚者。

4.病势

本病多起病缓慢，病程较长。素体脾胃虚弱复因饮食失调或药物之毒损伤脾胃，不能运化水谷精微，最终导致气血生化无源而发为本病。气血亏虚日久则心无所主，肝无所藏，脾失统摄，从而使相关脏腑功能失常，形成心脾两虚、心肝血虚等证。肝之营血亏虚每亦使肝失条达，肝阳偏亢甚至肝风内动。脾气亏虚，还可导致气虚血滞，日久形成瘀血或气虚失摄引起出血。脾胃受损日久，水谷精微转化不利，先天之本失于充养，日久可致脾肾俱损。若病久正气耗伤，卫外不固，易感受外邪，使本病加重。

5.病机转化

本病以本虚为主，可兼见标实，且以慢性发病居多。由各种致病因素导致中焦脾胃化生水谷精微功能减弱，最终引起气血亏虚。关键脏腑在脾胃。但由于气血亏虚，肝不藏血，肝血亦虚，可转化为心肝血虚证。若复因情志失调，肝失疏泄，气郁化火，还可出现肝郁脾虚、血虚风动等虚实夹杂之证。气血亏虚，脾气不足，则心失所养，心血亦亏，从而形成心脾两虚之证。若脾气亏虚，统血无权而兼见出血时则属本虚标实之证。正气耗伤，邪气乘虚而入，正不胜邪，邪毒炽盛,还可出现高热、神昏谵语、紫斑等,此属危重病候。本病日久不愈还可累及于肾,可出现脾肾两虚或肾阴阳亏虚等证。

二、临床表现

贫血是常见症状,一般起病缓慢,发病早期可无明显症状,随着贫血的加重其症状逐渐明显,可见头晕、疲乏无力,活动后心慌气短,皮肤黏膜苍白。血小板减少者可有出血,白细胞减少者可伴有感染。

早期多发生食欲减退、腹胀、腹泻、恶心呕吐等消化道症状。部分患者常发生口炎。舌呈绛红色(牛肉舌),烧灼痛,或有溃疡,舌乳头萎缩,舌面光滑(镜面舌),味觉迟钝。

维生素 B_{12} 缺乏特别是恶性贫血的患者常有神经系统症状,主要是由于脊髓后、侧索和周围神经受损所致。表现为乏力、手足对称性麻木、感觉障碍、下肢步态不稳、行走困难。小儿及老年人常表现脑神经受损的精神异常、无欲、抑郁、嗜睡或精神错乱。部分巨幼细胞贫血患者的神经系统症状可发生于贫血之前。一般在 2 岁以下的患儿可有发育迟缓、反应迟钝、嗜睡、烦躁不安、不规则发热、哭声如羊咩、肝脾大等,亦可见皮肤色素沉着。

上述三组症状在巨幼细胞贫血患者中可同时存在也可单独发生,同时存在时其严重程度也可不一致。

三、实验室检查

(一)血象

红细胞数与血红蛋白量均减少,但两者不成比例,红细胞减少明显。血涂片示红细胞体积较大,形态异常,以大而卵圆形多见;另外有嗜多色性,含有嗜碱性点彩、卡波环或 Howell-Jolly 小体的巨大红细胞或巨幼红细胞,网织红细胞数多减少。红细胞指数:MCV>95fL,MCHC>30%。白细胞计数较低,出现中性粒细胞分叶过多如 5~6 叶,若血中 5~6 叶以上的中性分叶核细胞>3%,提示早期巨幼细胞贫血,严重时血小板也可减少。

(二)骨髓象

骨髓有核细胞增生活跃,全血均有变化,以红细胞系为著。

1.红细胞系

呈典型的巨幼红细胞增生,原巨幼红细胞和早巨幼红细胞可达幼红细胞的 50% 以上。巨幼红细胞核浆发育不平衡,呈"幼核老浆"状态。晚幼红细胞核常偏位、畸形,易见 Howell-Jolly 小体。

2.粒细胞系

出现大而不正常的粒细胞,尤以中幼粒细胞改变最明显,亦有晚巨幼粒、巨杆状及巨分叶性粒细胞。粒系巨幼样变为巨幼细胞贫血的早期表现。

3.巨核细胞系

正常或可见到巨型巨核细胞,有核分叶过多现象,并常断裂,颗粒巨核细胞及血小板生成减少。

（三）其他检查

1.血清叶酸及维生素 B_{12} 含量测定

放射免疫法正常血清叶酸为 $79\sim238nmol/L$，维生素 B_{12} 为 $150\sim800pg/mL$。缺乏者叶酸常 $<3nmol/L$，维生素 B_{12} 常 $<100pg/mL$。

2.红细胞叶酸含量测定

红细胞叶酸量是反映组织内叶酸储存的较好指标，其值 $<100mmol/L$ 时有诊断意义。

3.放射性核素维生素 B_{12} 吸收试验

可鉴别维生素 B_{12} 缺乏的原因。先给患者口服以 ^{57}Co 标记的维生素 B_{12} $0.5\sim2\mu g$（溶于水 $100mL$，空腹服），$1\sim2h$ 后再给维生素 B_{12} $100\mu g$ 肌内注射，收集 $24h$ 尿，用 Schilling 法测定其放射性同位素量。正常时 $24h$ 内排出量为 $8\%\sim10\%$ 以上，若 $<7\%$ 则为吸收不良，恶性贫血在 2% 以下。如果吸收差，应重复试验，并同时口服内因子 $60mg$，如排泄量转为正常，则肯定为内因子缺乏，恶性贫血诊断成立。如口服内因子后排泄量减少，则可能由其他原因导致维生素 B_{12} 吸收障碍。

4.亚胺甲基谷氨酸（FIGLU）排泄试验

给患者口服组氨酸 $15\sim20g$，测定尿中 FIGLU，正常人 $8h$ 内排出 $1\sim17mg$，或 $24h$ 内排出 $9mg$。其原理为组氨酸代谢中需要叶酸，若叶酸缺乏则组胺酸代谢受阻而排出大量中间代谢产物 FIGLU，为试验阳性。

5.叶酸治疗反应试验

试用小剂量叶酸（$200\mu g$，每日 1 次，肌内注射），若在 $10d$ 内网织红细胞上升，血象好转，则考虑叶酸缺乏。

四、类病鉴别

常需与以下疾病相鉴别。

（一）骨髓增生异常综合征（MDS）

可以有血象三系减少及大细胞贫血的表现，骨髓中可见到红系有巨幼型改变。鉴别主要靠 MDS 有典型病态造血，可波及巨核系及粒系细胞。患者细胞遗传学的改变亦可帮助鉴别。

（二）再生障碍性贫血

可有血象三系减少，但骨髓增生低下。由骨髓涂片和活检病理检查可资鉴别。

（三）溶血性贫血

某些溶血性贫血会有相对的叶酸缺乏，当叶酸缺乏性巨幼细胞贫血临床上出现黄疸及网织红细胞增高时，两者需加以鉴别。溶血性贫血的骨髓中不会出现典型的巨幼改变，黄疸及网织红细胞增高的程度较显著。此外，溶血性贫血的特殊试验常可帮助证实。

五、辨证论治

（一）治疗原则

对于本病的治疗，应以补益为基本原则，同时应配合饮食疗法。正如《素问·五常政大论篇》中所指出:"虚则补之,药以祛之,食以随之。"因本病多与某些营养物质摄入不足有关,责其发病关键多由脾胃虚损,以致不能运化水谷精微,化生气血,久之形成气血两虚,因此调护脾胃应贯穿整个疾病治疗的始终。同时根据病位、病性的不同分别采用益气补血、健脾养心、补血养肝等治法,兼有外邪侵袭者,宜扶正与祛邪兼顾;久病入络,因虚致瘀出现血瘀者,宜用补血活血之法;久病及肾而出现脾肾两虚者,应补益脾肾。

(二)分证论治

1.气血亏虚证

证候:头晕目眩,少气懒言,乏力自汗,心悸怔忡,失眠多梦,食少纳呆,面色淡白或萎黄,唇甲色淡,舌淡而嫩,脉细弱。

治法:益气补血。

方药:八珍汤加减。常用药物:人参、白术、茯苓、当归、川芎、白芍、熟地黄、甘草。

加减:气虚明显者,加黄芪、山药、白扁豆;血虚明显者加何首乌、阿胶;血虚甚并见阴虚证者,加生地黄、枸杞子、桑椹。

2.脾胃虚弱证

证候:食少纳呆,腹胀泄泻,肢体倦怠,少气懒言,胸脘痞闷,心悸气短,或浮肿,或消瘦,面色萎黄或苍白,唇甲色淡,舌淡苔白,脉缓弱。

治法:益气健脾养血。

方药:参苓白术散。常用药物:莲子、薏苡仁、砂仁、桔梗、白扁豆、茯苓、人参、甘草、白术、山药。

加减:若无湿阻之象,而偏于气血亏虚者,可去薏苡仁、桔梗,加黄芪、何首乌、熟地黄以补气养血;食欲减退,食后腹胀者,加陈皮、莱菔子、焦三仙理气健脾,消积化滞;伴阴虚火旺者,加牡丹皮、生地黄、银柴胡滋阴降火。

3.心脾两虚证

证候:心悸怔忡,少气懒言,食少纳果,失眠多梦,眩晕健忘,神倦乏力,腹胀便溏,或皮下出血,妇女月经量少色淡,淋漓不尽等,面色萎黄,唇甲色淡,舌质淡嫩,脉细弱。

治法:益气健脾,养心安神。

方药:归脾汤。常用药物:黄芪、人参、白术、远志、木香、甘草、当归、龙眼肉、酸枣仁、茯神。

加减:血不养心,心悸明显者加麦冬、天门冬、柏子仁养血和营;气机不畅,腹部胀满者,加陈皮、砂仁理气和中;血虚症状明显者,加重当归的剂量或加用熟地黄、何首乌以补血。

4.心肝血虚证

证候:心悸健忘,失眠多梦,眩晕耳鸣,肢体麻木,两目干涩,视物模糊,肢体震颤、拘挛,妇女月经量少,面色不华,唇甲色淡,舌淡苔白,脉细弱。

治法:补血安神养肝。

方药:四物汤。常用药物:熟地黄、当归、白芍、川芎。

加减:若兼气虚者,加人参、黄芪以补气生血;以瘀血为主者,加桃仁、红花以活血祛瘀;血虚有热者,加黄芩、牡丹皮以清热凉血;肝血不足,视物模糊者,加枸杞子、决明子以养肝明目。

六、中医特色治疗

（一）专方专药

1.人参归脾丸

功能益气补血,健脾养心。用于心脾两虚型巨幼细胞贫血。每次2丸,每日2次。

2.十全大补丸

功能温补气血。用于气血亏虚型巨幼细胞贫血。每次1~2丸,每日3次。

3.参苓白术散

功能补脾胃,益肺气。用于脾虚夹湿证的巨幼细胞贫血。每次2袋,每日3次。

4.八珍丸或人参养荣丸

功能补气益血。用于脾肾两虚型巨幼细胞贫血。每次2丸,每日2次。

（二）其他治疗

1.按摩疗法

取穴疗法作为辅助疗法现已广泛应用,取穴可根据临床症状不同而加减,主要用穴有足穴、肾上腺、肾、输尿管、膀胱、心、脾、大脑、垂体、小肠、脊椎各反射区及足三里等。宜使用补法,选择以上穴位3~5个交替按摩。

2.饮食疗法

补充叶酸和维生素B_{12},对巨幼细胞贫血有明显的辅助治疗作用。

（1）含叶酸和维生素B_{12}的食物。

1）含叶酸食物:叶酸在蔬菜水果中含量最多,如胡萝卜、菠菜、土豆、苹果、西红柿等,而大豆、牛肝、鸡肉、猪肉、鸡蛋中叶酸含量也较高。维生素C参与叶酸的还原,当缺乏维生素C,可导致叶酸缺乏,故宜进食含维生素C丰富的食物。

2）含维生素B_{12}食物:维生素B_{12}在动物性食物中含量较高,如牛肝、羊肝、牛肉、羊乳、干奶酪、牛奶、鸡蛋。此外,还有臭豆腐、大豆、麦面和酱豆腐等。母乳中维生素B_{12}含量不高,婴儿喂养宜及时添加辅助食品。

（2）饮食配方。

1）当归羊肉羹:羊肉500g,当归25g,党参25g,黄芪25g,生姜、食盐适量。将羊肉切成小块,当归、党参、黄芪以纱布袋装,同放砂锅内,加水2 000mL,文火煨煮至羊肉烂时,加生姜、食盐。功效:补益气血。用法:食肉喝汤。

2）蔬菜水果汁:菠菜200g,胡萝卜400g,橘子100g,芹菜100g,苹果400g,牛奶60mL。取蔬菜汁加牛奶饮服,每日2次,每次100mL,本品含多种维生素、蛋白质,具有补血作用。

3）红枣煨肘:红枣100g,猪肘1 000g,冰糖150g,猪骨数块。将冰糖放入砂锅内,炒成深黄色糖汁,加入猪骨,加水至2 500mL,放入处理好的猪肘,烧开,打去浮沫,放入红枣及剩余冰糖,以微火慢煨,至猪肘熟烂,汁液黏稠。功效:补脾益胃,滋阴养血。用法:单食或佐食。

4）猪肝黄豆汤:猪肝100g,黄豆100g,加水800mL,煮熟。功效:益气养血。用法:每日服用2次。

注意事项：食物烹调后叶酸含量损失可达50％以上，尤其在水煮沸后则损失更多，所以，烧煮食物时间不宜过长。

第五节　白细胞减少症

白细胞减少症是指外周血液中白细胞数持续低于 $4×10^9/L$。由于白细胞的成分主要以中性粒细胞为主，白细胞减少是中性粒细胞减少所致。当中性粒细胞计数低于 $(1.5×\sim1.8)×10^9/L$ 时，称为中性粒细胞减少症。若白细胞总数明显减少，低于 $2×10^9/L$；中性粒细胞绝对值低于 $0.5×10^9/L$，甚至消失者，称为粒细胞缺乏症。本病可发生于任何年龄，男女患病无明显差异。人群发病率约为5％左右，近年有增加趋势。白细胞减少症本身是一组症状群，表现为虚弱无力、发热，咽痛等，致病原因分为原发性和继发性两类。原发性原因不明，继发性可由物理、化学因素、急性感染、血液病、结缔组织病、过敏性疾病、遗传性疾病及伴有脾大的疾病所引起。粒细胞减少症的进程多为慢性，而粒细胞缺乏症则多为急性。粒细胞缺乏症为粒细胞减少症或白细胞减少症发展到严重阶段的表现，它们的病因及发病机制基本相同，故一并论述。

中医古籍虽无白细胞减少症及粒细胞缺乏症的记载，但根据其临床表现，现代中医认为两者均为"虚劳""虚损"或"温病"范畴。其发病原因有因先天不足而致者，亦有因起居、饮食失调所致者。正如《金匮要略·血痹虚劳病脉证并治》中所述"食伤、忧伤、饮伤、房室伤、饥伤、劳伤""半产漏下""亡血失精""风气百疾""肠鸣、马刀、侠瘿"等均可导致五劳虚极之疾。而粒细胞缺乏症表现为高热寒战等时又与"温病"的某些表现相似。

一、病因病机

（一）先天不足

父母体虚，胎气不足，或胎中失养，临产受损等，致使婴儿脏腑不健，生机不旺。常见于新生儿中性粒细胞减少症、慢性家族性粒细胞减少症，均因父母患此症而累及子女。

（二）饮食不节

饮食不节，损伤脾胃，脾胃功能失调，不能化生精微，气血不足，不能濡养脏腑四肢，出现虚劳的一系列表现。

（三）劳欲过度

劳欲过度，脾肾受损，功能失调，气血化生乏源，精血亏虚则出现虚劳表现。

（四）正虚邪犯

六淫之邪侵袭，迁延日久，邪气久踞，耗伤正气；或邪毒入里，伤血及髓，气血化生不利；或误治、失治，伤及脏腑，损及脾肾，致气血化生乏源，或本虚之体感受邪气，邪从热化，可见发热与本虚之证并见。

二、临床表现

（一）气阴两虚

1.证候

乏力,自汗或盗汗,失眠,五心烦热,咽干,咽痛,易感冒,舌质红、少苔,脉细数。

2.证候分析

本症多为病之初期,气虚则见乏力、自汗,卫气不固,故感冒时作;阴虚生内热,故见五心烦热、咽痛咽干、盗汗时作;舌红、少苔,脉细数为气阴两虚之证。

（二）心脾两虚

1.证候

头晕目眩,心悸怔忡,纳呆食少,倦怠乏力,面色无华,失眠多梦,腹胀便溏,舌质淡、苔薄白,脉细弱。

2.证候分析

脾虚失于健运,气血化生乏源,气虚则乏力倦怠;血虚,血不养心则见失眠多梦,心悸怔忡;脾虚运化失常则见纳呆,腹胀便溏;气血不足不能上荣头面则见头晕目眩,面色无华;舌淡、苔薄白,脉细弱,均为心脾两虚之证。

（三）肝肾阴虚

1.证候

腰膝酸软,头晕耳鸣,五心烦热,失眠多梦,遗精,低热不愈,咽干口燥,舌红少苔,脉细数。

2.证候分析

疾病日久,损及肝肾,阴精亏损,腰府及髓海失养则见腰酸膝软,头晕耳鸣;阴虚生内热则见低热不愈或五心烦热,口燥咽干;热扰心神则失眠多梦;虚热内扰可见遗精;舌红少苔,脉细数,均为肝肾阴虚之象。

（四）脾肾阳虚

1.证候

面色苍白,畏寒肢冷,精神不振,少气懒言,腰膝酸软,大便溏薄,小便清长,舌质淡、舌体胖大有齿痕、苔白,脉沉细。

2.证候分析

脾肾阳虚,脾虚失运,气血化生乏源,气血不足则见精神不振,面色苍白无华,少气懒言;肾虚则见腰膝酸软;脾肾阳虚,运化失司,水液代谢失常,则见畏寒肢冷,小便清长,大便溏薄;舌淡、舌体胖大有齿痕、苔白,脉沉细为脾肾阳虚之证。

（五）外感温热

1.证候

乏力头晕,发热不退,口渴欲饮,面赤咽痛,舌质红绛、苔黄,脉滑数。

2.证候分析

患者素体虚热,感受温热之邪,故见乏力头晕,发热不退,面赤咽痛;热伤津液则口干欲饮;

舌质红、苔黄,脉滑数为邪热之证。

(六)邪郁少阳

1.证候

恶寒发热,汗出,或寒热往来,口苦咽干,咽颊溃烂,舌红、苔黄或白,脉弦数。

2.证候分析

先天禀赋不足,感受毒邪,邪郁少阳,正邪相争,故见寒热往来,口苦咽干,咽颊溃烂等症;舌红、苔黄或白,脉弦数亦为邪在少阳之证。

(七)气虚血瘀

1.证候

乏力头晕,自汗或盗汗,心悸失眠,纳差,舌质紫黯,可见瘀点、瘀斑,脉细涩。

2.证候分析

多为久病患者,气虚无力推动血液运行则见舌质紫黯、瘀点;气虚,机体失养,功能失调,故见乏力头晕、心悸失眠、纳差等症。

三、诊断与鉴别诊断

(一)诊断

1.发病特点

本病在发病前可有感染病史,或有化学、物理因素接触史,有某些慢性病史,起病可急可缓,可轻可重。

2.证候特点

(1)以乏力头晕,腰膝酸软,心悸,食少,低热等虚弱表现为主症。

(2)大多数患者起病隐袭,病程较长;少数患者突然起病,病情较重。

(3)除上述表现外,可伴有寒战、高热、恶寒发热、咽痛、多汗等症状。

(二)鉴别诊断

常需与下列疾病相鉴别。

1.肺痨

肺痨因正气不足,感染痨虫所致,主要病位在肺,具有传染性,以阴虚火旺为其病理特点,主要表现为咳嗽、咯痰、咯血、潮热、盗汗、消瘦等,治以养阴清热、补肺杀虫为主;本病可由多种原因引起,一般病程较长,无传染性,可见脏腑气、血、阴、阳亏虚的一系列表现,以补虚为基本治则。

2.其他病证中的虚证类型

本病与内科其他病证中的虚证在临床表现、治疗方药方面有类似之处,但两者是有区别的。后者各以其病证的主要表现为突出表现,而本病则多表现为一系列精气亏虚的症状。

3.温病

当本证以高热、咽颊溃烂为主症时,应与温病相鉴别。温病为感受时邪、疫毒之气所致,具有传染性,患者症状相似。而本病为正气不足、感受外邪导致,虽然症状类似温病,但不具有传染特点。

四、辨证论治

（一）辨证要点

本病初期以气血两虚、脾气亏损为主，日久伤及肝肾，导致肾阴虚、肾阳虚或肾阴阳两虚。本病以肝脾肾虚损为本，故常见乏力头晕、心悸失眠、腰酸、少气懒言、纳呆等，应根据症状辨明病变脏腑，以及阴阳虚衰的情况，常见气血两亏、肝肾阴虚及脾肾阳虚。正气虚弱，易感外邪，或因虚致瘀而成虚实夹杂之证。感受外邪后尚可按卫气营血传变或六经传变，临证时应认真辨别。

（二）治疗原则

根据本病的特点，该病应以"补虚"为基本治则，认真辨明所在脏腑及阴阳的盛衰而分别采用补气养血、滋养肝肾、温肾健脾等法。当复感外邪，邪盛正衰时，或正虚血瘀时则应本着"急则治其标""缓则治其本"的原则，或攻补兼施，或先攻后补。

（三）分证论治

1.气阴两虚

治法：益气滋阴。

方药：生脉饮（《内外伤辨惑论》）合补中益气汤（《脾胃论》）加减。组成：太子参、黄芪、甘草、麦门冬、五味子、黄精、龟板、生地黄、天花粉、鸡血藤、丹参、当归。方中用太子参、黄芪、甘草补中益气；麦门冬、五味子、黄精、龟板、生地黄、天花粉等滋阴，鸡血藤、丹参、当归活血。全方共具补气滋阴、活血之效，取补气而不碍气，活血而不伤正气之意。若阴虚内热者，可加牡丹皮、地骨皮、银柴胡等退虚热；自汗，易感冒者，可加防风、白术、黄芪以固表抵御外邪；脾气虚，食纳不香者，可加陈皮、砂仁以健脾行气；咽痛者，可加牛蒡子、沙参、山豆根等滋阴清热利咽。

2.心脾两虚

治法：补益心脾。

方药：归脾汤（《济生方》）加减。组成：人参、白术、茯苓、炙甘草、黄芪、当归、龙眼肉、酸枣仁、远志、茯神、木香、生姜、大枣。方中人参、白术、茯苓、炙甘草益气补脾；黄芪、当归益气生血；龙眼肉、酸枣仁、远志、茯神养心安神；木香理气醒脾；生姜、大枣助脾胃调营卫。脾虚便溏者，可加薏苡仁、芡实，当归适当减量；气短自汗者，加煅龙骨、煅牡蛎、浮小麦；面色无华者，可加白芍、阿胶、熟地黄、女贞子、旱莲草等。

3.肝肾阴虚

治法：滋养肝肾。

方药：六味地黄汤（《小儿药证直诀》）加减。组成：生地黄、山药、山茱萸、茯苓、泽泻、牡丹皮、女贞子、旱莲草、麦门冬、西洋参、沙参、天花粉。方中生地黄、山药、山萸肉滋补肝、脾、肾；茯苓、泽泻、牡丹皮泻肝脾肾之虚火；酌加女贞子、旱莲草、麦门冬、西洋参、沙参、天花粉等增强滋阴之效。盗汗、五心烦热者，加知母、黄柏；大便干燥者，加柏子仁、肉苁蓉；失眠者，加炒酸枣仁、龙齿；遗精早泄者，加黄柏、知母、生龙骨、生牡蛎；滋腻太过，有碍脾胃，痞满食少者，酌加砂仁、陈皮、厚朴之类以助运化。

4.脾肾阳虚

治法：温补脾肾，益气养血。

方药：黄芪建中汤（《金匮要略》）合右归丸（《景岳全书》）加减。组成：肉桂、桂枝、补骨脂、鹿角胶、黄芪、甘草、熟地黄、山药、白芍、山茱萸、枸杞子、大枣、菟丝子。方中肉桂、桂枝、补骨脂、鹿角胶温补肾阳；黄芪、甘草益气健脾；熟地黄、山药、白芍、山茱萸、枸杞子、大枣、菟丝子补肾填精，养血。若腹胀，呕恶者，加砂仁、半夏、陈皮，温中和胃降逆；下利溏薄者，加肉苁蓉、薏苡仁，补脾肾，涩肠止泄；遗精者，可加金樱子、桑螵蛸、莲须，收涩固精；浮肿、尿少者，可加茯苓、泽泻、车前子，利水消肿；并发瘀血者，可加川芎、丹参、鸡血藤、益母草、赤芍等活血。

5.外感温热

治法：清热解毒，滋阴凉血。

方药：犀角地黄汤（《千金方》）合玉女煎（《景岳全书》）加减。组成：犀角（用水牛角代替）、生地黄、牡丹皮、赤芍、沙参、麦门冬、茜草、白茅根、板蓝根、贯众、黄芩、知母、生石膏。方中水牛角配生地黄、牡丹皮、赤芍清热凉血；沙参、麦门冬滋阴凉血；茜草、白茅根、板蓝根、贯众、黄芩、知母、生石膏等加强清热之效。并发外感风热者，可选用野菊花、桑叶、金银花、天花粉等。

6.邪郁少阳

治法：扶正达邪，清热解毒。

方药：小柴胡汤（《伤寒论》）合五味消毒饮（《医宗金鉴》）加减。组成：柴胡、黄芩、半夏、人参、甘草、生姜、大枣、金银花、野菊花、蒲公英、紫花地丁、紫背天葵。方用小柴胡汤和解少阳；五味消毒饮清热解毒。若兼气虚者，加党参、西洋参、黄芪、当归；兼有瘀血者，可加赤芍、当归。

7.气虚血瘀

治法：补气活血。

方药：四君子汤（《太平惠民和剂局方》）合血府逐瘀汤（《医林改错》）加减。组成：人参、白术、茯苓、甘草、桃仁、红花、赤芍、牛膝、当归、生地黄、柴胡、枳壳、川芎、桔梗。方中用人参、白术、茯苓补中益气；桃仁、红花、赤芍、牛膝活血；当归、生地黄补血；柴胡、枳壳、川芎、桔梗行气活血；甘草益气补脾。

五、其他疗法

（一）中成药

1.复方阿胶浆

适用于心脾两虚型，具有益气养血之功。每次1支，每日3次，口服。

2.峰龄胶囊

适用于各型白细胞减少症。每次4～6粒，每日3次，口服。

3.惠血生胶囊

适用于气血两虚，瘀血内停型患者。每次4粒，每日3次，口服。

4.益血生胶囊

适用于肝肾亏虚型。每次 4 粒,每日 3 次,口服。

5.生血宝合剂

适用于肝肾阴虚型。每次 15mL,每日 3 次,口服。

(二)单方

1.芪枣冲剂

由大枣、黄芪、茯苓、鸡血藤组成,适用于心脾两虚型,每次 1 袋,每日 2 次,口服。

2.健血冲剂

由棉花根、红枣、山茱萸、丹参、黄芪、茯苓、炒白术、太子参、川芎、炙甘草组成,适用于脾肾两虚型,每次 1 袋,每日 2 次,口服。

3.豆参升白汤

赤小豆、黑大豆、扁豆、丹参、苦参、仙灵脾、补骨脂、柴胡。水煎服,每日 1 剂,早晚分服。

4.养血返精丸

由补骨脂、白茯苓、没药组成,适用于阳虚血瘀型。每次 1 丸,每日 2 次,口服。

5.升白汤

由补骨脂、黄芪、虎杖、大枣、女贞子、鸡血藤、淫羊藿、胎盘粉、山茱萸、当归、丹参、甘草、丁香组成,适用于阳虚血瘀证,水煎服,每日 1 剂,早晚分服。

6.升白细胞冲剂

由鸡血藤、党参、丹参、甘草、丁香组成,适用于气虚型。每次 1 袋,每日 3 次,口服。

(三)单味药

1.补骨脂

补骨脂微炒,研细末,炼蜜为丸,每丸 6g,每次 1～3 丸,每日 3 次,淡盐水送服。

2.淫羊藿

将淫羊藿制成冲剂,每次 15g,第 1 周每日 3 次,第 2 周改为每日 2 次,30～45d 为 1 个疗程。

3.景天三七

取景天三七捣汁,每次 50mL,每日 1～2 次,口服。可同时提升白细胞及血小板。

(四)针灸疗法

1.针刺疗法

以内关、足三里为主穴,可配合大椎、脾俞、三阴交、命门等穴。手法以提插捻转为主,留针 15～30min。10d 为 1 个疗程。

2.艾灸疗法

取大椎、命门、足三里穴,采用艾炷灸,每穴 5 壮,隔日 1 次。或取大椎、膈俞、脾俞、胃俞、肾俞,隔姜艾炷灸,每穴 3 壮,每日 1 次。

3.水针疗法

(1)取足三里穴消毒后,刺入 1.5～2cm,得气后缓慢注入胚胎注射液 1～2mL,每日 1 次,12 次为 1 个疗程。

（2）取足三里双侧穴位，注射氟美松（5mg/mL），每日 1 次。

（3）取足三里穴，用 ATP 40mg、肌苷 100mg、地塞米松 5mg、山莨菪碱 10mg，双侧足三里穴位注射，每日 1 次。

4.中药穴位敷贴

药用人参、补骨脂、当归、红花、附子、干姜、血竭，共为细末，加生理盐水拌成泥状，适量置于胶布，固定于穴位。3d 换药 1 次，连用 5～10 次。取穴脾俞、胃俞、肝俞、肾俞、足三里、血海。

5.微波针灸仪

使用国产 DBJ-1 型微波针灸治疗仪，选穴足三里、三阴交，每次 20min，每日 1 次，10 次为 1 个疗程。

（五）气功疗法

患者在缓解期可练气功与太极拳，以巩固治疗，增强体质。可练提肾功或保健功，早晨以太极拳为宜，晚间以气功为宜，均以练习后不疲劳为原则。

第六节　白血病

白血病是起源于造血干细胞的恶性克隆性疾病，由于受累细胞（白血病细胞）的自我更新增强、增殖失控、分化障碍、凋亡受阻，而停滞在细胞发育的不同阶段。在骨髓及其他造血组织中，白血病细胞大量增生蓄积，使正常造血功能受抑制并浸润其他器官和组织。我国白血病发病率约为 2.76/10 万，恶性肿瘤所致的死亡率中，白血病居第六位（男性）和第八位（女性）。在老年人，由于免疫监视功能减低及长期暴露于致癌物质环境中，恶性肿瘤的发生率显著升高，60 岁以上老年人的恶性肿瘤发生率约为 12%，死后检查增至约 24.8%。根据白血病细胞的分化程度和自然病程，一般将白血病分为急性和慢性两大类。慢性白血病，分为慢性粒细胞性白血病和慢性淋巴细胞白血病。中医学并无白血病这一病名，但对白血病的临床表现，如发热、出血、贫血、淋巴结肿大和肝脾大等症状早有记载。

白血病属于祖国医学的"温毒""急痨""热痨""血证"范畴。病因多为正气不足，先天"胎毒"内伏，精气内虚，感受温毒之气，致使脏腑受邪、热毒伏营、耗气伤阴，热毒入里不散，阴血不能内守而导致发热、瘀斑、出血。值得一提的是，发热、出血等症不应视为"病"，应视为"症"。

一、急性白血病

急性白血病（AL）是由于造血干/祖细胞恶变，导致某系列白细胞成熟障碍，其幼稚白细胞在骨髓或其他造血组织中恶性增殖，浸润全身组织器官，使正常造血功能受抑，以贫血、发热、出血、肝脾及淋巴结肿大、感染等为主要表现的一组造血系统恶性肿瘤。本病多起病急骤，发展迅速。急性白血病的发病率全世界平均约为 3.1/10 万，欧美国家发病率较高，国内发病率占癌肿发病率的第六至八位，为十大恶性肿瘤之一。男性多于女性，是儿童及青少年最常见的恶性肿瘤。本病可归属于中医学"急劳""虚劳""血证""积聚""痰核""瘰疬"等范畴。病位主要在骨髓,可涉及五脏六腑、四肢百骸,病性总体为虚,而在疾病发生与发展过程中可出现毒邪集聚、血瘀阻滞等一系列实证。

(一)病因病机

急性白血病外因为感受邪毒(胎毒、热毒);内因为正气虚弱,或禀赋不足,劳倦、饥饱、房劳所伤,五脏功能失调,或情志所伤。正气虚弱,热毒内侵或毒自内发,邪蕴骨髓,骨髓受损,热毒之邪自骨髓向外蒸发,弥漫三焦,脏腑壅滞,气分热盛;或伤及营血,营血热炽,高热不退,热毒炼津为痰,痰瘀热毒,交织为患。热毒伤及血脉,迫血妄行;或瘀血内阻,经脉瘀滞,瘀热相搏,血不循经,致出血诸症。邪毒侵袭机体,潜伏经络,阻碍气血运行,气滞血瘀痰阻,结于胁下可形成肿块,表现为肝脾和淋巴结肿大、骨痛等。邪毒深伏骨髓,日久消灼精血,可致阴阳气血亏损。概言之,本病热毒、痰凝、血瘀、正虚互为因果,形成虚实夹杂之证,贯穿于疾病的始终。

(二)临床表现

1.症状

(1)发热:是本病常见症状。低热多为本病发热特点,高热常为感染所致。感染发生的部位通常为口腔、呼吸道、泌尿道、肛周及皮肤。

(2)出血:可发生在周身任何部位的皮肤与黏膜,严重者可出现内脏大出血,甚至发生致命性颅内出血。

(3)贫血:绝大多数患者有不同程度的贫血。表现为面色苍白,头晕乏力,心悸气短等。

2.体征

(1)肝、脾、淋巴结肿大:肝脾肿大是本病较常见的体征,约占50%;淋巴结肿大可高达90%,以急性淋巴细胞性白血病为多见,其次为急性单核,再次为急性粒细胞白血病。

(2)骨及关节疼痛:胸骨压痛是本病有诊断意义的体征。疼痛的部位多发生在四肢骨及关节,呈游走性,局部无红、肿、热现象。此外,少数年轻急性粒细胞白血病患者之扁骨可出现绿色瘤,其特点为质硬并与骨膜相连,肿块呈青色,皮薄处可呈绿色。

(3)皮肤及五官表现:皮肤可见斑丘疹、结节、肿块、皮炎等齿龈肿胀出血,口腔溃疡和咽痛,以急性单核细胞性白血病为显著。眼眶为绿色瘤多发部位,以突眼症为主要表现,重者可出现眼肌瘫痪、失明,心包膜、心肌及心内膜皆可被浸润,但有临床表现者较少见,可表现为心包积液、心律失常及心力衰竭等。支气管及肺亦可受到白血病细胞的浸润。

(三)实验室及辅助检查

1.血象

白细胞总数多增多,少数正常或减少。常见5%~95%的原始及幼稚细胞。红细胞及血红蛋白、血小板中重度减少。

2.骨髓象

增生活跃、明显活跃,甚至极度活跃。少数未经化疗即增生低下,且外周血三系减少,称为低增生白血病。分类某系列原始及幼稚细胞>30%,形态明显异常,如形态不规则,核染色质粗,分布不均,核仁大而明显,核浆发育失衡,急性粒细胞白血病的幼稚细胞中可见奥氏(Auer)小体,成熟细胞少见;除红白血病外,红系增生受抑;除巨核细胞白血病外,巨核细胞系统受抑,血小板少见。

3.细胞化学染色

不同类型急性白血病的治疗方案及预后有明显不同,单纯常规染色常难以分类,细胞化学染色有助于鉴别常见急性非淋巴细胞白血病类型。

4.免疫学检查

利用单克隆抗体可以对临床形态学及细胞化学染色难以区分的急性白血病进行鉴别。在免疫学检查前,首先要经临床及形态学、细胞化学染色确定是否为急性白血病;再用 TdT、MPO 及单克隆抗体来鉴别是急性非淋巴细胞白血病还是 T 或 B 细胞系急性淋巴细胞白血病,再进一步按急性 T 细胞淋巴细胞白血病(T-ALL)与非 T-ALL 的单克隆抗体分亚型。

5.电镜检查

采用电子显微镜观察细胞内各种化学物质在超微结构水平上的分布情况,有助于急性白血病的分型,如血小板过氧化物酶(PPO)染色在透射电镜下可将原始巨核细胞与其他原始细胞区分开来,是诊断急性巨核细胞白血病的重要指标;用扫描电镜观察对多毛细胞白血病的诊断具有重要意义。

(四)类病辨别

需与下列疾病相鉴别。

1.骨髓增生异常综合征

血象可呈全血细胞减少或一二系血细胞减少。骨髓象表现为三系或两系血细胞病态造血,原始细胞和早幼粒细胞<30%是与急性白血病的鉴别要点。

2.类白血病反应

为非白血病引起的外周血白细胞数增高($>50\times10^9/L$)或出现较早期的幼稚细胞。常有严重感染、中毒、恶性肿瘤、大出血及急性溶血等明确病因,红细胞及血小板一般无变化。幼稚细胞以较成熟阶段为主,中性粒细胞有中毒颗粒及空泡,外周血原始细胞<15%、骨髓中原始细胞<20%。中性粒细胞碱性磷酸酶增高。去除原发病后血象随之好转。

3.恶性组织细胞病

以发热、衰竭、肝脾大为突出,全血细胞减少,可出现黄疸,骨髓中可见到一定数量的恶性组织细胞和巨噬细胞吞噬各种血细胞现象,也可见到多核巨组织细胞。

4.再生障碍性贫血

呈全血细胞减少。重型再生障碍性贫血常有发热,出血明显,但无肝、脾、淋巴结肿大及胸骨压痛。外周血无幼稚细胞,骨髓增生常低下,原始细胞不增多,以非造血细胞为主,巨核细胞减少。

(五)辨证论治

1.治疗原则

中医治疗本病的根本原则就是"补其不足,损其有余",也就是扶正与祛邪。扶正包括补养气血,调补阴阳。祛邪包括清热解毒,活血化瘀,软坚散结。所谓"正气"乃人体正常的功能状态及阴阳平衡的调节能力,也可以说是人体的抗病能力。因此疾病的发生、发展常常由于脏腑功能失调,阴阳失衡,也就是正虚,由于正虚而为外邪侵袭开了方便之门,正所谓"邪之所凑,其气必虚"。中医治病重视整体和内在因素,注意调节人体的阴阳平衡,扶助正气,通过人体内在环境的调节来发挥治病的作用,正所谓"正气存内,邪不可干"。扶正是为祛邪创造条件,同样,祛邪的目的是保护正气,也只有祛邪人体才能康复,扶正与祛邪两者是辨证的统一,不可偏废,必须从实际出发,根据患者的正邪盛衰使用之,在临床上起到相辅相成的作用。一般来说,早期患者正盛邪实,应以祛邪为主,佐以扶正;病情进一步发展,出现壮热口渴、出血等实证,且正气尚足,则宜清热解毒、凉血止血、活血化瘀、软坚散结,即祛邪;缓解期患者,因气血耗伤,多有明显虚象,宜扶正为主,用补气养血之品,调补阴阳,佐以清热解毒以祛邪;晚期患者,因邪实正虚,宜攻补兼施或以扶正为主,佐以祛邪。

2.分证论治

(1)气血亏损,毒热凝积证。

证候:语声低微,倦怠自汗,头目眩晕,心悸气短,失眠多梦,面色萎黄,胁下癥积,瘰疬痰核,舌淡苔黄,脉象细弱。

治法:益气补血,佐以清热解毒。

方药:八珍汤加减。常用药物:人参、白术、茯苓、当归、川芎、白芍、熟地黄、甘草。

加减:本方专治气血两虚证,但本证候除有气血亏虚外,尚见有毒热凝积证候,临证时应在方中加入清热解毒之品,如虎杖、白花蛇舌草、半枝莲、龙葵等;如胁下癥积肿块形成者,可加三棱、莪术、地龙等;颈项痰核瘰疬者,可加半夏、胆南星、浙贝母等;脾气虚弱,纳食不香,腹胀明显者,可加茯苓、陈皮、木香、砂仁、大腹皮等;气虚自汗明显者,可加浮小麦、麻黄根等。

(2)气阴两虚,毒瘀内蕴证。

证候:语声低微,倦怠自汗,午后低热、咽干舌燥,潮热盗汗,心悸气短,失眠多梦,胁下癥积,瘰疬痰核,舌红少苔,脉象细数。

治法:益气养阴,佐以活血解毒。

方药:生脉散合二至丸加味。常用药物:人参、麦冬、五味子、女贞子、旱莲草。

加减:本方专治气阴两虚证候,临床应用时要在方中加入活血解毒之品,如川芎、丹参、当归、虎杖、金银花、连翘、白花蛇舌草。

(3)阴精亏乏,毒瘀互结证。

证候:咽干口燥,五心烦热,潮热盗汗,腰膝酸软,心悸心烦,失眠多梦,肌肤干燥,胁下癥积,瘰疬痰核,舌红少苔,脉象细数。

治法:滋养阴精,佐以解毒行瘀。

方药:七味都气丸加减。常用药物:熟地黄、山萸肉、山药、茯苓、泽泻、牡丹皮、五味子。

加减:本方专治阴精不足证候,临床应用时应在方中加入解毒行瘀之品,如虎杖、白花蛇舌草、半枝莲、丹参、桃仁、红花等;如胁下癥积肿块,可加三棱、莪术、地龙、鳖甲等;颈项痰核瘰疬者,可加半夏、胆南星、浙贝母、玄参等;阴精严重亏虚、盗汗明显者,可加龟板、阿胶、青蒿、银柴胡等;津液不足,口舌干燥者,可加麦冬、石斛、天花粉等。

(4)阳气虚衰,痰瘀互阻证。

证候:畏寒肢冷,腰膝酸软,自汗不止,心悸气促,阳痿不举,关节寒痛,面色黯淡,胁下癥积,瘰疬痰核,舌淡苔白,脉象细弱。

治法:温补肾阳,佐以活血化瘀。

方药:右归饮加减。常用药物:熟地黄、山药、山茱萸、枸杞子、杜仲、肉桂、制附子、甘草。

加减:本方重在温补肾阳,在临床应用时可适当加入活血化瘀之品,如川芎、苏木、三七、半夏、陈皮、胆南星、浙贝母等;如有癥积肿块者,加三棱、莪术、地龙等;有颈项痰核瘰疬者,加黄药子、元参、橘核、荔枝核等;脾阳不振,食后腹胀者,加茯苓、白术、炮姜、石菖蒲、焦三仙、砂仁等。

(5)阴阳两虚,瘀毒亢盛证。

证候:咽干口燥,五心烦热,夜间盗汗,腰膝酸软,畏寒肢冷,阳痿不举,脘腹冷痛,下利清谷,胁下癥积,瘰疬痰核,舌淡苔少,脉象微细。

治法:滋阴温阳,佐以消癥化痰。

方药:肾气丸加减。常用药物:干地黄、茯苓、泽泻、山茱萸、山药、牡丹皮、附子、桂枝。

加减:本方重在治疗阴阳两虚证候,因本证候虚损严重,而瘀毒亦盛,除补虚治疗外,尚可适当加入解毒活血之品,如丹参、川芎、虎杖、金银花、连翘等;如有癥积肿块者,加三棱、莪术、地龙等;颈项痰核、瘰疬者,可加半夏、胆南星、浙贝母等;阴阳离决者,可同时应用生脉饮。

(六)中医特色治疗

1.专方专药

(1)单纯砷制剂:哈尔滨医科大学附属第一医院的研究始于20世纪70年代,张亭栋教授1984年首先报道用"癌灵1号"(含砒石和轻粉)静脉给药治疗急性粒细胞白血病81例,完全缓解(CR)22例,其中以M_3效果最显著。后该药简化纯化为As_2O_3(二氧化二砷)注射液。张鹏等报告用其治疗急性早幼粒细胞白血病(APL)72例,其中初治32例CR率为73.3%,有效率为99.0%;复发难治40例,CR率为52.3%,有效率为64.2%。现已有较多的报道,疗效逐年提高。近些年,对砷剂治疗白血病的作用机制方面的研究也达到国际先进水平,已显示该药有细胞毒作用,促使细胞凋亡作用和诱导分化作用。高浓度砷剂能诱导凋亡,低浓度诱导APL部分分化,不同浓度的氧化砷皆能降解PML/RARa融合蛋白。

(2)青黄散[青黛与雄黄之比为(7~8):(2~3)]:1986年中国中医研究院西苑医院周霭祥等报道治疗急性非淋巴细胞白血病(ANLL)6例,CR 3例,其中2例为M_3。

(3)复方青黛片(白血康/复方黄黛片,由青黛、雄黄、太子参、丹参等组成):1991年、1995年大连血液病中医研究所黄世林等两次报告治疗急性白血病63例,接近全部CR。

(4)其他含砷(雄黄)中成药:六神丸、醒消丸、牛黄解毒片、抗白丹(七星丹)、紫金锭、安宫牛黄丸均有报道能缓解、减轻白血病,或经动物实验和细胞培养显示有抗白血病作用。

2.名老中医经验

梁冰以扶正祛邪、攻补兼施为大法。急性白血病具有发病急、进展快、虚实夹杂,证候多变的特征。梁氏在治疗上多采用扶正祛邪,攻补兼施的治疗法则。其起病出现持续高热症状为主者,发病多凶险,常伴周身疼痛,口腔糜烂,衄血紫斑等,治以滋阴清热、凉血解毒,方以自拟解毒玉女煎:羚羊角粉、玄参、生石膏、生地黄、天冬、金银花、连翘、蒲公英、知母、粉丹皮。起病较急,以低热乏力、头晕目眩,心悸气短等为主要表现者,治以益气养阴、清热解毒,方用自拟参芪杀白汤:党参、黄芪、白花蛇舌草、补骨脂、仙鹤草、生地黄、白茅根、黄药子。有起病以浅表淋巴结肿大为主要临床特征,伴有咽痛鼻衄等,治以清热解毒、化痰散结,方用青蒿鳖甲汤加减。有起病以肝脾大为主,腹中痞块,按之坚硬、脘腹胀满等为主要临床特征,治以活血化瘀、清热解毒,方用自拟解毒化瘀汤:半枝莲、白花蛇舌草、败酱草、生大黄、三棱、莪术、薏苡仁、丹参、鸡内金、茜草,与当归、三七合用有较好的止血效果。并发弥散性血管内凝血时,用丹参注射液静脉滴注,一次 2～4mL。尤其是急性早幼粒细胞白血病,治疗开始加丹参注射液常规静脉滴注,大多能起到活血化瘀、改善微循环、替代肝素的作用,且无不良反应。外感温热是白血病发热的主要原因,多用白虎汤、清营汤,高热不退,服羚羊角粉、紫雪散或安宫牛黄丸。

3.其他治疗

(1)亚砷酸注射液:内含三氧化二砷(As_2O_3)。诱导缓解期每日用 5～10mL,加入 5％葡萄糖注射液或生理盐水注射液 250mL 稀释后静脉注射,连用 28～60d。适用于初发急性早幼粒细胞白血病,亦可试用于急性粒细胞白血病等。

(2)六神丸:每日 90～180 粒,分 3～4 次饭后口服;不能耐受者,可从小剂量每日 30 粒开始,能耐受者迅速加量至每日 90 粒以上。可用于急慢性白血病。

(3)紫金锭:取紫金锭适量,研末,酌加酸醋或温开水,调成糊状,每日 2～3 次,外涂患处。适用于绿色瘤。

二、慢性粒细胞性白血病

慢性粒细胞性白血病简称慢性粒细胞白血病(CML),是临床上一种起病及发展相对缓慢的白血病。它是一种起源于骨髓多能造血干细胞的恶性增殖性疾病,表现为髓系祖细胞池扩展,髓细胞系及其祖细胞过度生长。90％以上的病例均具有 CML 的标记染色体——Ph1 染色体,其分子生物学基础则是 bcr/abl 基因重排。CML 临床上以乏力、消瘦、发热、脾大及白细胞异常增高为主要表现。CML 在世界范围的发病率并不一致。我国的 CML 发病率调查结果为年发病率 0.36/10 万,在我国 CML 约占各类白血病的 20％,占慢性白血病的 95％。发病年龄分布较广,但发病率随年龄的增长有逐步上升的趋势。

CML 病程较缓慢,大多以急性变而死亡。该病各年龄均可发生,但以中年最为常见。早期多无明显症状,偶然因发现粒细胞增多或脾肿大而被确诊。CML 自然病程可分为慢性期和加速期。大多数患者在慢性期可得到确诊,经过一段慢性期后病程开始进入加速期,此时临床各种症状较为明显。急变期是指 CML 转变为急性白血病的过程,系大多数 CML 的终末期表现。急变可发生在慢性期的任何阶段,临床表现与其他急性白血病相似。

中医学并无慢性粒细胞性白血病这一病名,其肝脾大,属中医"癥瘕""积聚"范畴。

(一)病因病机

中医学认为,慢性粒细胞性白血病是内伤与外感相互作用所致。《诸病源候论》曰:"积聚者,由阴阳不和,脏腑虚弱,受于风邪,搏于腑脏之气所为也。"可见本病的发生乃先天禀赋不足或后天失养引起脏腑亏虚,或由于外感六淫、内伤七情等引起气血功能紊乱,脏腑功能失调,致使毒邪乘虚而入,为气血痰食邪毒相互搏结而引起本病。

1.情志失调

《济生方·积聚论治》中说:"有如忧思喜怒之气,人之所不能无者,过则伤乎五脏……乃留结而为五积。"由于七情内伤，导致气机不畅，肝气郁结，气滞血瘀而发病。

2.饮食不节

《景岳全书》载有"脾胃不足乃虚弱失调之人，多有积聚之病"。饮食无节，损伤脾胃，痰浊内生，久聚成积。

3.起居无常

《灵枢·百病始生》曰："积之始生，得寒乃生。"起居失常，寒温不调，邪毒侵袭，气血失和而得病。"气寒不通，血壅不流"，气行则血行，气滞则血瘀。正气不足，毒邪入侵，客阻经络，结块成形。毒邪太盛，伤其正气，邪毒内聚，滞留不散，交合成块。可谓"正气存内，邪不可干"，"邪气所凑，其气必虚"。正气不足为病之根本，邪实瘀毒为病之标，病位在肝、脾、肾，乃虚实夹杂之证。

（二）临床表现与并发症

1.症状

本病起病缓慢而隐匿，早期可无症状，患者自觉一般情况良好，常因体检或诊查其他疾病检查血象而发现。

（1）全身证候：常有乏力，头昏，心悸，消瘦，多汗，纳差，腹胀，腹痛等。

（2）发热：低热常见，一般不超过38℃，抗感染治疗无效，抗白血病治疗后体温方可下降。

（3）出血：早期一般无出血，后期约1/3病例表现不同程度的出血，如鼻衄、齿衄、便血、尿血、阴道出血、眼底出血、紫癜，甚至颅内出血，偶有病例因脾出血和脾破裂急诊而发现本病。

此外，女性可有闭经；男性偶尔出现顽固性阴茎勃起，是本病特征之一，乃白血病细胞浸润阴茎海绵体或血栓形成所致。晚期还可有皮肤浸润和中枢神经系统白血病。

2.体征

（1）肝脾和淋巴结肿大：脾大是本病最突出的特征。脾大的程度常与白细胞负荷有关，病情缓解、白细胞下降时，脾脏缩小消失；急变时可急剧增大。肝大一般较轻，超过肋下5cm者少见。淋巴结肿大在晚期可见。

（2）骨痛：临床约75%病例有胸骨压痛，在胸骨中下1/3处压痛亦是CML的特征之一。胫骨和肋骨压痛也较常见；少数可有关节痛和肌痛。

3.常见并发症

（1）脾栓塞或脾周围炎：脾区剧痛，发热，多汗，甚至休克，脾区拒按，明显触痛，脾脏可进行性增大，脾区可闻及摩擦音，甚至产生血性腹水。

（2）尿酸性肾病：表现为腰痛、血尿、少尿或无尿，约50%患者尿素氮增高，尿肌酐排出减少，二氧化碳结合力下降，血、尿中尿酸含量明显增高。

（三）辅助检查

1.血象

外周血象中白细胞增高，一般在（100～250）×10^9/L，甚至可高达1 000×10^9/L，分类中可见各阶段粒细胞，以中性中幼粒、晚幼粒细胞和杆状、分叶核粒细胞为主，原始＋早幼粒细胞一般不超过10%，嗜碱性和嗜酸性粒细胞增多。有核红细胞易见。半数病例伴血小板增多，高者可达1 000×10^9/L以上，少数病例血小板减少。贫血仅轻度，加速期和急变期常见中度或重度贫血。

2.骨髓象

骨髓增生极度活跃或明显活跃,粒红比例可增至(10～50)∶1。分类中以中性中幼粒和晚幼粒细胞及杆状核细胞为主,常见核浆发育不平衡现象,原始＋早幼粒细胞不超过10％～15％,粒系有丝分裂及嗜酸性、嗜碱性细胞增多。大部分病例巨核细胞增多,血小板成堆分布。约1/3病例于病程不同时期伴有骨髓纤维化。慢性期中性成熟粒细胞碱性磷酸酶活力减弱或缺乏,急变期增高。

3.细胞遗传学及分子生物学改变

Ph染色体是CML的重要标志。95％以上的CML患者Ph染色体阳性。约5％的CML患者虽然Ph染色体阴性,但有BCR-ABL融合基因阳性。

(四)临床分期

1.慢性期(CP)

无临床症状或有低热、乏力、多汗、体重减轻和脾大等;外周血白细胞增多,以中性粒细胞为主,可见各阶段粒细胞,以晚幼和杆状粒细胞为主,原始细胞＜2％,嗜酸性和嗜碱性粒细胞增多,可有少量幼红细胞;骨髓增生活跃,以粒系为主,中晚幼和杆状核增多,原始细胞＜10％;Ph染色体和(或)BCR-ABL融合基因阳性。

2.加速期(AP)

具有下列之一或以上者为加速期。①外周血白细胞和(或)骨髓中原始细胞占有核细胞10％～19％;②外周血嗜碱粒细胞≥20％;③与治疗无关的持续性血小板减少(＜100×10^9/L)或治疗无效的持续性血小板增高(＞$1\,000\times10^9$/L);④治疗无效的进行性白细胞数增加和脾大;⑤细胞遗传学示有克隆性演变。

3.急变期(BP/BC)

具有下列之一或以上者为急变期。①外周血白细胞或骨髓中原始细胞占有核细胞≥20％;②有髓外浸润;③骨髓活检示原始细胞大量聚集或成簇。

(五)类病鉴别

需与下列疾病相鉴别。

1.原发性骨髓纤维化

贫血呈轻、中度并与脾大不一致,白细胞减少或增多,但罕见有超过50×10^9/L者,骨髓干抽活检示造血组织为纤维组织取代。无Ph1阳性细胞。

2.原发性血小板增多症

临床上以出血为主,白细胞＜50×10^9/L,血小板显著增高,可见异型血小板,骨髓巨核系增生为主,Ph1染色体阴性。

3.真性红细胞增多症

患者皮肤黏膜呈暗红色、口盾紫暗、红细胞增高显著,中性粒细胞碱性磷酸酶增强,Ph1染色体一般均阴性,粒系无核浆发育不平衡现象。

4.慢性淋巴细胞白血病

多见于老年人,脾大程度不如慢性粒细胞性白血病,白细胞通常在100×10^9/L,血象及骨髓分类以成熟淋巴细胞为主,偶有原淋、幼淋细胞。

5.类白血病反应

多有原发病灶,临床上一般无贫血、出血及淋巴结、肝脾大,血象中虽见少数幼稚细胞,但以成熟细胞为主,细胞胞浆中有中毒性颗粒及空泡。骨髓增生明显活跃,伴有核左移现象,无明显的白血病变化,中性粒细胞碱性磷酸酶明显增高,Ph1染色体阴性。

(六)辨证论治

1.治疗原则

(1)标本兼治,急则治标,缓则治本的原则。

(2)扶正祛邪,互为主辅的原则。扶正包括补气养血、益气养阴、调补阴阳等;祛邪包括清热解毒、活血化瘀、化痰散结等。

(3)阴阳调整,补阴、补阳、阴阳双补的原则。

2.分证论治

(1)痰瘀互阻证。

证候:颈项腋下瘰疬痰核,或腹内积块,或时有自汗盗汗,精神尚可,饮食如常,舌淡红、有瘀斑瘀点、苔薄白腻或黄,脉弦细或细数。

治法:祛瘀化痰,行气散结。

方药:消瘰丸合温胆汤合桃红四物汤加减。常用药物:浙贝母、法夏、陈皮、生姜、竹茹、牡蛎、玄参、枳实、桃仁、红花、川芎、赤芍、当归、生地黄、甘草。

加减:低热明显者,可加地骨皮、青蒿;气阴两虚,自汗盗汗较显者,可加生脉散、糯稻根、煅龙骨;痰瘀交结较深,瘰疬、癥积较甚者,可加鳖甲、三棱、莪术、青黛。

(2)气阴两虚证。

证候:面色苍白,倦怠乏力,心烦气短,头晕耳鸣,潮热,自汗盗汗,腹胀纳呆,腹中痞块大而坚硬,舌淡嫩或有瘀斑、苔花剥,脉细弱或细数。

治法:益气养阴,兼以化瘀消积。

方药:生脉散合膈下逐瘀汤加减。常用药物:党参、麦冬、五味子、五灵脂、当归、川芎、桃仁、牡丹皮、赤芍、香附、红花、枳壳、乌药、延胡索、甘草。

加减:脾虚湿滞,腹胀、纳呆、便溏者,加神曲、鸡内金、麦芽、陈皮、苍术;出血明显者,加仙鹤草、蒲黄炭、三七末;阴虚内热,盗汗、潮热、五心烦热者,可加青蒿、鳖甲、地骨皮、白薇;脾肾气阴两虚,纳呆,腰膝酸软,耳鸣遗精或闭经,舌淡,脉沉细者,可改用三才封髓丹合膈下逐瘀汤加减。

(3)脾肾阳虚证。

证候:瘰疬痰核,面色苍白或晦暗,疲乏气短,腹中积块,纳呆便溏,小便清长,腰膝冷痛,肢体不温,阳痿早泄,舌质淡胖而黯、苔白,脉沉细。

治法:温补脾肾,兼化痰瘀。

方药:附子理中丸合菟丝子丸加减。常用药物:人参、干姜、白术、茯苓、山药、莲子肉、熟附子、菟丝子、枸杞子、炙甘草。

加减:肾虚较甚,腰膝冷痛、阳痿早泄者,可加补骨脂、桑螵蛸、覆盆子、姜黄;痰核瘰疬、腹中结块者,可加鳖甲、白芥子、生牡蛎、山慈菇。

(4)肝肾阴虚证。

证候:头晕眼花,两眼干涩,心悸失眠,耳鸣耳聋,五心烦热,潮热盗汗,胁下痞块,腰酸肢痛,肢体刺痛,遗精或月经量少,舌暗红少苔,脉弦细涩。

治法:滋补肝肾,祛瘀消积。

方药:知柏地黄丸合身痛逐瘀汤加减。常用药物:熟地黄、山茱萸、山药、知母、黄柏、泽泻、牡丹皮、羌活、茯苓、川芎、桃仁、红花、没药、五灵脂、香附、牛膝、地龙、当归、秦艽、甘草。

加减:虚热明显者,去羌活、香附,加白薇、青蒿、鳖甲;虚火迫血妄行者,去羌活、香附、当归、川芎,加女贞子、旱莲草、侧柏叶;胁下痞块坚硬者,加鳖甲、蒲黄、三棱、莪术。

(5)热毒炽盛证。

证候:壮热口渴,咽喉肿痛,口糜口疮,衄血、便血、尿血,胁下积块甚大,或胁下刺痛,或肢体剧痛,腹胀便秘,形体消瘦,兼见神疲乏力,气短懒言,舌质紫红而黯、苔黄燥,脉洪大或细数。

治法:解毒透热,凉血止血。

方药:清营汤合青蒿鳖甲汤加减。常用药物:水牛角、生地黄、丹参、玄参、牡丹皮、竹叶、麦冬、黄连、金银花、连翘、青蒿、知母、鳖甲。

加减:大便干结者,加生大黄、枳实;气阴两虚明显者,加党参、太子参、沙参以益气养阴;肢体疼痛明显者,加鸡血藤、蒲黄、五灵脂、全蝎、蜈蚣;咽痛明显者加板蓝根、山豆根、七叶一枝花、浙贝母。

(七)中医特色治疗

1.专方专药

(1)青黄散(中国中医研究院西苑医院研制):青黛、雄黄。制成的胶囊或片剂中青黛与雄黄比例有9∶1、8∶2、7∶3三种(雄黄比例越大作用越强),每胶囊或每片重0.3～0.5g,治疗剂量每日6～12g,分3次饭后服,维持剂量为每日3～6g。但服用后每1～3个月用二巯丁二钠1.0g溶于40mL生理盐水中缓慢静脉注射,连用3d,以达到排砷作用。功效:清热解毒,化瘀散积。

(2)清毒饮:七叶一枝花、白花蛇舌草、胡黄连、大青叶、山慈菇、法半夏、竹茹、莪术、制大黄、生地黄、仙鹤草、田七。功效:清热解毒,化痰散结,凉血活血止血。

(3)养正片:人参、黄芪、补骨脂、熟地黄、黄精、赤灵芝、女贞子、旱莲草。功效:益气养阴,用于白血病偏于气血两虚者。促进骨髓粒巨噬细胞集落形成单位的增殖,提高中性粒细胞百分数及粒单系造血祖细胞数,增强机体抗感染能力。

2.名老中医经验

赵绍琴以清热凉血为大法,辨证治疗白血病。赵氏以"伏邪温病"理论指导白血病的治疗,认为其病因为温热毒邪,病位在先天之精形成的骨髓,沿髓、血、营、气、卫的途径,热结、耗血、动血、停瘀并存,应宗清热凉血、滋肾宣郁之法。凉血常用赤芍、茜草根、白头翁、生地榆、鬼箭羽等,配合活血化瘀之品,消除动血造成的瘀血,发散血中郁热,常用片姜黄;育阴滋肾常用生地黄、玄参、沙参、麦冬、知母,为"壮水之主,以制阳光"之义;宣郁一法是治疗营血热盛不可忽视的重要途径,常用药如金银花、连翘、大青叶,尤其善用杏仁开气分之郁,片姜黄行血分之滞,每获良效。赵氏认为青黛是治疗白血病不可多得的良药。以上治法随症加减,神昏加安宫牛黄丸;痉厥加钩藤、菊花、紫雪丹;便秘加大黄。

3.其他疗法

(1)中成药。

1)当归龙荟丸:先每次 6g,每日 2 次,以后再逐渐增至每日 30g,分 3～4 次,口服。适用于热毒瘀结型慢性粒细胞白血病。不良反应为腹痛腹泻。

2)六神丸:每次 20～30 粒,每日 3 次,饭后温开水送服。

3)梅花点舌丹:每日 30 粒,分 3 次温开水送服。

4)牛黄解毒片:每次 3～4 片,每日 2 次,口服。

5)大黄䗪虫丸:每次 0.4g,每日 2～3 次,口服。

(2)穴位敷贴:脾大伴有脾周围炎的,可用青黛、紫金锭或如意金黄散等局部敷贴。

(3)砷剂:亚砷酸注射液每日 10mL,稀释后用于 CML 各期的治疗。其主要不良反应有恶心、纳呆、肝脏损害、心悸、胸闷、精神神经症状等。

三、慢性淋巴细胞白血病

慢性淋巴细胞白血病(CLL)是以成熟小淋巴细胞在骨髓、外周血、淋巴结及脾脏内增生的恶性血液病,其临床过程较为缓慢,近年来有学者把本病看作一种低度恶性的淋巴瘤。在我国 CLL 发病率低,一般只占白血病发病总数的 10% 以下,居白血病类型的第四位。由于 CLL 患者淋巴细胞寿命极长,并经常伴有免疫反应缺陷,故又称"免疫无能淋巴细胞蓄积病"。根据慢性白血病的临床淋巴结肿大、肝脾肿大及乏力等特征,属中医"痰核""瘰疬""失营""马刀"范畴。

(一)病因病机

1.七情内伤

《丹溪心法》曰:"为人忧郁愁遏,时日积累……遂成隐核。"由于忧思郁怒,情志不畅,肝气郁结,气滞伤脾,脾失健运所致。

2.饮食失调

饮食不节,或嗜酒过度,损伤脾胃,致使运化失常,正如《卫生宝鉴》中说:"凡人脾胃虚弱,饮食不节,或生冷过度,不能克化,致成积聚结块。"

3.劳倦过度

平素体虚或久病之后,或劳倦过度,致使气阴不足,阴血耗损,精血亏虚,外来毒邪乘虚而入,与邪毒搏结而成。肝喜条达而恶抑郁,情志不畅,肝气郁结,气机不利,气聚成形而成癥积;脾主运化,输布水谷精微,为气血生化之源,后天之本。饮食失调,脾运失司,痰湿内生,痰滞挟气,聚而不散,痰气互阻,流窜经络,脉络壅塞,痰凝气结血瘀,日积月累,终成瘰疬、积块。

(二)临床表现

(1)起病隐匿缓慢,早期多无症状,往往因体检时发现淋巴结或脾肿大才去就诊。

(2)一般表现:早期常见疲倦、乏力、不适感,随病情进展出现消瘦、发热、盗汗等。晚期常出现贫血和血小板减少。由于免疫功能减退,易反复感染。

（3）淋巴结和肝脾肿大:60%～80%的患者常见淋巴结肿大,以颈部、锁骨上部位常见。肿大的淋巴结较硬,无粘连、压痛,可移动,疾病进展时可融合,形成团块。有50%～70%的患者出现轻至中度脾大,轻度肝大。

（4）自身免疫表现:4%～25%的患者并发自身免疫性溶血性贫血(AIHA),2%出现特发性血小板减少性紫癜(ITP),＜1%的患者合并纯红细胞再生障碍性贫血(PRCA)。

（5）其他:部分患者可有肾病综合征、天疱疮及血管性水肿等表现。

（三）辅助检查

1.血象

持续淋巴细胞增多。白细胞＞$10×10^9$/L,淋巴细胞占50%以上,绝对值≥$5×10^9$/L(持续4周以上)。中性粒细胞比值降低。随病情进展可出现血小板减少和(或)贫血。

2.骨髓象

有核细胞增生明显活跃或极度活跃,淋巴细胞≥40%,以成熟淋巴细胞为主;红系、粒系及巨核系细胞减少;溶血时幼红细胞可代偿性增生。骨髓活检,CLL细胞浸润呈间质型、结节型、混合型和弥漫型,其中以混合型最常见,结节型最少见,弥漫型预后最差。形态与外周血基本一致,原始淋巴细胞不超过1%～2%,有时呈纯红细胞再生不良,骨髓活检呈淋巴细胞局灶性或弥散性浸润。

3.淋巴结活检

早期呈淋巴细胞广泛浸润,晚期时淋巴结结构被破坏,与高度分化的淋巴细胞淋巴瘤不易区分。

（四）类病鉴别

需与下列疾病相鉴别。

（1）病毒或细菌感染引起的反应性淋巴细胞增多:多呈暂时性,淋巴细胞数随感染控制恢复正常。

（2）淋巴瘤白血病:主要与套细胞淋巴瘤、滤泡性淋巴瘤、脾边缘区B细胞淋巴瘤鉴别。鉴别依据有淋巴结和骨髓病理活检及肿瘤细胞免疫表型等。

（3）幼淋巴细胞白血病(PLL):白细胞常很高,外周血幼稚淋巴细胞＞55%,脾大明显,病程较CLL急,侵袭性高。

（4）毛细胞白血病(HCL):主要表现为全血细胞减少和脾大,肿瘤细胞有毛发状胞浆突起,抗酒石酸的酸性磷酸酶染色(TRAP)反应阳性等。

（五）辨证论治

1.治疗原则

本病由先天禀赋不足或后天失养和外感六淫等引起脏腑亏虚,气血失调,在内虚情况下由致癌因素作为变化条件,通过"内虚"导致发病。致癌因素即为外来之"毒"。因此,内虚是病之根本,为因虚致病,痰瘀内生,在疾病过程中,也可因病致虚,则形成恶性循环,故治疗主要依据邪正的盛衰、相互的消长,把扶正和祛邪辨证地结合起来进行治疗,在补益正气之中,注意消减痰瘀之毒邪。

2.分证论治

(1)痰火郁结证。

证候:痰核瘰疬,皮色不变,按之结块,倦怠乏力,头晕心烦,舌质红、苔黄腻,脉弦细或弦滑。

治法:解郁泻火,通络化痰。

方药:四逆散合黄连温胆汤加减。常用药物:柴胡、白芍、黄连、竹茹、法夏、陈皮、茯苓、生姜、枳实、甘草。

加减:痰火耗伤气阴,乏力、头晕明显者,加太子参、党参、麦冬以益气养阴;痰瘀互结,痞块明显者,加山慈菇、三棱、莪术、郁金、猫爪草等破血化痰软坚。

(2)气虚瘀结证。

证候:面色苍白,疲倦乏力,形体消瘦,痰核瘰疬,腹中积块,纳呆腹胀,腰膝冷痛,舌质淡胖而黯、苔白腻,脉沉细或弦细。

治法:健脾补肾,化瘀软坚。

方药:右归丸合补中益气汤合失笑散加减。常用药物:熟地黄、山药、山茱萸、枸杞子、杜仲、肉桂、制附子、菟丝子、鹿角胶、当归、黄芪、党参、白术、陈皮、甘草、柴胡、升麻升、五灵脂、蒲黄。

加减:若腹部痞块明显者,加三棱、莪术、山慈菇、鳖甲;形寒肢冷、小便清长、便溏者加用补骨脂、淫羊藿、仙茅、巴戟。

(3)阴虚痰瘀证。

证候:头晕目眩,耳鸣耳聋,发脱齿摇,痰核瘰疬,腹中积块,腰膝酸痛,或有紫斑,大便干结,舌质瘦红而黯、苔黄腻,脉细涩。

治法:养阴活血,化痰软坚。

方药:大补阴丸合金水六君煎合通幽汤加减。常用药物:黄柏、知母、熟地黄、龟板、半夏、茯苓、陈皮、桃仁、红花、川芎、当归、威灵仙、甘草。

加减:虚火迫血妄行者,可加紫草、女贞子、旱莲草;瘰疬或腹内结块较大者,可加鳖甲、莪术、失笑散。

(六)中医特色治疗

1.专方专药

(1)犀黄丸:每次 3g,每日 2 次,以温开水或黄酒送服,适用于瘀毒内结型慢性淋巴细胞白血病。

(2)小金丹:每次 1 丸,每日 2 次,黄酒送服,适用于瘀毒内结型慢性淋巴细胞白血病。

2.名老中医经验

王天恩等在临床上采取中医辨证分型与西药化疗相结合治疗 13 例慢性淋巴细胞白血病。其中气郁痰结型 2 例,方药:柴胡、赤芍各 10g,玄参 15g,夏枯草 15g,昆布 10g,海藻 10g,胆南星 10g,黄药子 10g;痰瘀互结型 5 例,方药:黄芪 15g,白术 10g,茯苓 10g,生熟地各 15g,赤白芍各 15g,川芎 10g,当归 10g,红花 10g,五灵脂 10g,蒲黄 10g,贝母 10g,昆布 10g,海蛤粉 15g,牡蛎 15g,元参 15g;气阴两虚、痰瘀停滞型 5 例,方药:黄芪 15g,当归 10g,元参 15g,天冬 15g,黄精 30g,女贞子 15g,旱莲草 15g,三棱 10g,莪术 10g,川贝 10g,牡蛎 15g,丹参 10g,鸡血藤

15g;痰湿蕴热型 1 例,方药:茵陈 30g,白术 10g,云苓 15g,泽泻 10g,猪苓 10g,浙贝 10g,牡蛎 15g,三棱 10g,莪术 10g,五灵脂 10g。并用苯丁酸氮芥 4 例,联合 COP、COPP 方案 4 例,结果 CR 2 例,PR 8 例、NR 3 例。配合中药治疗后患者 IgM、IgG、淋巴细胞转化率及 E-玫瑰花结形成试验均较治疗前升高,说明用中药扶正固本,增强了机体的免疫功能,同时减轻了化疗的毒副作用,使化疗能顺利进行。

3.其他治疗

加强体育锻炼,增强体质,视个人情况选择合适的锻炼方式,如气功、太极拳、五禽戏、散步、慢跑等,从而提高抗病能力。

第七节　骨髓增殖性肿瘤

一、真性红细胞增多症

红细胞增多症指单位体积的外周血液中红细胞数、血红蛋白与血细胞比容高于正常,而不包含白细胞和血小板数,它是一组症状,而不是一个疾病名称。大致分相对性和绝对性两大类。相对性是指全身红细胞容量并不增加,因血容量减少导致单位体积的红细胞数量增加。绝对性则是指红细胞数量增加,红细胞容积增多,总血容量也增加。后者又分为继发性和原发性,原发性又称真性红细胞增多症。

真性红细胞增多症(PV),又称原发性红细胞增多症,是 1892 年由法国人 Vaguez 首先提出,后英国 Osler 对其进行详细描述。是一种起源于骨髓的获得性造血干细胞的克隆增殖性疾病,其特点为红细胞数量和全血容量绝对增多、血液黏稠度增高,以红系前体细胞增生为主,同时伴粒系和巨核细胞的增生。临床上常伴血细胞和血小板升高、脾大、皮肤黏膜红紫,可出现出血和血栓形成等并发症。

临床表现为皮肤、黏膜紫红,脾大,伴有血栓形成及神经系统症状,白细胞及血小板也常有增多。本病较少见,国内自 1957—1985 年共报道 376 例,发病年龄以 31~60 岁居多,男性多于女性,且以老年男性居多。该病自然病程一般在 18~36 个月,如果无并发症,病程可达 10~20 年,有报道存活 30 年以上者。病程发展分为三期:①红细胞及血红蛋白增多期,病程可持续数年;②骨髓纤维化期,此期血象处于正常代偿阶段;③贫血期,可见巨脾、髓样化生和全血细胞减少。少数病例可转化为急性白血病。

PV 的发病机制,目前研究尚不清楚,可能与下列因素有关:"内生性"红细胞克隆的形成;红系祖细胞对 EPO 敏感性增强,认为患者血、尿中 EPO 水平不但不增加,反而显著减少;多能干细胞增殖水平异常;细胞凋亡的异常。另有提示患者血清中可能有一种糖蛋白(骨髓刺激因子),刺激红细胞及其他两系血细胞生成。

近代研究表明其不是正常干细胞的过度增殖,而是由单一细胞起源的异常克隆性增殖所致。红细胞增生的机制可能是:①造血多能干细胞非控制的克隆肿瘤性增生,不依赖 EPO 的

"内生性"红细胞增多;②干细胞对促红细胞生成素的敏感性增加;③某种异常的增生因子作用于正常的干细胞,起源于同一多能干细胞水平的单一克隆;④红细胞凋亡减少。

但近年研究表明 BCR/ABL 阴性的骨髓增殖性肿瘤(MPN)患者中存在特定的JAK2V617F 点突变,在 PV 中的发生率为 65%～97%。JAK2V617F 是发生在造血干/祖细胞水平的体细胞功能获得性突变,发生这种突变时,即使在无 EPO 存在的条件下,也可引起JAK2 激酶及下游信号转导通路的持续活化和增强,导致细胞恶性增殖和凋亡抑制,最终导致PV 的发生。这一发现使人们从分子水平认识 PV 的可能机制,从而有望对 PV 的治疗有所突破。真性红细胞增多症发生的病理特点是:皮肤和黏膜充血、血管充盈,可有血栓及出血。骨髓肉眼长骨中黄骨髓被红骨髓取代;镜下造血组织显著增生,脂肪细胞减少,但仍可见正常骨髓结构,血窦高度扩张,窦内充满大量红细胞。粒红比例可达 1:2,红系显著增生,巨核细胞明显增多且体积增大,幼稚嗜酸性和嗜碱性细胞可增多。网状纤维稍增加。脾轻度或中度肿大、充血,其表面光滑,切面呈黯红色。镜下可见脾窦明显扩张,髓质充血和增生,滤泡萎缩,有些可见髓外化生。

古代中医学中无"真性红细胞增多症"病名记载,根据该病患者的四诊所见,现代中医学者多将其归于"眩晕""血证""癥瘕"等疾病范畴。因红细胞计数、血总容量绝对性增加、肝脾大而被认为属于中医学的"实证",即营血过实所致。早在《灵枢·海论》即说:"……气海有余者,气满胸中,悗息面赤……血海有余,则常想其身大,怫然不知其所病。"真性红细胞增多症患者可见此处所描述的胸中气满、烦闷、喘息、面部发红、身体重滞胀大、烦躁等症状。该病患者尚可见面红肤赤、喜凉恶热等血分郁热、阳气有余的表现。如《灵枢·经脉》所说:"凡诊络脉……赤则有热。"《素问·阴阳应象大论篇》亦说:"阳盛则热,阴盛则寒。"真性红细胞增多症亦可见到唇甲、面色黯红,舌质绛或青紫,肝脾大,出血,血栓形成,肢体麻木或疼痛等表现,当属瘀血证。如《金匮要略》所说:"病人胸满、唇萎、舌青……为有瘀血。"因其瘀血所在部位不同、主症不一,可分别诊断为"癥瘕""中风""胸痹"等。真性红细胞增多症患者还可出现眩晕、头痛、目赤、易怒、脉弦数等肝阳上亢、肝火上炎表现,如《血证论·脏腑病机论》所说:"设木郁为火,则血不和,火发为怒,则血横决……火太甚则颊肿面青,目赤头痛。"基于上述认识,现代中医学者认为真性红细胞增多症多属于肝热血滞的实证,以瘀血为本,兼有肝火、营实血热,所以常采用活血化瘀、清热解毒、清肝泻火、平肝潜阳等法治疗。

本病病因不外乎六淫外感、七情内伤两个方面。其基本病机为肝郁血瘀。日久肝郁化火,瘀血化热,从而出现肝火亢盛,血热妄行等病理变化。为本虚标实证,疾病初起多以肝经郁热血瘀为主,后期多为虚实夹杂证,实为血瘀、肝火;虚为气虚、阳虚、血虚、阴虚等。

(一)病因病机

1.肝郁血瘀

肝主疏泄,具有调达气机,调节情志功能。若因所愿不遂,忧思郁虑,情志抑郁,或邪毒(包括外感六淫及理化生物致病因素)侵袭肝脉,则致疏泄失职,肝气郁滞。如《诸病源候论·气病诸候》曰:"结气病者,忧思所生也。心有所存,神有所止,气留而不行,故结于内。"《医学正传》曰:"寒热之交侵,故为九气怫郁之候。"若肝郁不解,络脉失和,血行不畅,终致瘀血内停,正如《临证指南医案·郁》所说:"郁则气滞……初伤气分,久延血分。"气滞血瘀互为因果,始则气滞而渐成血瘀,瘀血阻络又反碍气机,如此恶性循环,导致病理变化日益深重。

2.肝经火旺

气郁日久,瘀血久留,皆可化热化火。《临证指南医案·郁》曰:"血泣而不行……故热。"而刘河间对邪郁化火则更为重视,在《素问玄机原病式》一书中强调指出:"六气皆从火化""五志过极皆为热甚"。肝经火热,肝火上炎则面红目赤,头晕头痛;血随气逆,冲溢于上则见吐血、咯血,甚则突然昏仆不省人事;邪热灼伤脉络,迫血妄行,亦可见肌肤发斑,衄血,便血,尿血,血崩;瘀热互结而成积块,故见肝脾大;瘀血阻络,四肢失养则见肢体疼痛;瘀血阻闭心包则见胸痛等。

3.热扰营血

因素体内热;或阴虚内热之体;或嗜食肥甘辛辣之品,郁热内生;或邪毒侵袭人体蕴于血分等皆可导致郁热内停,热入营血,热扰心神及热迫血行而出现一系列热入营血之证,如身热心烦、神昏谵语、出血等。

总之,真性红细胞增多症的病位在肝,以情志内伤、外感邪毒或内外合邪而致肝郁,气郁日久化热化火,迫血妄行;或肝郁日久导致血瘀,瘀热互结又加重瘀血而见诸瘀血证候。

(二)临床表现

1.肝郁血瘀

(1)证候:情志抑郁,胸胁或少腹胀闷窜痛,胁下积块,妇女乳房胀痛,月经不调,面色、口唇、舌青紫,或有瘀点、瘀斑,苔薄白,脉弦涩。

(2)证候分析:此型多属疾病初期,常由情志内伤,肝失条达,气机不畅,肝郁气滞,血行不畅,气滞血瘀,瘀阻络闭,则见胁下积块,妇女乳房胀痛,月经不调。气滞血瘀,瘀阻脉络则见面色、口唇、舌青紫,或见瘀点、瘀斑等。弦脉主肝郁,涩为瘀血之象。

2.肝经实火

(1)证候:头晕,头痛,目眩,耳鸣耳聋,面红目赤,急躁易怒,口干口苦,不寐,胁肋灼痛,便秘尿黄,或吐血衄血,或腹中痞块,舌红苔黄,脉弦数。

(2)证候分析:肝郁日久或邪毒内蕴,日久化火,肝火循经上炎,则见头痛眩晕,目赤肿痛,口苦而干,耳鸣耳聋,烦躁易怒;火郁肝经则见胸胁胀满而灼热,腹中痞块;热迫血妄行,故见吐血衄血;舌红、苔黄,脉弦数,均为肝经实火之象。

3.热扰营血

(1)证候:身热夜甚,口渴不甚或壮热口渴,心烦不寐,躁扰不宁,神昏谵语,斑疹透露,咳血、吐血、衄血、便血、尿血,女子血崩,或腹中痞块,舌红绛、苔黄,脉弦滑数。

(2)证候分析:热为阳邪,易扰心神,故见身热心烦;热甚入于心包则神昏谵语;热入营血,灼伤血络,血不循其常道,溢于脉外则可见斑疹透露,咳血、吐血、衄血、便血、尿血等,血色鲜红;舌红绛、苔黄,脉弦滑数为热入营血之象。

(三)诊断与鉴别诊断

1.诊断

(1)发病特点。

本病起病较缓慢,病程长短不一,症状变化多端,有时可无明显自觉症状,仅于体检时发现,或见轻度乏力、眩晕等症,常被患者忽视。

(2)证候特点。

1)肝经火热表现:可见头痛,头胀,目眩,耳鸣或手足麻木,面目红赤似醉酒状。

2)出血症状:皮肤瘀斑、鼻衄、齿衄较常见,还可见到颅内、子宫及肠道出血及创伤、术后大出血等。

3)积证表现:肝脾大,质地较硬,疼痛固定不移。

4)其他表现:尚可见到胸痹中风及腹痛等表现。

5)晚期表现:晚期多出现消瘦乏力,肌肤甲错,汗出增多,体重减轻等表现。

2.鉴别诊断

需与下列疾病相鉴别。

(1)痰证:真性红细胞增多症患者的表现以瘀血为主时应与痰证相鉴别。痰浊和瘀血所致的表现皆复杂多样。均可见头痛,胸胁胀满,眩晕,瘫痪,肢体麻木,神志昏迷等症状。但痰证所致疼痛常呈闷痛或胀痛,并伴有舌苔白滑或厚腻;而本证头痛、腹痛多呈刺痛,固定不移,且见舌质青紫或红绛、面色紫红、肌肤甲错等。

(2)臌胀:当真性红细胞增多症以肝脾大为主症时应与臌胀相鉴别。前者表现为腹内结块,或胀或痛,固定不移,伴有疼痛。臌胀则以腹部胀大如鼓,皮色苍黄,脉络暴露为特征。

(3)痞满:痞满是指患者自觉胃脘部痞塞不行,胀满不舒的一种病证。外无形证可验,无论病情轻重,均触不到块物。而真性红细胞增多症大部分可触到肿大的肝脾,兼有胁肋胀痛或刺痛。

(四)辨证论治

1.辨证要点

本病初期以实证为主,尤以血瘀气滞为主,症见面色黧黑,口唇紫黯,肌肤甲错,胁下积块,舌质黯红或瘀斑,脉弦或涩;病程中兼见口苦目眩、头晕头痛、胁痛易怒,则属于夹肝胆实火之象;若兼神昏谵语、衄血、便血或尿血,颜色鲜红则属于热入营血之象。真性红细胞增多症患者常出现严重的合并症,甚而成为疾病的主症,如瘀血阻络则出现肢体麻木,甚或出现中经络、中脏腑的中风证;心脉痹阻则可出现胸痹或真心痛的表现,临证时应结合此两证进行辨证。中、晚期患者,随着病情的进展,正气渐耗、瘀血更甚,则可出现瘀血兼见诸虚不足的表现,而呈虚实夹杂之证。当据其舌、脉、症详细辨别虚实、轻重、缓急而分别治之。

2.治疗原则

本病的基本病理改变为瘀血内停,故宜以活血化瘀为基本治则,且应贯穿于疾病的始终。若兼见肝胆火盛者,应配合清肝泻火之法;兼气滞者宜配合行气止痛;兼热入营血者,宜配合清热凉血之法;兼肝脾大、坚硬者,则宜配合软坚散结之法;若出现中风、胸痹等又应按各自主症进行辨治;晚期患者属正虚邪实之证者,则应采用攻补兼施之法。在辨证论治的基础上,若血瘀为主,胁下积块,配合用大黄䗪虫丸或当归龙荟丸,或青黄散以提高疗效。晚期出现气血亏虚时宜补益气血,可用保元汤、归脾汤等。

3.分证论治

(1)血瘀气滞。

治法:活血化瘀,行气止痛。

方药:血府逐瘀汤(《医林改错》)合柴胡疏肝散(《景岳全书》)加减。组成:柴胡、枳壳、郁金、莪术、赤芍、红花、川芎、川牛膝、生地黄、甘草、鳖甲、土鳖虫。在方中柴胡、枳壳、郁金、生地黄疏肝解郁,清肝泻火;莪术、红花、赤芍、川芎、土鳖虫、川牛膝、鳖甲通络行瘀,消积散结。

加减:如肢体麻木疼痛重者,加鸡血藤、忍冬藤活血通络;纳呆食少者,加焦三仙、鸡内金健脾和胃;胁肋刺痛明显者,可选用复元活血汤以活血祛瘀,疏肝通络,方由柴胡、瓜蒌根、当归、红花、甘草、山甲珠、大黄、桃仁组成;皮肤出血倾向者,可酌加仙鹤草、茜草、卷柏、土大黄等;便血者,可加海螵蛸、侧柏炭;尿血者,加小蓟、大蓟、白茅根、槐花。

(2)血瘀气滞兼肝胆实火。

治法:活血化瘀,清肝泻火。

方药:桃红四物汤(《医宗金鉴》)合龙胆泻肝汤(《兰室秘藏》)加减。组成:桃仁、红花、生地黄、当归、赤芍、龙胆草、山栀子、黄芩、泽泻、车前子、柴胡、甘草、青黛、雄黄。桃红四物汤具有活血化瘀之效,龙胆泻肝汤清肝泻火,青黛、雄黄清热解毒。诸药合用共奏活血化瘀、清肝泻火解毒之效。

加减:胁下积块明显者,加三棱、莪术、鳖甲;头晕耳鸣明显者,加川芎、葛根、牛膝活血通络,引血下行;口渴明显者,加玄参、天门冬生津利咽;大便秘结者,加草决明、火麻仁;肝经实热显著者,加服当归龙荟丸;若见乏力头晕明显者,可加黄芪、太子参;食欲减退者,可加焦三仙、鸡内金;皮肤瘀斑、瘀点者,可加牡丹皮、芦荟、鸡血藤。

(3)血瘀气滞兼热入营血。

治法:清热解毒,凉血活血。

方药:犀角地黄汤(《备急千金要方》)合血府逐瘀汤(《医林改错》)加减。组成:犀牛角(用水牛角代替)、生地黄、牡丹皮、当归、桃仁、红花、知母、麦门冬、茜草根、卷柏、蒲公英、白茅根、白花蛇舌草、黄药子、白英。

犀牛角(用水牛角代替)、生地黄、牡丹皮清热凉血解毒;当归、桃仁、红花行气活血化瘀;知母、麦门冬滋阴清热;茜草根、卷柏、蒲公英、白茅根、白花蛇舌草、黄药子、白英凉血解毒。

加减:热毒炽盛者加石膏、龙胆草,冲服紫雪丹;神昏谵语者可加服安宫牛黄丸。

(五)其他疗法

1.中成药

(1)大黄䗪虫丸:用于瘀结较重兼正虚者,每次5粒,每日3次,饭后服。

(2)云南白药:每次0.5g,每日2次口服,子宫出血量多有块时用,适用于出血严重者。

(3)牛黄解毒片:适用于热毒较重者,每次4片,每日2次,饭后服。

(4)当归龙荟丸:适用于热毒严重者,每次5g,每日3次,饭后服。

(5)安露散粉剂:由全蝎、僵蚕、土鳖虫、蜈蚣组成,等量焙干,研粉混匀,蒸蛋服或制成糖浆,每日服10～20g。

2.单方

(1)卷柏鳖甲煎:鳖甲、甲珠、赤芍、丹皮、红花、柴胡、当归、桂枝、厚朴、枳壳、青黛各10g,卷柏30g,甘草6g。水煎服,每日1剂,分3次服。用于脾大者。

(2)青黄散:青黛、雄黄,以9:1比例,制成粉末,每次1.5～3g,置于胶囊内口服,每日3

次。适用于热毒炽盛兼有瘀血者,用于贫血、骨痛、肝脾大者。

(3)降红汤:白花蛇舌草、知母、半枝莲、赤芍、川芎、虎杖、漏芦、丹参、黄柏、三棱、莪术、黄药子、青黛、雄黄(冲服)。水煎服,每日 1 剂,早晚分服。

(4)土鳖虫:焙干研粉蒸蛋服,或制成巧克力糖块,每日服 5~15g。

(5)减红方:广犀角(用水牛角代替)、牡丹皮、赤芍、鲜生地黄、丹参、桃仁、三棱、莪术、紫草、地骨皮、玄参、苦胆草片、黄药子等,水煎服,每日 1 剂,早晚分服。

3.针灸疗法

(1)胃脘疼痛:取足三里、中脘、内关为主穴,配阴陵泉、三阴交,伴恶心、呕吐、绞痛时,用捻转手法针内关透外关。

(2)高血压:选曲池、足三里、血海。头痛甚者取风池、太阳,头晕加印堂,失眠加神门。

(3)痛风:选用阳陵泉、绝骨等穴。

二、原发性血小板增多症

原发性血小板增多症(PT)是一种主要累及巨核细胞系的慢性克隆性骨髓增殖性肿瘤。也称为原发性出血性血小板增多症,目前被认为是最常见的慢性骨髓增殖性肿瘤。

其临床特点为:①血小板持续明显增多,高于 $1\,000×10^9/L$;骨髓中大型成熟巨核细胞数目增多。②常伴有反复的自发性皮肤黏膜出血,可为全身性,但以鼻衄、齿衄,皮肤、消化道及呼吸道出血常见,出血多为自发性,也可发生于轻微损伤之后。③血管内血栓形成:因血栓可发生于小腿静脉、足趾血管、肠系膜静脉、脾静脉、肾和脑等不同部位,故出现不同的症状,严重程度不一,肺、脑血栓则可导致死亡。④脾大或肝大。PT 的发病率约为(1~2.5)/10 万。PT 患者主要见于 50~70 岁的人群,约有 20% 患者年龄<40 岁,男女发病率差别不大。PT 的中位生存期可达 10~15 年。重要器官的血栓形成或出现为本病的重要死亡原因。部分病例可转化为真性红细胞增多症、慢性粒细胞性白血病,或可转成急性粒细胞白血病,约 25% 患者可转化为骨髓纤维化。

PT 的病因至今不明,但目前认为其本质是一种以巨核细胞增生为主的克隆性多能干细胞增殖性疾病。但也有人发现 30%~50% 的患者具有多克隆造血的特点,而单克隆组则更易发生血栓并发症,但两者在年龄、血细胞计数及脾大等方面又没有显著差异。其与慢性粒细胞白血病、红白血病、真性红细胞增多症及骨髓纤维化关系密切,常合称为"骨髓增生综合征"或"骨髓增殖性肿瘤"。

目前已知 PT 患者体内的促血小板生成素(TPO)水平高于正常人或在正常范围。IPO 水平升高可能与 PT 患者体内异常血小板或巨核细胞的异常 TPO 受体(C-MPL)有关。正常时,TPO 与 C-MPL 结合刺激巨核细胞的生成和分化。推测在 PT 时,由于 C-MPL 表达的缺失或减少使得 TPO 不能与之正常结合,从而导致血浆中游离 TPO 的增加。另一方面,PT 患者的内源性巨核细胞集落形成并不依赖于 TPO。

PT 患者可见血小板功能异常,其在胶原、ADP 或肾上腺素诱发的血小板聚集率的下降,而反应性短暂血小板增多症患者有着正常的血小板聚集率。PT 患者血小板含有更少的 α 颗粒以及更少的致密体,血小板内 vWF 和纤维蛋白原的缺失。

23%～57%的 PT 患者存在 JAK2V617F 突变,可造成 JAK2 酪氨酸激酶的持续激活。还可见到 8＋、9＋、17p-等染色体核型。

中医古籍中并无"原发性血小板增多症"的记载,但根据该病症见出血与血栓并见的特点,现代中医认为该病应属于"血瘀""积证""血证""脉痹"等范畴。早在《灵枢·百病始生》就有"阳络伤则血外溢,血外溢则衄血;阴络伤则血内溢,血内溢则后血"的记载,指出了皮肤黏膜脉络损伤,可导致衄血及便血。唐容川在《血证论》中阐明了瘀血和出血之间的关系,提出治血四法,认为祛瘀与生新有着辨证关系,强调"凡瘀血,急以祛瘀为要"。《难经·五十六难》曰:"肝之积,名曰肥气,在左胁下,如覆杯,有头足……脾之积,名曰痞气,在胃脘,覆大如盘……"与原发性血小板增多症肝脾大的表现相似。

(一)病因病机

1.情志内伤

情志过极,气机阻滞,气行则血行,气滞则血瘀,从而出现头胀,头痛,胁下积块等症。《灵枢·百病始生》说:"若内伤于忧怒,则气上逆,气上逆则六俞不通,温气不行,凝血蕴里而不散。"表明忧思恼怒,气行不畅可导致瘀血为患。

2.感受寒邪

寒为阴邪,具有凝聚收引的性质,感受寒邪之后,血流缓慢,血液凝聚则成瘀证。《圣济总录·冻烂肿疮》曰:"经络气血,得热则淖泽,得寒则凝涩。"

3.感受热邪

温热毒邪侵袭,灼伤津血,血受熏灼则易凝结瘀塞;津液亏耗则不能载血运行,均可导致瘀证。《重订广温热论·清凉法》曰:"因伏火郁蒸血液,血被煎熬而成瘀。"

4.正气亏虚

先天不足或后天失养均可导致正气亏虚,无力推动血液运行而发生血瘀之症。禀赋不足,先天不足或后天失养为本病的主要病因。外感六淫、内伤七情或劳倦过度均常为本病的诱因。肾阴不足,阴虚阳亢,瘀血阻络为本病的主要病机。随血瘀部位不同而出现积块、眩晕、胸痹、脉痹及血瘀表现。肾阴不足为本,瘀血内阻为标,本病属本虚标实之证。

初期多以实证为主,日久耗伤正气可致气虚、阴虚,而成正虚邪实之象。疾病末期,正气虚损,邪气日盛,可出现发热、出血等变证。

(二)临床表现

1.气滞血瘀

(1)证候:头晕,头痛,头颅、颈项拘束不舒,胸闷胁痛,或胁下痞块,面色紫黯,口唇、爪甲青紫,舌质紫黯、有瘀点或瘀斑,脉弦。

(2)证候分析:本型为病之初期,多因情志所伤,气血运行不畅,气滞血瘀,脉络不畅,则见颈项拘束不舒;肝经郁滞,瘀血内停,则见头痛,胸闷胁痛,腹部积块;血行不畅则见面色、口唇、爪甲、舌紫黯,或有瘀斑;脉弦为肝郁气滞之证。

2.寒凝血瘀

(1)证候:身疲乏力,畏寒肢冷,手足麻木、疼痛,遇寒加剧,舌质黯红或黯紫,舌苔薄,脉沉迟或细数。

(2)证候分析:寒为阴邪,其性收引,血液遇寒邪会引起凝聚,血流缓慢,导致瘀证。寒邪入侵则阳气不足,不能温煦四末,故畏寒肢冷;气血不足则手足麻木,瘀血阻络,不通则痛;舌质黯、苔薄白,脉沉迟或细弱均为阳气不足,寒凝血瘀的表现。

3.正虚血瘀

(1)证候:头晕耳鸣,疲乏无力,五心烦热,腰膝酸软,皮肤紫斑,鼻衄,齿龈衄血,口干舌燥,大便干燥,盗汗,舌质红、少苔,舌有瘀点或瘀斑,脉细数。

(2)证候分析:肾为水火之脏,内寄阴阳,阴虚血瘀,腰府失养则见腰酸乏力;髓海不足则头晕耳鸣,疲乏无力;阴虚生内热则见五心烦热、盗汗、口干舌燥、便干;虚火扰络,血溢脉外则见出血;舌红少苔,脉细数或舌有瘀斑、瘀点为阴虚血瘀之象。

4.邪热温毒致瘀

(1)证候:壮热不已,口渴引饮,可见鼻衄、齿衄、肌衄、血尿、便血及吐血等症,腹部积块、癥瘕,舌质红、苔黄或舌有瘀斑、瘀点,脉数。

(2)证候分析:温热毒邪侵入人体,故壮热;热盛伤阴则口渴引饮;实热灼伤血络,血溢脉外则见出血;毒热煎熬血液,与之相结成块,故见腹部积块、癥瘕;舌质红、苔黄,舌有瘀点、瘀斑,脉数为毒热内停,瘀血阻络之象。

(三)诊断与鉴别诊断

1.诊断

(1)发病特点:该病起病缓慢,病程较长,表现不一。多数患者以皮肤瘀点、鼻衄、齿衄及或肢体麻木、疼痛等表现起病;少数患者无明显症状,仅有轻度乏力、头晕,偶然发现腹部积块;严重者出血倾向明显。

(2)证候特点。

1)皮肤出现紫斑、瘀点,小如针尖,大则融合成片,压之不褪色,另可见鼻衄、齿衄、尿血及便血等。

2)出血现象可出现于全身任何部位。

3)病程中可伴有肢体疼痛、麻木,腹痛,胸闷,胸痛及腹部积块,甚至中风等。

4)该病出血呈自发性、慢性、反复发作性特点。

5)该病初期常以气滞血瘀为主症,属实证,随病情进展可损伤正气出现气虚及阴津亏损,既而出现气虚血瘀及阴虚血瘀证,如复感温热毒邪则易出现壮热、出血加重等严重证候。

2.鉴别诊断

需与下列疾病相鉴别。

(1)出疹:本病出现的紫斑、瘀点需与出疹相鉴别。一般来说,出疹高于皮肤之上,触之碍手,压之褪色,随即复现。而该病紫斑隐于皮肤之内,摸之不碍手,压之不褪色。

(2)瘀证:本病以瘀证为主要表现时应与痰证相鉴别。痰浊可引起复杂多样的临床表现,随痰浊阻滞部位及影响脏腑的不同,痰证亦可出现头痛、胸闷胁胀、疼痛、肢体麻木、肿胀等症,易与瘀证混淆。但痰证疼痛多为闷痛或胀痛,伴脘痞、泛吐痰涎或清水,舌苔腻滑,脉弦或滑等特点;而瘀证则见疼痛固定不移之刺痛,舌质青,有瘀点、瘀斑,面色晦暗,肌肤甲错,脉弦涩、结等特点。

（3）臌胀：当本病以积证为主症时，应注意与臌胀相鉴别。臌胀以肚腹胀大，鼓之如鼓为临床特征，其与本病相同的是腹内都有积块，但臌胀更有水湿内停，腹部胀大，而本病则以腹部触及积块为特征。

（四）辨证论治

1.辨证要点

本病的辨证关键在于分清寒、热、虚、实，而瘀血内停为其共同见症，故应从兼症来鉴别，兼见胸闷，胁痛，头颅、颈项拘束不舒者属气滞血瘀；兼见腰膝酸软，口干咽燥，五心烦热者属肝肾阴虚；兼见壮热不已，口渴，脉数者证属邪热温毒致瘀；兼见畏寒肢冷，手足麻木、疼痛，遇寒加剧者，证属寒凝血瘀证。另应注意辨病之深浅，初期常以气滞血瘀为主要见症，随病情进展可损伤正气及阴津，出现气虚及阴虚证。病程中可因瘀血阻络、阴虚火旺、迫血妄行出现各种出血表现。或可导致危候。

2.治疗原则

本病初期多系实证，治以攻为主；后期则为虚实夹杂证，应当攻补兼施。活血化瘀为本病治疗大法，在疾病不同阶段不同临床表现时，又应随症合用滋阴、凉血止血、清热解毒、疏肝理气、温阳散寒等法。

3.分证治疗

（1）气滞血瘀。

治法：理气活血，化瘀消积。

方药：膈下逐瘀汤（《医林改错》）加减。组成：香附、桃仁、红花、乌药、枳壳、当归、川芎、赤芍、牡丹皮、五灵脂、延胡索。方中香附、乌药、枳壳疏肝理气；当归、川芎、赤芍、桃仁、红花、牡丹皮、五灵脂、延胡索等活血祛瘀止痛。

加减：腹部积块明显者，可酌加三棱、莪术、全虫、地龙；脘闷纳呆者，可酌加党参、白术、茯苓；齿衄、鼻衄者，可加牡丹皮、旱莲草、仙鹤草、三七等。另可选用血府逐瘀汤等。

（2）寒凝血瘀。

治法：温阳散寒，活血化瘀。

方药：右归饮（《景岳全书》）加减。组成熟地黄、山茱萸、当归、枸杞子、山药、鹿角胶、菟丝子、杜仲、肉桂、附子、丹参、鸡血藤。右归饮为治肾阳虚衰的常用方剂。方中附子、肉桂温补肾阳；杜仲、山茱萸、菟丝子、鹿角胶补益肾气；熟地黄、山药、枸杞子、当归补益精血，滋阴以助阳；加丹参、鸡血藤，以活血止血。

加减：如出血可去肉桂，加三七粉、旱莲草、女贞子；浮肿、尿少加茯苓、泽泻、车前子或合五苓散利水消肿；肢体麻木者，可酌加桂枝、桑枝等。

（3）阴虚血瘀。

治法：滋阴活血。

方药：通幽汤（《兰室秘藏》）加减。组成：生地黄、熟地黄、当归、桃仁、红花、甘草。方中生地黄、熟地黄滋阴养血；当归、桃仁、红花养血和血；甘草益气和中。

加减：可根据病情选加枸杞子、玄参、麦门冬、女贞子、旱莲草等加强滋阴之功；亦可选加丹参、赤芍、郁金、延胡索等以活血化瘀,通络止痛。如属阴虚血瘀,而有低热者可采用秦艽散;胁下积块明显者可酌加三棱、水蛭;出血较重者可酌加三七、仙鹤草;有栓塞表现者可加地龙、炮甲珠等。

(4)邪热温毒致瘀。

治法:清热解毒,凉血活血。

方药:清瘟败毒散(《疫疹一得》)、桃红四物汤(《医宗金鉴》)合犀角地黄汤(《备急千金要方》)加减。组成:生石膏、生地黄、犀角(用水牛角代替)、黄连、栀子、黄芩、知母、赤芍、玄参、连翘、甘草、牡丹皮、当归、川芎、青黛。方用水牛角、生地黄、生石膏、玄参、牡丹皮、知母清热滋阴;青黛、黄连、栀子、黄芩、连翘、甘草清热解毒;当归、川芎行气活血。

加减:便血者,加生大黄粉、三七粉、白及粉;尿血者,加大蓟、小蓟、白茅根、槐花。

(五)其他治法

1.中成药

(1)青黄散:青黛:雄黄按9:1比例制成粉剂,每次1.5~3.0g,置胶囊内日服,每日3次。适用于肝脾大者。

(2)靛玉红:每次50mg,每日3次,直至血小板明显下降;可改维持量50mg,每日1次,持续治疗至血小板恢复正常。

(3)大黄䗪虫丸:每次1丸,每日3次。适用于肝脾大兼气血不足者。

(4)当归芦荟丸:每次1~2丸,每日3次。适用于热毒炽盛型患者。

(5)血府逐瘀口服液:每次1支,每日3次,用于气滞血瘀者。

2.单方

(1)消癥化瘀汤:由丹参、赤芍、桃仁、红花、当归、鳖甲、三棱、莪术、大黄、青皮、泽兰、黄芪、青蒿组成,水煎服,每日1剂,早晚分服。便血好转减大黄,可加连翘、玄参、黄药子、水蛭;补虚加党参、熟地黄、鱼鳔胶。

(2)滋肾活血方:由生地黄、玄参、川芎、赤芍、红花、三棱、桃仁、水蛭组成,每日1剂,水煎服,早晚分服。湿热重者,加茵陈蒿、黄芩、栀子、厚朴、金银花;阴虚火旺者,加知母、牡丹皮、黄柏;可加丹参、葛根、紫草、益母草、川芎活血化瘀。

(3)降板汤:由忍冬藤、连翘、柴胡、牡丹皮、夏枯草、当归、川芎、生地黄、白芍、地骨皮、知母、甘草、鳖甲组成。水煎服,每日1剂,早晚分服。

三、骨髓纤维化

骨髓纤维化(MF)是一种骨髓增殖性肿瘤。临床以贫血、脾大、不同程度的骨髓纤维化、周围血出现幼稚白细胞和红细胞,以及脾与肝内伴有髓样化生为特征。典型临床表现为幼粒、幼红细胞性贫血,脾显著增大伴不同程度的骨质硬化,骨髓常干抽。根据起病缓急和病程的长短,分为慢性和急性两类;又依其原因不明和相对明确,分为原发性和继发性两类。临床上以慢性特发性骨髓纤维化(CIMF)多见,也称为原发性骨髓纤维化。CIMF是病因不明的克隆性造血干细胞异常所致的慢性骨髓增殖性肿瘤。骨髓呈弥漫性纤维组织增生,常伴髓外造血(或称髓外化生），主要在脾，其次在肝、淋巴结等，以贫血及轻度的中性粒细胞、血小板增多以及脾常显著增大为特征。有不同程度的骨质硬化，骨髓常干抽，骨髓活检证实巨核细胞系和粒细胞系高度增生，伴有结缔组织反应性沉积和髓外造血，纤维组织增生是其特点。

本病属血液系统少见疾病，发病率为$(0.5\sim1.5)/100\,000$。儿童罕见，老年人常见，男性多见，中位发病年龄为 60 岁。

本病起病缓慢，早期可无任何症状，随病情发展逐渐出现乏力、盗汗、心悸等症状，本病进展也较缓慢，病程在 $1\sim30$ 年不等，一般自然病程平均为 $5\sim7$ 年。病程中可和其他骨髓增殖性肿瘤相互转化，晚期骨髓衰竭，大多数患者因充血性心力衰竭、感染、出血死亡，$20\%\sim26\%$可转为急性白血病。少数急性骨髓纤维化，病程短且凶险，肝脾不肿大，但贫血、出血严重，多于 1 年内死亡。发病与季节无明显关系。

CIMF 的发病原因目前并不十分清楚，与其他慢性骨髓增殖性肿瘤一样，认为可能是多能造血祖细胞发生染色体突变引起的病变。其病因可能与接触苯和电离辐射有关，表现为少数患者曾有苯、甲苯及电离辐射接触史，而在日本原子弹辐射区的人群中 CIMF 的发病率是非辐射区人群的 18 倍。

约有 50% 患者在确诊时可发现造血细胞克隆性异常核型，常见的异常核型包括 $13q^-$，$20q^-$，$1q^+$，$9p^+$，8^+ 及 $12p^-$，但无一种核型是 CIMF 的特有核型。但是骨髓内的成纤维细胞并不具有造血细胞内所发现的这种异常核型。说明骨髓纤维化并非是克隆性扩增，而是一种继发性改变。

约有 50% 的 CIMF 患者存在 JAK2 突变，突变造成 JAK2/STAT5 途径的持续性激活以及巨核细胞过度表达其下游的 FKBP51 蛋白，可能为 CIMF 的重要发病机制。另外 50% 无 JAK2 突变的 CIMF 中可能存在其他模式的 JAK2/STAT 突变。

骨髓纤维化的基础源自成纤维细胞的过量胶原的异常沉积，其中Ⅲ型、Ⅳ型和Ⅰ型胶原是 CIMF 的主要胶原类型。在 CIMF 患者中生成胶原的成纤维细胞在形态和功能上都与正常的成纤维细胞相似，并且是多克隆性的。成纤维细胞受到邻近巨核细胞分泌的生长因子的刺激而分泌过量的胶原。这也说明 CIMF 的骨髓纤维化是一种反应性的改变。引起骨髓纤维化发生的细胞因子包括转化生长因子（TGF-β）、血小板衍生因子（PDGF）、血小板生成素（TPO）、血管内皮生长因子（VEGF）、碱性成纤维生长因子（bFGF）等。

中医古籍中虽无"骨髓纤维化"的记载，但据其四诊所见，现代中医多认为其属于"虚劳""癥积""瘀血"等范畴。骨髓纤维化时见脾大，固定不移，属积证。正如《诸病源候论·癥病诸候》所说："癥瘕者……其病不动者，直名为癥。"而《圣济总录·虚劳门·点劳积聚》曰："虚劳之人，阴阳伤损，血气涩滞，不能宣通，各随其脏腑之气而留结，故成积聚之病。"这种论述与骨髓纤维化伴有头晕、乏力、心慌、气短等虚弱的表现相似。本病由于七情内伤、饮食失节导致脏腑功能失调，正气虚衰，邪毒侵袭，扰乱气血，气血瘀阻经络脏腑之间，日久而成。临证时见腹部积块，触之有形，质地坚硬；日久正气耗伤，可见面色苍白、乏力头晕、气短等虚损之象；至疾病末期，由于正气日衰，邪气渐盛，又可出现出血、发热、中风等变证，病情日益加重。

（一）病因病机

1.气滞血瘀

情志抑郁，肝气不畅，脏腑失和，使气机阻滞，不能帅血畅行，以致瘀血内停，脉络受阻，结而成块，则成积证。如宋代严用和在《严氏济生方·癥瘕积聚门》曰："有如忧、思、喜、怒之气，人之所不能无者，过则伤乎五脏，逆于四肢，传克不行，乃留结而为五积。"

2.湿毒瘀血

酒食不节，损伤脾胃，感受湿毒之邪，复因内伤七情，气滞血瘀，湿毒与气血相搏结，结而成块，则成积证。如《太平圣惠方·卷第四十九·治食症诸方》曰："夫人饮食不节，生冷过度，脾胃虚弱，不能消化，与脏气相搏，结聚成块，日渐生长，盘牢不移。"

3.气血两虚夹瘀

饮食、劳倦等耗损正气，气血两虚，运行迟缓，则每遇邪犯，留着不去，脏腑失和，气滞血瘀，日久而成积证。

4.脾肾阳虚夹瘀

邪踞日久，久病及肾而致脾肾两虚，脾肾两伤气血化生无源，更会加重气血双亏，加之脾肾阳虚，水液运化失常，痰湿内聚而成虚实夹杂之证。

5.肝肾阴虚夹瘀

七情所伤，肝郁气滞，气滞血瘀，形成积证。疾病日久，损及肝肾之阴，而成肝肾阴虚夹瘀之证。

（二）临床表现

1.气滞血瘀

（1）证候：病之初起，神疲乏力，脘腹胀满，胁下肿块，软而不坚，固定不移或疼痛，痛处不移，舌质红、有瘀斑、苔白，脉弦紧或涩。

（2）证候分析：情志抑郁，肝气不舒，气机不畅，气滞则血瘀，瘀血阻滞，日久成块，则见胁下积块，固定不移，不通则痛，故见腹痛，痛处不移；肝气横逆犯胃克脾，运化失常则见脘腹胀满，神疲乏力；舌质红、有瘀斑，脉弦紧或涩，均为气滞血瘀之象。

2.湿毒瘀血

（1）证候：胁下积块，日渐增大，脘腹胀满疼痛，口苦口黏，泛恶食少，或见黄疸，便溏，尿少，尿赤，腹大，神疲乏力，形体消瘦，面色晦暗，舌质红或紫、苔黄腻，脉弦数或滑。

（2）证候分析：酒食不节，损伤脾胃，感受湿毒之邪，复因内伤七情，气滞血瘀，湿毒与气血相搏结，日久结而成块，胁下积块日渐增大，腹满胀痛；湿毒中阻，脾胃运化失司，升降失常，故见泛恶纳呆，便溏；湿毒内蕴，肝气失于疏泄，胆汁不循常道，故口苦口黏，身目发黄，尿赤；湿阻水停，壅塞不通则见腹大，尿少；病延日久，脾气虚不能运化水谷精微，精气不能归藏于肾，精血亏虚，肌肉失于濡养，则见乏力神疲，形体消瘦；面色晦暗，舌黯红或紫、苔腻，脉滑或弦数，皆为湿毒、瘀血内停之症。

3.气血两虚夹瘀

（1）证候：神疲乏力，头晕目眩，心悸气短，面色苍白，食少便溏，腹部积块，疼痛不移，舌淡或暗，脉弦细或沉细。

（2）证候分析：常见于疾病中期，脾虚气血化生无源，而致气血两虚。血虚不能上荣头面则见头晕目眩，面色无华；心失所养则见心悸；气虚则神疲乏力，气短；脾虚失运，则食少便溏；气虚运血无力，气滞血瘀，瘀血内停，脉络不通，久积成块，则见痞块坚硬，疼痛不移；舌脉为气血不足兼有瘀血内停之征。

4.脾肾阳虚夹瘀

（1）证候：腹部积块日渐肿大，坚硬不移，身倦乏力，腰膝酸软，畏寒肢冷，面色苍白，脘腹胀满，食少便溏，舌质淡、苔白，脉沉细。

（2）证候分析：多见于骨髓纤维化晚期。脾虚运化失司，水湿内停，气血与水湿结聚于腹内，则见腹部积块日渐增大，坚硬不移，食少便溏；脾虚气血化生无源，血虚失荣则见面色苍白；气虚则见身倦乏力；肾阳虚，命门火衰，则见畏寒肢冷，腰膝酸软；舌脉为脾肾阳虚之征。

5.肝肾阴虚夹瘀

（1）证候：腹部积块巨大，质硬不移，头晕目眩，消瘦乏力，面色苍白，低热，盗汗，五心烦热，腰膝酸软，或见肌衄、齿衄，舌体瘦小、色淡、苔少或无苔，脉细弱。

（2）证候分析：多见于骨髓纤维化晚期。由于郁怒伤肝，气机不畅而致气滞血瘀，瘀血内停日久则腹部积块渐大，质地坚硬不移；日久伤及肝肾，肝肾阴虚则见头晕目眩，腰膝酸软，形体消瘦；阴虚血少，失于濡养则见面色苍白，舌淡；阴虚生内热则见低热盗汗，五心烦热；虚火迫血妄行，则见肌衄、齿衄等；舌脉均为阴虚之征。

（三）诊断与鉴别诊断

1.诊断

（1）发病特点：本病起病较缓慢，病程较长，早期无明显自觉症状，或仅见乏力、神疲，随病情进展腹部积块渐增大，乏力头晕渐加重，且可出现低热、五心烦热或畏寒肢冷、腰膝酸软等瘀血内停兼气血阴阳虚衰的表现。

（2）证候特点。

1）气血虚弱的表现：症见乏力头晕，心悸气短，面色苍白，低热，五心烦热等。

2）积证表现：肝脾大，质地较硬，疼痛，固定不移。

3）出血症状：皮肤瘀斑、鼻衄、齿衄较常见，严重者可见内脏、颅内出血及术后大出血。

2.鉴别诊断

需与下列疾病相鉴别。

（1）臌胀：当骨髓纤维化以脾大为主症时应与臌胀相鉴别。臌胀表现为腹部胀大如鼓，皮色苍黄，脉络显露为特征。而骨髓纤维化则症见乏力头晕，神疲，面色苍白伴腹部积块，无脉络显露。

（2）痞满：痞满是指患者自觉胃脘部痞塞不行，胀满不舒的一种病症。外无形证可见，无论病情轻重，均触不到腹部包块。而骨髓纤维化则常可触到腹部积块，按之较硬。

（四）辨证论治

1.辨证要点

本病以虚为主，可见虚实夹杂之证。初期以实证为主，晚期以虚证为主，往往是虚中夹实，实中夹虚。故临证时首先应详辨虚实，初期以实证为主，正气尚未大虚，临床表现为积块较小，质地不硬;中期多为虚实夹杂,正虚与邪实交错出现,积块日益增大,质地较硬,并出现头晕、乏力、心悸、气短、低热、盗汗等症状;末期多以虚证为主,正气消残,邪气更盛,积块巨大、坚硬,伴消瘦、纳呆、浮肿等阴阳虚损症状。临证时还应据不同的伴随症状辨病性;兼有头晕乏力,心悸,气短,面色苍白者为气血两虚;兼畏寒肢冷,脘胀便溏,腰膝酸软者为脾肾阳虚;兼见低热,盗汗,形体消瘦者属肝肾阴虚;兼见高热,便秘,舌红苔黄,脉数者为邪毒内盛。

2.治疗原则

本病应根据《景岳全书》及《医学心悟》关于积证的治疗原则,病变初期,应以攻为主;中期则应扶正与攻邪兼顾,标本兼治;晚期则以扶正为主。据其病机采用活血化瘀、软坚散结、祛湿等攻法,扶正则采用益气养血、温阳补肾、滋补肝肾等法。

3.分证治疗

(1)气滞血瘀。

治法:活血化瘀,行气止痛。

方药:膈下逐瘀汤(《医林改错》)加减。组成:当归、川芎、桃仁、红花、赤芍、五灵脂、牡丹皮、延胡索、香附、乌药、枳壳、甘草。

加减:纳差食少者,可酌加焦三仙、砂仁。脘腹胀甚者合用金铃子散或失笑散行气活血,可加乌药、苏梗、佛手片等药物调和肝胃。兼见气血虚者可合用八珍汤益气养血,或配合大黄䗪虫丸吞服。如积块大而坚硬作痛,可用鳖甲煎丸(《金匮要略》),该方具有行气活血,利水祛瘀,扶正之功。方中鳖甲入肝脾以软坚化癥;大黄、桃仁、䗪虫、赤芍、赤硝、鼠妇、牡丹皮、凌霄花活血化瘀;桂枝通阳利血脉;柴胡、厚朴、蜂房、蟅螂疏肝理脾,行气导滞以散气分之郁结;射干、半夏、葶苈子、石韦、瞿麦祛瘀行水;黄芩清肝热;干姜温脾;人参、阿胶益气养血。因本病病机是气血凝结,正气已虚,故在应用膈下逐瘀汤或鳖甲煎丸时,应根据病机掌握攻补的尺度,注意渐磨渐消,使气血流通,积证渐消。另可用活血化瘀方剂与六君子汤间服,或用六君子汤送服鳖甲煎丸,以补益脾胃,攻补兼施。

(2)湿毒瘀血。

治法:化湿泄毒,除满消积。

方药:湿浊偏盛,肝脾失和者以加减柴平汤(《实用中医血液病学》)为主方。组成:半夏、苍术、厚朴、陈皮、枳壳、山楂、神曲、三棱、莪术、柴胡、黄芩、青皮、甘草、生姜、大枣。方中半夏、苍术、厚朴、陈皮、枳壳燥湿调中;山楂、神曲、三棱、莪术化瘀消积;黄芩、柴胡、青皮调达肝木之气,以助化湿除满,行气消积之力;甘草、生姜、大枣和中健脾,调和诸药。

加减:身目发黄,久不消退,面色晦暗,证属阴黄者,可加茵陈蒿、干姜、炒白术、姜黄等药物温中健脾,除湿退黄;腹大尿少者,可合用五苓散健脾利水,亦可选加车前子、金钱草、地鳖虫、琥珀粉疏导脉络;头晕目眩,证属湿毒不化,风阳夹痰上扰者,可加制南星、天麻、钩藤、生牡蛎等药物化痰散结,平肝息风;神疲乏力,纳减便溏,心悸气短,舌淡,属脾虚不运,气血不足者,酌加党参、黄芪以益气生血,辅以沉香、鸡内金、砂仁、木香、香附行气健脾;偏于湿毒肝火,肝失疏泄,症见胁痛、头痛头晕、口苦心烦、苔黄腻、脉弦滑者,方选龙胆泻肝汤(《兰室秘藏》)合血府逐瘀汤(《医林改错》)以疏肝利胆,活血化瘀;并可酌加青黛、白英、白花蛇舌草、牡丹皮、龙葵等药物解毒利湿。

（3）气血两虚夹瘀。

治法：益气养血，佐以活血化瘀。

方药：八珍汤（《丹溪心法》）合化积丸（《类证治裁》）加减。组成：党参、白术、茯苓、甘草、白芍、熟地黄、川芎、当归、三棱、莪术、苏木、阿魏、香附。方中党参、白术、茯苓、甘草益气健脾；白芍、熟地黄、川芎、当归和血养血，兼调肝；三棱、莪术、苏木、阿魏活血化瘀；香附疏肝理气。诸药合用补气养血，化瘀消积，为攻补兼施之法。

加减：若症见畏寒自汗，肢冷麻木，属气虚较甚，表虚不固者，可加生黄芪、桂枝；若见头晕目眩，少气懒言，以气虚为主者可加黄芪、山药健脾益气；若见面色苍白，头晕眼花，心悸，脉细等血虚表现者，可加何首乌、阿胶以补血养血；若积块坚硬，瘀血尤甚者，可酌加穿山甲、鳖甲、桃仁、丹参、赤芍、鸡血藤等活血化瘀之药，但应掌握分寸，不可过用，以免导致血脉溃破，血液外溢，出现出血的恶果。

（4）脾肾阳虚夹瘀。

治法：温补脾肾，填精补血，兼消瘀。

方药：金匮肾气丸（《金匮要略》）加味。组成：熟地黄、山药、山茱萸、鹿角胶、淫羊藿、仙茅、阿胶、女贞子、旱莲草、鳖甲、鸡血藤、当归、丹参等。方中熟地黄、山药、山茱萸、鹿角胶、鳖甲滋补肾阳；淫羊藿、仙茅、阿胶滋补脾阳以助运化；女贞子、旱莲草、鸡血藤、当归、丹参活血化瘀、止血。

加减：若纳呆食少者，加白术、焦三仙；胁痛者加延胡索、川楝子；浮肿者加茯苓、泽泻。

（5）肝肾阴虚夹瘀。

治法：滋补肝肾，益气养血，兼化瘀。

方药：通幽汤（《兰室秘藏》）加味。组成：熟地黄、山药、当归、桃仁、红花、甘草、枸杞子、麦门冬、女贞子、旱莲草、山茱萸、黄芪、西洋参。方中熟地黄、山药滋阴养血；当归、桃仁、红花养血活血；甘草益气和中；枸杞子、麦门冬、女贞子、旱莲草、山茱萸滋补肝肾之阴；黄芪、西洋参益气滋阴。

加减：低热不退者加银柴胡、地骨皮滋阴清热；脾巨大疼痛者加延胡索、三棱、莪术化瘀止痛；盗汗明显者加浮小麦、煅龙骨、煅牡蛎滋阴敛汗；肌衄、齿衄者可酌加茜草根、侧柏叶、旱莲草等凉血止血。

（五）其他疗法

1.中成药

（1）大黄䗪虫丸：每次1～2丸，每日1～2次，口服。具有活血化瘀、补气养血之功，用于气滞血瘀型及气血两虚夹瘀型患者。

（2）十全大补丸：每次1～2丸，每日2次，口服。具有补气养血之功，用于以虚证为主者。

（3）金匮肾气丸：每次1～2丸，每日2次，口服。具有温补脾肾之功，适用于脾肾阳虚夹瘀型患者。

（4）河车大造丸：每次1丸，每日2次，口服。具有滋阴补肾之功，适用于肝肾阴虚为主者。

2.单方

（1）卷柏鳖甲煎：方由鳖甲、山甲珠、赤芍、牡丹皮、红花、柴胡、当归、桂枝、枳壳、青黛、卷柏、甘草等组成。适用于肝脾大者。

(2)牛骨髓丸:方由牛骨髓、当归、紫河车、肉桂、龟板胶、鹿角胶、阿胶组成。具有补肾填精之功。每次 10g,每日 3 次,口服。适用于各型骨髓纤维化。

(3)生血片:方由胎盘粉、皂矾、海螵蛸、肉桂、阿胶组成。每次 4 片,每日 3 次。适用于各型骨髓纤维化。

3.单味药

(1)雄黄粉:每次 0.3~0.6g,每日 2~3 次,口服。适用于气滞血瘀型,且白细胞总数较高者。如白细胞低于 $10 \times 10^9/L$ 时,则停用。

(2)青黛散:每次 0.5~1.0g,每日 3 次口服。白细胞总数低于 $10 \times 10^9/L$ 时停用。适用于实证较突出之骨髓纤维化。

4.针灸疗法

(1)胁下疼痛:主穴取足三里、内关,配合三阴交。

(2)腰膝酸软:主穴取肾俞、脾俞,配合阳陵泉、足三里。

第八节　过敏性紫癜

过敏性紫癜是由各种不同原因所引起的一种常见的变态反应性出血性疾病,其共同特点是过敏性血管炎,故又称为出血性毛细血管中毒症或称亨诺-许兰综合征。本病主要是机体对某些致敏物质发生变态反应,引起毛细血管通透性和脆性增高导致出血,临床表现除皮肤紫癜外,可伴有腹痛、关节痛和(或)肾脏病变等。

引起本病的因素有很多,急性感染,如细菌感染、病毒感染、寄生虫感染、结核杆菌感染等;食物因素,如鱼、虾、蛋、鸡、牛奶等;药物因素,如青霉素、链霉素、氯霉素、异烟肼、阿托品等;其他因素,如寒冷刺激、吸入花粉、昆虫叮咬、精神因素等。但是,对每一具体病例又难以寻找出确切病因。中医病证名按照证及其演变的特点,血液溢出于肌肤之间,皮肤表现青紫斑点或斑块的病证,称为"紫斑",亦有称为"肌衄"及"葡萄疫"者;若见血尿,隐隐不退属"血证"范畴;若见腹痛,反复发作伴有恶心、腹泻、便血,归属于"腹痛"范畴。若见肢体关节沉重作胀、疼痛,甚则关节肿胀,重着不移,四肢活动不便,则归属于"痹证"范畴。

一、病因病机

(一)禀赋薄弱,感受外邪

禀赋薄弱,体质不强,肾气不足,感受六淫之邪或疫病毒气,外邪循经入里,郁于血分,正气则抗邪外出,邪正相争,郁而化热,血热炽盛,热迫血行,损伤血络,血溢脉外则发紫斑。

(二)饮食不节,昆虫叮咬

饮食不节或不洁,过食肥甘膏粱厚味或海鲜腥味或不良药物或被昆虫叮咬,导致热毒内酿,入于胃腑,虫毒入血,毒气弥散,迫血妄行,郁于肌表则发紫斑。过食醇酒厚味,则滋生湿热,热伤脉络,损伤脾胃,脾胃虚衰,血失统摄,而引起紫斑。

(三)气虚不摄,统血无权

素体虚弱或大病久病之后或劳倦内伤,脾气虚弱,统摄无权,血无所依,不循常道,脉道不畅,溢于肌表则发紫斑。素体津液不足之人,为邪气所扰,灼伤津液,可致津亏血耗,津不载血,血不归经,则血液瘀滞。

(四)阴虚火旺,灼伤血络

肝肾阴虚,虚火内热或误用燥药,虚火炽盛,灼伤血脉,血溢肌表则成紫斑;或七情所伤,忧伤过度,导致阴血亏损,虚火上炎,灼伤血脉,发为紫斑,且斑色紫黯。若脏腑经络失于津液濡养,瘀血又停留其间阻滞气机,还可见到腹痛、腰痛等症。

本病病位主要在血分,与心、脾、肝、肾等有关。从证候的虚实来说,由火热亢盛所致者属于实证;由阴虚火旺及气虚不摄所致者,属于虚证。实证和虚证虽各有其不同的病因病机,但在疾病发展变化的过程中,又常发生实证向虚证的转化,年久不复,损及肾阳,由肾及脾,阴阳俱虚,甚则脾肾衰败,耗竭精气。

二、临床表现

本病患者多为过敏体质或由较肯定的过敏原引发该病,多见儿童及青年,以皮肤紫癜为首发症状。在紫癜发生前1～3周有疲倦乏力,低热,全身不适及上呼吸道感染等症状。皮肤分批出现对称分布、大小不等、高出皮面、压之不褪色的丘疹样紫癜。少数病例在皮肤紫癜出现之前,先有关节疼痛或腹痛等症状,病程中可伴有尿异常或紫癜肾。

三、辅助检查

(一)血象

血小板计数、血小板功能和出血时间、凝血时间均正常,血块收缩时间正常,毛细血管脆性试验阳性。少数病例血小板可稍减少,出血时间稍延长,其他凝血机制方面的检查均无异常。白细胞计数轻度或中度增多,嗜酸性粒细胞可能增多。

(二)骨髓象

骨髓检查正常。

(三)其他检查

1.组织检查

病变部位皮肤或组织中可看到较均一的过敏性血管炎。毛细血管后小静脉有大量白细胞浸润、纤维样坏死和红细胞渗出血管外。血管壁可有灶性坏死、上皮细胞增殖。

2.除外其他疾病引起的血管炎

临床表现符合,特别是典型的皮肤改变,血小板数量及功能正常,毛细血管脆性增加,能除外其他具有弥散分布的类似表现的疾病者,如冷球蛋白综合征、良性高球蛋白性紫癜、环形毛细血管扩张性紫癜、色素沉着性紫癜及苔藓样皮炎等,可以确定诊断。病理检查不是必备的。

3.免疫抗体测定

有学者观察到在过敏性紫癜活动期,循环中产生 IgA 的淋巴细胞增高,不仅较对照组为高,也较过敏性紫癜非活动期为高。另有报道在紫癜出现 1 个月内患儿血清 IgA 浓度显著增高,伴有肾炎的患者血清中冷球蛋白含量亦增多,此种冷球蛋白为抗原抗体复合物。当肾脏症状消失后,血清冷球蛋白亦恢复正常。血清补体水平如 C1q、C3 等均正常或增高。血清备解素水平降低。

4.排泄物检查

尿液常规检查可有血尿、蛋白尿。大便检查可正常,腹型者可见肉眼血便或潜血阳性。

四、诊断标准及分期分型标准

(一)国内诊断标准

(1)有过敏体质或由较肯定的过敏原引发。

(2)有下述临床表现:①在紫癜发生前 1～3 周有低热、上呼吸道感染及全身不适等症状;②典型的皮肤紫癜及相应皮损;③病程中可有腹痛,或累及关节、肾脏。

(3)血小板计数、血小板功能和凝血时间均正常,毛细血管脆性试验可阳性。

(4)受累部位组织学检查示较均一过敏性血管炎。

(5)除外其他疾病引起的血管炎,如冷球蛋白综合征、良性高球蛋白性紫癜、环形毛细血管扩张性紫癜、色素沉着性紫癜、细菌样皮炎等。

上述条件中病理检查不是必备的。

(二)分型

1.单纯皮肤型

以四肢尤以下肢伸侧关节附近为多,分批出现红斑,溃疡或坏死,对称分布、大小不等、新旧不一、高出皮面的斑丘疹样紫癜,或是渗出性红斑,或伴有荨麻疹、水肿。

2.关节炎型

紫癜出现前或后有关节酸疼或肿胀,多见于股、踝、肘、手指等关节,可呈游走性,可有积液,愈后不留畸形。

3.腹型

多见于儿童,在紫癜出现之前或后有腹痛,呈发作性绞痛;伴恶心呕吐,便血,但无腹肌紧张及反跳痛,呈症状与体征分离现象。可因肠道不规则蠕动诱发肠套叠。

4.过敏性紫癜合并肾炎

可在紫癜出现之前或之后发生,见于儿童,有肉眼或镜下血尿、蛋白尿或管型尿,常有发病初血压升高等症状,可在腹痛和关节炎等症状消失后才发生,其中以起病数周后发生最多,极少数在 1 个月后才出现,很快恢复或持续数月而愈。但也有转为慢性肾炎甚至很快发生肾衰竭者。根据临床进程,本病分为四种类型:①迁延型肾炎;②肾病综合征;③慢性肾小球肾炎;④急进性肾炎。

5.混合型

具备两种以上特点。

五、类病辨别

非典型病例,尤其是在紫癜出现之前即有腹痛、便血、关节痛及尿异常改变者应与下列疾病进行鉴别。

(一)单纯皮肤型与血小板减少性紫癜相鉴别

后者主要为皮肤黏膜出血,表现为不规则分布,无关节及肾炎等症状(结缔组织疾病所致者除外),出血时间延长,血块收缩不佳;血小板减少是鉴别的要点,骨髓中巨核细胞有质量及数量异常。

(二)关节型与风湿热相鉴别

若关节肿痛发生在紫癜之前并伴有发热,需与风湿热相鉴别。后者在关节症状出现前后常有环状红斑或皮下结节,血沉增快,抗链球菌溶血素"O"试验多阳性。

(三)腹型需与急性阑尾炎、坏死性小肠炎相鉴别

急性阑尾炎的腹痛为麦氏点持续性疼痛,进行性加剧,局部有肌紧张、压痛及反跳痛。外周血白细胞及中性粒细胞增高。坏死性小肠炎患者全身中毒症状严重,呈持续性疼痛阵发性加剧,伴有压痛及反跳痛,甚至出现休克。外周血白细胞及中性粒细胞比例明显增高,大便有脓细胞及红细胞。

(四)肾型需与急性肾小球肾炎、狼疮性肾炎相鉴别

详细追问病史、系统的体格检查及必要的实验室检验,与后两者的鉴别一般不难。但要特别注意本病皮肤紫癜消失后遗留的肾脏损害易与上述疾病相混淆,应仔细鉴别。

六、辨证论治

(一)治疗原则

根据疾病发生发展的不同时期,以及紫斑的发生部位、色泽、形态等特征,其治疗则采取不同的辨证施治方法。本证病机为本虚标实,虚实夹杂,按一般规律言,在疾病初期,实多虚少;中期虚实并重,扶正祛邪同时并重;若病期很长,则往往本虚表现较为突出。本病的治疗原则应标本同治,根据虚实标本的主次,兼顾同治。常用治法以清热解毒、凉血止血、活血化瘀、滋阴降火、益气统血,或温阳,或滋阴,或补气,或回阳救逆等方法为主。

(二)分证论治

1.风热伤络证

证候:发热,微恶风寒,咳嗽,咽红,食欲减退,紫癜好发于下半身,尤以下肢和臀部为多,常对称分布,颜色较鲜红,呈丘疹或红斑,大小形态不一,可融合成片,或有痒感,局部微肿,舌红、苔薄腻,脉浮数。

治法:疏风清热,解毒化斑。

方药:银翘散加减。常用药物:连翘、金银花、桔梗、薄荷(后下)、竹叶、生甘草、荆芥穗、淡豆豉、牛蒡子。

加减:咽痛加玄参、板蓝根;发热重者加生石膏;紫癜多者加侧柏叶;皮疹发痒者加防风、浮

萍以散风透邪;关节痛加桑枝、羌活;尿血加白茅根、生地黄。

2.邪热内蕴证

证候:突然发热,四肢甚则少腹、臀部皮肤出现红色斑点,继之分布逐渐稠密,斑点转为紫色,皮肤瘙痒,腹痛,关节痛,腰痛,小便黄赤或血尿,大便或清或乌黑,舌质红、苔薄黄,脉浮滑或滑数或弦数。

治法:清热解毒,凉血止血。

方药:十灰散加减。常用药物:大蓟、小蓟、荷叶、侧柏叶、茜草根、白茅根、棕榈皮、牡丹皮、栀子、制大黄。

加减:热毒炽盛,发热,出血广泛者,加生石膏、龙胆草、紫草,冲服紫雪丹;热蕴胃肠,气血郁滞,症见腹痛便血者,加白芍、甘草、地榆、槐花缓急止痛,凉血止血;邪热阻滞经络,兼见关节肿痛者,酌加秦艽、木瓜、桑枝等舒筋通络。

3.瘀血阻滞证

证候:皮肤紫癜,成批出现,此起彼伏,反复不愈,少腹及臀部为著,足背稠密、关节不利,肌肤甲错,腹痛夜甚,口干欲漱水而不欲咽,舌质黯红、苔薄白,脉细涩或细数或滑数。

治法:清热活血,凉血止血。

方药:桃仁承气汤合犀角地黄汤加减。常用药物:桃仁、大黄、芒硝、桂枝、炙甘草、牡丹皮、赤芍、当归、蒲黄(包煎)、五灵脂、桃仁、水牛角(先煎)。

加减:热甚者加生石膏;血尿重者加小蓟;伤阴者加麦冬、玄参;关节不利加桑枝、地龙;腹痛甚者加延胡索。

4.阴虚火旺证

证候:皮肤出现青紫斑点或斑块,时发时止,常伴鼻衄、齿衄或月经过多,颜面红,心烦口渴,手足心热,或有潮热盗汗,舌质红、苔薄,脉细数。

治法:滋阴降火,宁络止血。

方药:茜根散加减。常用药物:茜草根、制大黄、侧柏叶、生地黄、阿胶(烊化)、生甘草。

加减:阴虚甚者,可加党参、龟板、女贞子、旱莲草养阴清热止血;潮热可加地骨皮、白薇、秦艽清退虚热;若表现肾阴亏虚而火热不甚,症见腰膝酸软,头晕乏力,手足心热,舌红少苔,脉细数者,可改用六味地黄丸滋阴补肾,酌加大蓟、槐花、紫草等凉血止血,化瘀消斑。

5.气虚不摄证

证候:反复发生紫斑,久病不愈,神疲乏力,头晕目眩,食欲减退,面色苍白或萎黄,舌质淡,脉细弱。

治法:补气摄血。

方药:归脾汤加减。常用药物:党参、黄芪、炒白术、茯苓、酸枣仁、桂圆肉、木香、炙甘草、当归、远志、生姜、大枣。

加减:若兼肾气不足而见腰膝酸软者,可加山茱萸、菟丝子、续断补益肾气。

6.阳微血散证

证候:皮肤紫斑,色淡紫青,隐现肌肤,少气懒言,神疲倦卧,四肢不温,或指端口唇青紫,面色晦暗,舌淡苔白,脉沉微。

治法:回阳救逆,益气生脉。

方药:回阳救急汤合生脉饮加减。常用药物:熟附子(先煎)、干姜、肉桂、人参、炒白术、茯苓、陈皮、法半夏、五味子、麦冬、炙甘草。

加减:若胃纳不振可合用六君子汤,加强健脾益胃之功。

七、中医特色治疗

(一)专方专药

1.银黄口服液

每次10～20mL,每日3次,口服。主治热伤血络证伴咽红肿痛热盛者。

2.银翘解毒丸

每次1丸,每日2次,口服。适应证同上。

3.防风通圣丸

每次6g,每日2～3次。适用于热伤血脉证伴发热恶寒,皮肤瘙痒,关节肿痛及大便燥结者。

4.八珍益母丸

每次1丸,每日2次,口服。适用于气虚血亏证。

(二)针灸

主穴:曲池、足三里;备穴:合谷、血海。先用主穴,效果不理想时加备穴。有腹痛者加刺三阴交、太冲、内关。

(三)名老中医经验

(1)刘锋、周霭祥认为,根据过敏性紫癜的表现,皮肤紫癜分批出现,此起彼伏,变化莫测,关节肿痛发无定处,时有皮肤瘙痒,符合"风者,善行而数变"及"无风不作痒"的风性特点。上呼吸道感染与本病发生密切相关,在病程中或痊愈后,再次发生上呼吸道感染常可使病情加重或导致复发,说明风热毒邪是本病发生的根本原因。过敏性紫癜的发病机制是由于风热毒邪外侵,深入营血,脉络受损,血溢脉外;或瘀血阻滞脉络,血不归经。所以在治疗上采用以解毒祛风为基本治法。并根据中医的发病机制,将本病分为血热壅盛及瘀血阻络两型。基本方的组成:蒲公英30g,连翘20g,黄芩15g,紫草30g,生甘草30g,大枣30g,蝉蜕6g,地肤子6g。血热壅盛型加清营凉血的犀角地黄汤;瘀血阻络型加活血化瘀轻剂桃红四物汤。共观察过敏性紫癜23例,结果痊愈22例。治疗后毛细血管脆性及甲皱微循环均得到明显的改善。

(2)周平安教授认为,本病与温病之斑疹不尽相同的是还夹有风邪,因此,强调解表疏风药的使用,常用药如柴胡、荆芥、薄荷、防风、浮萍等。他指出,疏风解表药多味薄气轻,可凭借其透泄之性,通行上下内外,舒畅和鼓舞人体气机,并可引诸药直达病所。解表也是对营卫状态的调整,通过宣透气机之品以开通门径,可使营分之邪有外达之机。临床中应辨病辨证相结合,若不针对疾病本质和特征去治疗,往往会使分证论治流于肤浅。因此,在临床上十分重视专方、专药的使用,如常用的专方柴胡脱敏汤、三两三(由生黄芪、金银花、当归、生甘草组成,前三味均用一两,生甘草用量为三钱,故名),以及柴胡、黄芩、紫草等专药。

（3）周霭祥教授认为，血液系统出血性疾病的初期，热毒为病机关键，热毒伤络型为临床最常见证型。对于过敏性紫癜，主张清热解毒、凉血止血及补肾健脾、益气摄血。周老自拟解毒凉血汤治疗紫癜。组成：金银花、连翘、栀子、黄芩、土茯苓、生地黄、赤芍、牡丹皮、女贞子、墨旱莲、紫草、白茅根、仙鹤草、甘草、大枣、水牛角片。本方功能清热解毒、凉血止血。临床可根据病情加减运用，如过敏性紫癜伴有腹痛者，加乌药、枳壳等行气止痛；关节痛者，加秦艽、羌活、独活等祛风通络；伴有便血者，加大蓟、小蓟、地榆、槐花等清热止血；合并紫癜肾者，加熟地黄、何首乌、枸杞子等补肾养血。

（4）黄振翘教授认为，过敏性紫癜的主要病因病机为"风、热、湿、毒、瘀"，反复发作者，以肾虚血瘀、脾虚内湿、肺脾（气阴）两虚为本虚；风湿、血热、瘀阻为标。采用精准的分证论治、标本同治的方法治愈反复发作的过敏性紫癜。根据本病为标本互见之证，由于风湿伤络，热入血分，瘀血阻络，以风湿、血热、瘀阻为标，治宜祛风渗湿、凉血清热、活血通络；反复发作者以肾虚、脾虚、肺脾（气阴）两虚为本虚，宜用滋肾、健脾、益气养血等法。但治疗总不离治风、热、湿、毒、瘀，重视化瘀，采用滋肾凉血与化瘀消斑结合、健脾益气与活血化瘀结合、祛风渗湿通络兼以益气等。在药物的选用上，黄教授选用防风、荆芥、生槐花、黄芩、连翘散风清热；蒲公英、生苡仁、茯苓利湿解毒；生地黄、赤芍、牡丹皮、丹参凉血化瘀。紫癜发作较密集，加水牛角、紫草；腹痛者，加木香、延胡索、白芍；见关节肿痛，加汉防己、川牛膝祛风利湿，活血强筋；出现便血者，加地榆、白及；尿血者，加干茅根、小蓟草；病久不愈，气血亏虚者，加黄芪、当归、川芎；肝肾亏损者，加旱莲草、女贞子。反复发作，乃湿毒久蕴，脾胃伏火，宜利湿清热解毒以治脾胃伏火，与疏风凉血清热配合，选用苍术、土茯苓，可减少发作，并应注意避免过用寒凉伤及脾胃。久病紫癜反复发作，瘀阻脉络，正气受损，而成气虚血瘀之证，宜益气化瘀，兼顾养血。

（5）赵炳南教授认为，本病属"葡萄疫""血风疮"等范畴。多因血热壅盛，迫血妄行，血不循经，溢于脉络，凝滞成斑，复感风邪，则发病骤然，发无定处；尚有因脾胃虚寒，中气不足，气虚不摄，脾不统血，血不归经，外溢而致紫癜；此外，血热壅盛，灼伤阴血，日久及肾，肾阴不足，亦可发为本病。赵老认为血热挟风型临床最常见，发病急剧，故治以清热凉血活血、解毒消斑，兼以养阴。赵老以经验方凉血五根汤加减。方中白茅根、瓜蒌根、板蓝根、槐花、地榆清解血中之毒而凉血；茜草根、紫草根、牡丹皮凉血活血、化瘀消斑，对血热证，赵老强调"热不除则血不止，热既清则血自安"。地榆酸苦微寒，性沉寒入下焦，既能清降，又能固涩，但清而不泄，涩而不滞，为凉血止血之要药，特别是下肢紫癜，常可加减使用。紫草根能凉血活血，凉血而不滞，活血而不散，又能补中益气，对紫癜类疾病虚证、实证均能应用。

第九节　多发性骨髓瘤

多发性骨髓瘤是骨髓内浆细胞异常增生的一种恶性肿瘤。这种异常增生的浆细胞（骨髓瘤细胞）能产生大量的单克隆免疫球蛋白，或 κ 或 λ 轻链蛋白（M 蛋白），引起溶骨性破坏、肾功能损害、造血受损及免疫功能异常等。

多发性骨髓瘤的发病率为 $(2\sim3)/10$ 万，多见于中年和老年人，发病年龄以 $50\sim60$ 岁为多,<40岁少见。男性多于女性,男女之比为2：1。近10年来,随着社会老龄化日益明显,本病的发生率有上升趋势,全世界每年发病率为4/10万,在亚洲的发病率略低,其在所有恶性肿瘤中所占比例为1%,占血液肿瘤的10%。本病的自然病程为半年至1年,经治疗后生存期明显延长,中位生存期为3年。本病患者死亡的主要原因为感染、肾衰竭和出血。

中医病证名按照本病证候及其演变的特点,具有不同的归属。本病临床表现繁多,起病慢,病程长,以骨痛为主要表现者,属于"骨痹"范畴;若有贫血,面色苍白,或肾阴肾阳亏虚,出现腰酸乏力,浮肿,肾功能不全表现者,属于"虚劳"范畴;若以皮肤瘀斑瘀点,齿衄为主要表现者,可归属"血证";若有肝脾大者,可归属"癥积"范畴。

一、病因病机

(1)禀赋薄弱,精气亏虚:禀赋薄弱,肾气虚,以致不能化精生髓;肾精亏损,又往往易感受外邪,或七情内伤,更伤精气,邪毒侵入骨髓,而引起气血运行不畅,痰毒内结,发为本病。

(2)烦劳过度,伤及肝肾:本病患者多为中老年人,多因烦劳过度,伤及肝肾。肾主骨生髓藏精,肝藏血主筋,肝肾同源,精血互生。中老年人或因情志所伤导致肝血虚少,或房事无度而致肾精亏损,肝肾亏损,骨失所养,瘀毒内结,深达骨髓,发为本病。

(3)思虑过度,损伤心脾:脾主运化水谷精微和主水湿之运化,脾气亏虚,出现气血不足,痰浊内生的一系列表现,日久痰郁化火;思虑过度可致心脾两亏,心气不足,无以推动血的运行,久病必瘀,出现痰瘀交阻,热毒蕴结,而成本病。

(4)饮食不节,湿热内蕴:过食辛辣厚味醇酒,滋生湿热,湿热内蕴,熏灼血络,迫血妄行;饮食不节,损伤脾胃,脾气亏虚,失其统摄之职,血溢脉外;脾虚气血生化乏源,可致气血亏虚,气虚推动无力而成血瘀,发为本病。

(5)外感六淫,邪毒蕴结:因心、肺、脾、肝、肾等脏腑的亏虚,外感六淫,或理化、生物因素侵袭,邪毒侵入脏腑,留连筋骨间,内搏于骨,毒入骨髓,邪正交争,正虚邪盛,而致本病。

(6)久病体虚,阴阳气血亏损:本病常在慢性感染性疾病或自身免疫性疾病的基础上发病,往往久病失于调理,正气亏损难复,如热病日久,耗血伤阴;如寒病日久,伤气损阳;如瘀血内结,新血不生,导致气血阴阳损伤,邪毒入侵,导致本病。

本病病位在肾及骨,但与心、肝、脾、肺关系密切。以正虚为本,同时见标实,常为标本虚实错杂互见。早期以邪实为主,后期以本虚为主。本病起病徐缓,早期无症状,易漏诊。出现症状时,病势多严重,且病势缠绵,经中医或中西医结合治疗,则效果较为良好,但也有合并脏腑亏损,病情进展,出现精气衰败,邪毒深陷,导致病情恶化。

二、临床表现

本病起病徐缓,可有数月至10多年无症状期,早期易被误诊。多发性骨髓瘤的临床表现繁多,主要有贫血、骨痛、肾功能不全、感染、出血、神经症状、高钙血症、淀粉样变等。

(一)瘤细胞浸润表现

(1)骨痛、骨骼变形和病理性骨折:骨髓瘤细胞分泌破骨细胞活性因子激活破骨细胞,使骨质溶解、破坏，骨骼疼痛是最常见的早期出现的症状，约占 70％，多为腰骶、胸骨、肋骨疼痛，早期症状较轻，为游走性或间歇性，后期骨痛症状加重。骨髓瘤细胞浸润骨骼，骨局部如颅骨、肋骨、胸骨等部位出现骨肿块。由于瘤细胞对骨质破坏，引起病理性骨折，可多处骨折同时存在。

（2）贫血和出血：贫血较常见，为首发症状，贫血轻重程度可不等，与病程有关。血小板减少，出血症状多见，皮肤黏膜出血较多见，严重者可见内脏及颅内出血。白细胞基本正常，偶见增多，或呈类白血病反应。

（3）肝、脾、淋巴结和肾脏浸润：肝、脾轻度或中度肿大，颈部淋巴结肿大，骨髓瘤肾病，其他软组织骨髓瘤多见于甲状腺、胸腺、卵巢、心脏等部位。

（4）神经证候：部分患者在早期或后期可出现肢体瘫痪，嗜睡昏迷，复视失明，视力减退。周围神经病变少见。

（二）骨髓瘤细胞分泌大量 M 蛋白引起的症状

1.继发感染

感染多见细菌，亦可见真菌、病毒，最常见为细菌性肺炎、泌尿系感染、败血症，病毒性带状疱疹也可见。

2.肾功能损害

50％～70％的患者尿检有蛋白、红细胞、白细胞、管型，出现慢性肾衰竭、高磷酸血症、高钙血症、高尿酸血症，可形成尿酸结石。脱水、急性感染、静脉肾盂造影及应用肾毒性的抗生素可诱发急性肾衰竭。

3.高黏稠综合征

发生率为 2％～5％，头晕眼花，视力障碍，并可突发晕厥，意识障碍，眼底检查可见动脉缺血，静脉瘀血伴出血。多见于 IgM 型多发性骨髓瘤。

4.淀粉样变

发生率为 5％～10％，常发生于舌、皮肤、心脏、胃肠道等部位。

（三）体征

Ⅰ期患者无贫血体征，Ⅱ、Ⅲ期患者见贫血貌，睑结膜苍白，有或无淋巴结肿大，心率增快，肝脾轻、中度肿大，胸骨、肋骨、腰椎骨等部位压痛，或骨局部触及骨肿块，伴出血可见皮肤瘀点瘀斑，伴肺部感染时肺部听诊常可闻及湿啰音。

三、辅助检查

（一）血象

本病多为正细胞正色素性贫血。白细胞正常，偶见幼粒、幼红细胞或瘤样浆细胞，血小板正常或减少，晚期血小板常减少。

（二）骨髓象

骨髓穿刺和骨髓活检很重要，具有特异诊断意义。骨髓象：增生明显活跃，骨髓瘤细胞占6％～95％，瘤细胞的特点是个体较大，圆形或卵圆形，核仁 1～2 个，核染色质较细致，核周淡染区消失，胞浆内可见嗜苯胺蓝颗粒、鲁塞尔小体、空泡和蛋白质晶体，胞浆量较丰富，嗜碱性强。瘤细胞电镜特点:瘤细胞的粗面内质网显著增多,扩大呈球形,高尔基体增多,线粒体增多,胞浆甚至核内有包涵体。粒系和红系不同程度受抑,数量减少。

(三)其他检查

1.血液生化及尿检查

血清蛋白电泳,在β~γ区域出现特有的M蛋白,是单克隆球蛋白,或轻链蛋白(本周蛋白)。正常γ球蛋白减少。血清总蛋白超过正常,清蛋白正常或轻度减少,球蛋白增多。近60%~70%的患者出现尿本周蛋白,血钙明显增高。肾功能不全患者,尿素氮、肌酐升高,血磷增高,高尿酸血症。尿液检查见蛋白尿、管型尿、血尿。血沉增快。

2.免疫球蛋白检查

血清中出现大量单克隆免疫球蛋白,IgG、IgA、IgM、IgD增高,或尿中出现单克隆免疫球蛋白轻链。

3.X线检查

可见三种改变:①弥漫性骨质疏松;②溶骨破坏,即颅骨、骨盆、脊椎骨、肋骨出现大小不等的圆形、卵圆形穿凿样改变;③病理性骨折。

四、诊断标准及分期分型标准

(一)诊断标准

(1)骨髓中浆细胞>15%,并有异常浆细胞(骨髓瘤细胞)或骨髓活检为浆细胞瘤为最主要诊断依据。

(2)血清中出现大量单克隆免疫球蛋白(M蛋白),IgG>35g/L,IgA>20g/L,IgD>2.0g/L,IgM>15g/L,或尿中出现单克隆免疫球蛋白轻链,轻链排出>1g/24h。

(3)无其他原因的溶骨病变或广泛性骨质疏松。

(二)临床分型

(1)一般分型,可分为五型:①孤立型;②多发型;③弥漫型;④髓外型;⑤白血病型。

(2)根据免疫球蛋白分型:①IgG型:多见,占50%~60%,易感染,高血钙和淀粉样变较少见;②IgE型:占25%,高钙血症明显,合并淀粉样变,出现凝血异常及出血倾向机会较多,预后较差;③IgG型:很少见,仅占1.5%,瘤细胞分化较差,易并发浆细胞性白血病,几乎100%合并肾功能损害,生存期短;④IgM型:少见,易发生高黏滞血症或雷诺现象;⑤轻链型:占20%左右,80%以上有本周蛋白尿,易合并肾衰竭和淀粉样变性,预后很差;⑥IgE型:很罕见;⑦非分泌型:占1%以下,血与尿中无异常蛋白,骨髓中浆细胞增多,有溶骨改变或弥漫性骨质疏松。

(3)特殊类型:①冒烟型:占1.5%~2%,骨髓中浆细胞>10%,血清单克隆免疫球蛋白IgG>30g/L,无贫血,溶骨性损害及肾衰竭,病情能维持5年以上不变,故早期不必要治疗;②孤立型:骨髓中浆细胞<5%,血清M蛋白少,常在手术中发现,诊断依据病理;③两种以上M蛋白的骨髓瘤,仅占1%;④半分子IgA多发性骨髓瘤,极为罕见。

(三)临床分期

本病临床分期常用Durie-Solmon分期系统。

(1)Ⅰ期:须符合下列条件:①血红蛋白>100g/L;②血钙正常;③骨骼X线正常或呈孤立

性溶骨病变;④M球蛋白 IgG＞50g/L,IgA＜30g/L,尿轻链＜4g/d。

（2）Ⅱ期:各项标准介于Ⅰ期和Ⅲ期之间。

（3）Ⅲ期:符合下列至少一项:①血红蛋白＜85g/L;②血钙＞2.98mmol/L;③X线多处进行性溶骨损害;④M蛋白 IgG＞70g/L,IgA＞50g/L,尿轻链＞12g/d。

以上每期根据肾功能变化又分为两种亚型:①肾功能正常,血肌酐＜176.8mmol/L;②肾功能损害,血肌酐＞176.8mmol/L,尿素氮＞10.7mmol/L。

五、类病辨别

本病需与以下浆细胞疾病相鉴别。

（一）巨球蛋白血症

其特点是血清中M成分为 IgM,其含量常＞30g/L。骨髓中为淋巴细胞样浆细胞增生,活检证实为淋巴样细胞浸润。在电子显微镜下可见内质网、线粒体增多,聚核糖体呈管状排列。免疫荧光法检查可见该细胞表面及胞浆内含 IgM。常有肝脾淋巴结肿大,少数患者尿中出现本周蛋白,但很少有骨骼破坏及肾功能损伤。

（二）反应性浆细胞增多症

为淋巴网状系统受到慢性炎症刺激所致的良性反应性增生。多可查到原发病,如类风湿关节炎及其他慢性感染等。其特点为骨髓中浆细胞＞3%,但一般不超过10%,而且为成熟浆细胞。免疫球蛋白正常或稍增高,一般在 20g/L 以下,其含量稳定或随着原发病的治疗好转而逐渐下降,其升高的免疫球蛋白以 IgG 较为常见。无骨骼损害。

六、辨证论治

（一）治疗原则

本病以本虚标实,肾虚为主,毒犯骨髓出现气滞血瘀、痰阻血热等病理表现为标,治疗以补虚治本为主,活血化瘀、清热解毒、化痰散结、疏肝泄热等为标。调整阴阳,扶持人体正气,也是治疗上的重点,但当邪盛势猛时,则以祛邪为先,邪去则正安。

（二）分证论治

1.气滞血瘀证

证候:胸胁疼痛,腰痛,低热,纳呆食少,腹胀,乏力,面黄少华,肌衄,舌质暗红或淡红有瘀斑,脉涩或弦。

治法:活血化瘀,清热解毒。

方药:血府逐瘀汤加减。常用药物:桃仁、红花、当归、生地黄、川芎、柴胡、赤芍、甘草、牛膝、牡丹皮、枳壳、丹参、水蛭、半枝莲、䗪虫。

加减:若口苦目赤心烦加栀子、黄芩,或合用当归龙荟丸清三焦之火;肝郁化火伤阴,头晕、夜寐不安,舌红少津加枸杞子、菊花、何首乌;耗伤气血加黄芪、党参、白术。

2.痰毒瘀阻证

证候:胁痛,肋骨膨出,腰痛,痰核肿大,胁下癥块,神疲乏力,舌质暗红、舌苔腻,脉弦滑。

治法：涤痰散结，化瘀解毒。

方药：涤痰汤加减。常用药物：制半夏、制南星、陈皮、枳壳、太子参、石菖蒲、当归、川芎、桃仁、牡丹皮、赤芍、延胡索、生牡蛎（先煎）、浙贝母、白花蛇舌草。

加减：胁下癥块加鳖甲煎丸消补兼施；伤及气阴，加黄芪、党参、玄参、北沙参。

3.热毒炽盛证

证候：高热，肌衄发斑，甚则神昏，烦渴，头痛，耳鸣，便秘溲赤，舌红有瘀斑，脉大而数。

治法：清热凉血解毒。

方药：犀角地黄汤合清瘟败毒散加减。常用药物：水牛角（先煎）、赤芍、生石膏（先煎）、黄连、栀子、黄芩、连翘、生地黄、玄参、知母、牡丹皮、大青叶、紫草、甘草。

加减：热甚伤阴者，加沙参、石斛；便秘者加当归龙荟丸；热甚神昏，灌服紫雪丹、至宝丹或安宫牛黄丸。若大便秘结，苔黄垢，可加凉膈散。

4.气血两亏证

证候：头晕乏力，心悸气短，动则加剧，胁痛隐隐，面色㿠白，自汗，皮肤瘀点、瘀斑，舌苔薄白腻，舌淡边有齿印，脉小滑重按无力。

治法：补益气血，兼清瘀毒。

方药：八珍汤加减。常用药物：党参、黄芪、白术、当归、白芍、茯苓、熟地黄、黄精、阿胶（烊化）、丹参、蒲公英、半枝莲、炙甘草。

加减：若舌苔腻者，熟地黄改为砂仁；若湿热下注膀胱加八正散。

5.肝肾阴亏证

证候：腰痛，腰酸乏力，头痛，耳鸣，消瘦，颧红，盗汗，尿频数色深黄，肢体屈伸不利，肢体麻木，目干，视物不清，舌质暗红、苔薄黄微腻而干，脉弦大而数、重按无力。

治法：滋肾养肝，清热解毒。

方药：三才封髓丹合二至丸加减。常用药物：生地黄、熟地黄、天门冬、太子参、山茱萸、枸杞子、女贞子、旱莲草、怀牛膝、黄柏、砂仁（后下）、牡丹皮、丹参、半枝莲、石见穿。

加减：精血亏竭，耳聋足痿者加紫河车填补精血；加杜仲、牛膝、桑寄生补益肝肾，强壮筋骨；也可加黄芪、川断补益气血。肝阴虚为主加用一贯煎养肝阴，泻肝火。

6.脾肾阳虚证

证候：面色苍白无华，形寒肢冷，小便清长，大便溏薄，下肢浮肿，气喘不能平卧，头晕乏力，心悸气短，颜面浮肿，舌质淡苔薄，脉沉细。

治法：温肾健脾。

方药：右归丸加减。常用药物：制附子（先煎）、肉桂、熟地黄、山茱萸、淮山药、枸杞子、淫羊藿、杜仲、桑寄生、巴戟天、狗脊、黄芪、白花蛇舌草、益母草、泽兰、桃仁、甘草。

加减：喘促短气，动则加甚，肾不纳气者，可加五味子、补骨脂、蛤蚧；浮肿尿少者，加茯苓、泽泻、白术、车前子。

七、中医特色治疗

(一)专方专药

(1)黄芪注射液:每日 40mL 加入 5% 葡萄糖注射液 500mL 中静脉滴注,具有补益肺脾、益气升阳的功效。

(2)犀黄丸:由犀牛黄、麝香、乳香、没药、黄米饭等组成,为 6g 重蜜丸,每次 1 丸,每日 2 次,米醋送服,具有活血化瘀、清热解毒的功效,用于痰火蕴结型患者。

(3)小金丹:由白胶香、草乌、五灵脂、地龙、制乳没等组成,每日早晚各服 1 丸,温开水送服,具有温化寒凝、祛瘀通络之效,应用于脾肾阳虚型表现为形寒肢冷、局部疼痛较甚者。

(4)济生肾气丸:由熟地黄、山茱萸、山药、附子、肉桂、茯苓、泽泻、车前子、牡丹皮、牛膝组成。该药为蜜丸,每丸重 9g,每次服 1 丸,每日 2~3 次,温开水送服,具有补肾壮阳、强健筋骨之效,用于表现为多处溶骨性破坏,并有腰膝冷痛、神疲乏力、舌淡白、脉沉迟无力者。

(二)中药外敷止痛法

(1)镇痛灵:由生草乌、蟾酥、生南星、生半夏、细辛、花椒组成。将镇痛灵 2.5g,混入加热软化后的黑膏药内,和匀后敷贴于痛处,隔日换药。连用 7 次为 1 个疗程,具有解毒消肿、温阳止痛、化阴寒痼冷之功效。

(2)癌症镇痛散:由生南星、生附子、生川乌、白胶香、五灵脂、麝香、冰片、蚤休、芦根、黄药子、穿山甲、皂角刺等组成,将上药共研极细末和匀,制成散剂密封储存。寻找痛处或反映于体表的疼痛部位敷药,如感觉模糊不清者,选取痛处周围的穴位敷药。用生理盐水清洁局部皮肤后,取药末 5g,以茶水调成糊状外敷,敷药 6~8h,12h 后可重复使用。

(三)名老中医经验

(1)温成平教授认为,多发性骨髓瘤的发展是一个动态的过程,不同时期虚、毒、浊、瘀的表现会有偏颇。因此,在临证时,首先要辨清虚实,理清标本,辨明是以肾虚为主还是以邪毒、浊瘀为甚,酌定扶正与祛邪药物的药味及剂量,这样才能提高疗效。其次,某些解毒化湿、泌浊逐瘀药物具有一定的毒性及不良反应,这时就应当根据患者的体质、承受能力及脏腑等情况酌情选用,注意顾护脾胃之气,以养后天之本。再者,多发性骨髓瘤临床表现复杂多样,大多数多发性骨髓瘤患者表现为肾虚毒瘀的证候,但有时也会有其他证候。根据肾虚的阴阳偏属,或选用温肾壮阳之药,如杜仲、补骨脂、淫羊藿、巴戟天等;或选用滋养肾阴之药,如熟地黄、山茱萸、枸杞子、炙龟板等;还可以配合牛膝、狗脊、桑寄生、千年健等药物,以达到强筋壮骨之效。在本病后期,多可见阴阳互损的状况,故在温肾之时佐以滋阴之药,滋阴之时佐以温阳之品,以求阴中求阳、阳中求阴,从而达到阴阳互生之效。采用益肾解毒泌浊法治疗多发性骨髓瘤,是基于本虚标实的病理特点,若单纯补虚则碍实,单纯泻实又碍虚,故临床上需要虚实兼顾,标本同治,扶正祛邪,方取佳效。温教授临床常用药物有黄芪、白术、茯苓、杜仲、补骨脂、熟地黄、金银花、白花蛇舌草、半枝莲、石见穿、全蝎等。

(2)魏克民教授认为,多发性骨髓瘤多迁延日久,"久病多瘀,久病入络",必然会导致气滞血瘀,故常用三棱、莪术、炮山甲、炙鳖甲等软坚散结、化瘀通络,柴胡、枳壳、陈皮、青皮、厚朴、炒木香、广郁金、制香附等理气化滞。肿瘤是一种慢性消耗性疾病,发展过程缓慢,一般都会经历三个阶段,第一个阶段是邪气亢盛为主,第二个阶段是邪正相争,第三个阶段是正气虚弱为主,不管疾病发展到哪一阶段,都是正气虚弱、邪气旺盛的表现。久病必然耗气伤津,气为血之帅,气虚则血虚,脾胃气虚则血失统摄而出血,津液大伤,必然出现阴虚为主的表现,"留得一分津液,便有一分生机",但凡舌红、苔薄白,脉细数均可采用补气养阴为治疗大法。故魏教授喜用生黄芪、黄精、太子参(男多用)、党参(女多用)、南沙参、北沙参、女贞子(女多用)、杜仲、枸杞子、鲜铁皮枫斗、熟地黄、当归、白芍、赤芍等补气养阴之药。

(3)黄振翘教授认为,老年性多发性骨髓瘤,肝肾亏虚,脏腑亏损,以致肝郁气滞,痰瘀互结,热毒内蕴而成本证,治疗上以标本兼顾,益气活血,平肝清热。药用太子参、骨碎补益气;野葡萄藤、忍冬藤、桑枝、炒黄芩、炒黄柏、猫人参、炒枳壳平肝清热;当归、延胡索活血。之后又以生黄芪、党参、炒白术、制半夏、茯苓、丹参、藤梨根、陈皮、野葡萄藤、骨碎补、炒杜仲、淮山药、猫爪草、生炙草、炒黄柏组方。其功用为补益气血,调治肝肾,化瘀泄浊,清热解毒。

(4)周蔼祥教授认为,本病属中医学"骨痹病",辨治该病仍然不离扶正解毒大法。对于扶正,除重视益气养阴外,还特别重视补肾壮骨,故常加入牛膝、骨碎补等。对于邪实,主要是从痰毒两方面考虑,用药如化痰药土贝母、山慈菇;解毒药如白英、土茯苓、龙葵等。总体上,本病目前主要是配合西药化疗,从临床实践来看,以扶正解毒为主要治法的方药对缓解骨髓瘤患者症状及延长生命有一定疗效。

第六章

口腔内科疾病

第一节　牙龈病

牙龈病是指局限于牙龈组织的病变,以牙龈组织的炎症为主要特征或为全身疾病在牙龈的表现。以菌斑引起的牙龈病最为常见,全身因素可诱发或加重某些牙龈病。

一、慢性龈炎

(一)概述

慢性龈炎是指位于游离龈和龈乳头的慢性炎症,是菌斑性牙龈病中最常见的疾病,又称边缘性龈炎或单纯性龈炎。

(二)临床表现

1.自觉症状

常因刷牙或咬硬物时牙龈出血就诊,甚至有时出现自发性牙龈出血,或有口臭,牙龈局部痒、胀、不适等。

2.临床检查

(1)牙龈色、形、质的改变:如牙龈呈暗红色,龈缘变厚,龈乳头圆钝肥大,质地松软脆弱。

(2)由于牙龈组织的水肿或增生,龈沟的探诊深度可达 3mm 以上,但无附着丧失。

(3)龈沟探诊出血。

(4)龈沟液量增多,有些患者还可出现牙周溢脓。

(三)诊断与鉴别诊断

1.诊断

根据临床表现,龈缘附近牙面有菌斑、牙石堆积或存在其他菌斑滞留因素等,即可诊断。

2.鉴别诊断

(1)与早期牙周炎鉴别:有无附着丧失和牙槽骨吸收是鉴别慢性龈缘炎和牙周炎的要点。

(2)与血液病引起的牙龈出血鉴别:以牙龈出血为主诉的患者需注意与血液系统疾病鉴别,血液检查有助于诊断。

(3)与坏死性溃疡性龈炎鉴别:坏死性溃疡性龈炎疼痛症状明显,有特征性的龈乳头和龈缘的坏死。慢性龈炎无自发痛。

（四）治疗原则及方案

（1）口腔卫生指导，菌斑控制。

（2）通过洁治术清除菌斑及牙石，消除造成菌斑滞留和刺激牙龈的局部因素，如纠正食物嵌塞或去除不良修复体等。

（3）炎症较重时可配合局部用药，如1‰～3‰过氧化氢液、碘制剂、漱口液等。

（4）炎症消退后，牙龈纤维增生不能恢复正常牙龈形态者，可采用牙龈成形术或牙龈切除术。

（5）定期复查复治，维持疗效。

二、青春期龈炎

（一）概述

发生于青春期少年的慢性非特异性牙龈炎。菌斑是青春期龈炎的主要病因，青春期性激素水平变化使牙龈的炎症加重。

（二）临床表现

与慢性龈炎的牙龈炎症表现类似，且容易出现牙龈肥大。

（三）诊断与鉴别诊断

患者处于青春期，牙龈炎症反应明显。

（四）治疗原则及方案

同慢性龈炎。由于激素的作用以及患者的年龄特点，往往难以实现理想的菌斑控制，牙龈炎症不易消退，临床医生应充分注意。

三、妊娠期龈炎

（一）概述

为女性在妊娠期间，由于激素水平升高，原有的牙龈慢性炎症加重，分娩后病损可自行减轻或消退。

妊娠期还可能形成牙龈瘤样改变（实质为炎症性肉芽组织而非肿瘤），称为妊娠期龈瘤或孕瘤。

（二）临床表现

（1）患者一般在妊娠前即有不同程度的慢性龈炎，妊娠后炎症加重，分娩后可减轻至妊娠前水平。

（2）龈缘和龈乳头呈鲜红或暗红色，松软而光亮，或呈现显著的炎性肿胀、肥大，有龈袋形成，易出血。龈缘附近牙面有菌斑、牙石堆积。

（3）妊娠期龈瘤常发生于单个牙间乳头，通常始发于妊娠第3个月，迅速增大，一般直径不超过2cm，色泽鲜红光亮或暗紫，极易出血，有蒂或无蒂。妊娠期龈瘤较大时常妨碍进食或因被咬破而感染。

（三）诊断要点

（1）妊娠期妇女牙龈呈鲜红色，高度水肿、肥大，极易出血，可据此临床表现诊断为妊娠期龈炎,或由龈瘤样病变即可诊断为妊娠期龈瘤。

(2)长期口服避孕药的妇女可有类似妊娠期龈炎的症状,诊断时应详细询问病史。

(四)治疗原则及方案

同慢性龈炎,辅助药物治疗时应注意药物的安全性评价。

(1)口腔卫生指导,菌斑控制。

(2)对妊娠期龈炎患者,去除局部刺激因素,如菌斑、牙石、不良修复体等。动作应轻柔,减少疼痛和出血,炎症较重者,可用1%过氧化氢溶液和生理盐水冲洗,袋内尽量不放药,选用安全的含漱剂。

(3)对妊娠期龈瘤患者,尽量用保守疗法。对一些体积太大而妨碍进食或出血严重的妊娠期龈瘤,可酌情考虑做简单的手术切除。手术时机应尽量选择在妊娠期第4~6个月内,以免引起流产或早产。

(4)治疗后强化口腔卫生指导,以维持疗效。

四、牙龈瘤

(一)概述

牙龈瘤是指发生于牙龈乳头的炎症反应性瘤样增生物。它来源于牙周膜及牙龈的结缔组织,并无肿瘤的生物学特征和结构,故非真性肿瘤,但切除后易复发。

(二)临床表现

(1)女性患者较多,多发于唇、颊侧的龈乳头,舌、腭侧较少见。

(2)一般为单颗牙发生。瘤样增生物呈球形或椭圆形,有蒂如息肉状或无蒂基底宽,大小不一。组织病理学表现不同,牙龈瘤呈现出不同的颜色和质地。纤维型龈瘤质地坚韧,颜色粉红,不易出血;肉芽肿型龈瘤色暗红,质地较软,触之易出血;血管型龈瘤颇似血管瘤,损伤后极易出血,妊娠期龈瘤多为此型。

(3)生长较慢,无自觉症状。

(4)病程较长者可出现牙槽骨吸收,牙齿松动、移位。

(三)诊断与鉴别诊断

(1)根据上述临床表现和术后病理检查诊断。

(2)与牙龈的恶性肿瘤鉴别,恶性肿瘤生长迅速,表面呈菜花样溃疡,牙槽骨破坏,活检即可明确诊断。

(四)治疗原则及方案

牙周基础治疗后手术切除。应注意对妊娠期龈瘤手术治疗时机的把握。

五、药物性牙龈肥大

(一)概述

为因长期服用某些药物,如抗癫痫药苯妥英钠、免疫抑制剂环孢素,以及钙通道拮抗剂如硝苯地平、维拉帕米等而引起的牙龈纤维性增生和体积肥大。

（二）临床表现

（1）唇（颊）侧和舌（腭）侧的龈缘和龈乳头实质性肥厚，龈乳头常呈球状或结节状突起并互相靠近或相连，严重时附着龈也明显增厚。增生的牙龈可部分或全部覆盖牙冠，甚至将牙齿挤压移位。

（2）增生的牙龈质地坚韧略有弹性，呈淡红色，探之不易出血。

（3）长期的牙龈形态改变，使局部失去自洁作用，导致菌斑、牙石堆积，可伴发牙龈炎症。

（三）诊断与鉴别诊断

（1）根据牙龈实质性增生的特点和长期服用上述药物史，即可诊断。

（2）与牙龈纤维瘤病鉴别。牙龈纤维瘤病可有家族史，无服药史，幼年即可发病。可同时累及牙龈缘、龈乳头和附着龈，牙龈纤维瘤病的增生程度较药物性牙龈肥大重。

（四）治疗原则及方案

（1）指导患者严格控制菌斑。

（2）去除局部刺激因素，如洁治、刮治、局部用药，消除导致菌斑滞留的因素。一些症状较轻的病例，经上述处理后，牙龈增生可明显好转，甚至痊愈。

（3）增生严重并影响美观和口腔自洁作用的病例，可在炎症控制后做牙龈切除术或牙龈成形术，恢复牙龈的生理外形。

（4）在诊疗中评估，必要时与相关的专科医师协商，停用引起牙龈增生的药物，更换其他药物。

（5）需长期服用苯妥英钠、环孢素和钙通道拮抗剂等药物者，用药前和服药后应定期行口腔检查，消除局部致病因素，能减少本病的发生。

六、急性坏死性溃疡性龈炎

（一）概述

急性坏死性溃疡性龈炎是指发生于龈缘和龈乳头的急性炎症和坏死，又称奋森龈炎或战壕口。按照牙周病的新分类法命名，本病与坏死性溃疡性牙周炎合称为坏死性牙周病。

（二）临床表现

（1）青壮年男性多见。贫困地区营养不良或因全身疾病而使抵抗力极度下降的儿童也可发生，若治疗不及时，可发展为走马疳。

（2）常有明显的诱因，如过度疲劳、精神紧张、大量吸烟、机体免疫功能低下或缺陷者（如白血病、恶性肿瘤、艾滋病患者等）易发生本病。

（3）起病急，常以牙龈自发性出血和明显疼痛为主诉。

（4）龈乳头和龈缘坏死为特征性损害。

（5）腐败性口臭。

（6）部分患者可有轻度全身不适、低热和淋巴结肿大。

（7）坏死区底部细菌涂片检查可见大量梭形杆菌和螺旋体。

（8）急性期治疗不彻底或反复发作可转为慢性坏死性龈炎，表现为龈乳头严重破坏，甚至消失,龈乳头处的牙龈高度低于龈缘高度,呈反波浪状。

(9)个别患者病损波及深部牙周组织,引起牙槽骨吸收、牙周袋形成和牙齿松动,称为坏死性溃疡性牙周炎。

(三)诊断要点

(1)起病急,多有明显的诱因。

(2)常以牙龈自发性出血和明显疼痛为主诉。

(3)有龈乳头和龈缘坏死表现。

(4)有特殊的腐败性口臭。

(5)坏死区底部涂片检查可见大量梭形杆菌和螺旋体。

(四)治疗原则及方案

(1)口腔卫生指导,菌斑控制。建议患者立即更换牙刷,以防止再感染。

(2)轻轻去除坏死组织,病情允许时初步去除大块龈上牙石。

(3)用1‰～3‰过氧化氢溶液局部擦拭、冲洗、反复含漱。

(4)必要时全身服用抗厌氧菌药物,如甲硝唑等。

(5)采取支持疗法,加强营养,积极治疗全身疾病。

(6)急性期过后,积极治疗原已存在的牙周病,防止复发。

七、白血病的牙龈病损

(一)概述

有些白血病患者因牙龈肿胀、疼痛而首先到口腔科就诊。这种牙龈肿胀并非原发于牙龈本身的病变,而是由于大量不成熟的、无功能的白细胞在牙龈组织中浸润和积聚,使牙龈发生肿胀、坏死。由于牙龈的肿胀、出血,局部自洁作用差,大量菌斑积聚,又加重了牙龈的炎症。白血病患者的口腔表现多种多样,怀疑该病时,应做初步的血常规和血涂片检查,并请内科医师会诊。

(二)临床表现

(1)白血病的牙龈病损可波及龈乳头、龈缘和附着龈,常为全口性病损。

(2)牙龈肿大,颜色暗红或苍白,质地松软脆弱。

(3)因幼稚血细胞浸润,末梢血管栓塞,局部抗感染能力差,龈缘处可有坏死、溃疡,并有假膜覆盖,口臭明显。当梭形杆菌和螺旋体大量繁殖时,可在白血病基础上伴发急性坏死性溃疡性龈炎。

(4)有明显的出血倾向,龈缘常有血块或渗血,不易止住,口腔黏膜可有出血点或瘀斑。

(5)可有衰弱、消瘦、低热等全身症状。

(6)血常规及血涂片检查见血细胞数目及形态异常。

(三)诊断要点

可疑白血病患者应及时转至血液科进一步诊治。

(四)治疗原则及方案

(1)口腔卫生指导,菌斑控制。

（2）及时转血液科确诊和治疗，口腔科治疗应与内科医师密切协商。

（3）口腔科以保守治疗为主，切忌做活检或手术治疗。

（4）遇出血不止时，可局部用药物或压迫止血，全身注射或服用止血剂的效果不太确切。

（5）龈沟冲洗、上药，漱口液含漱。

（6）一般不做洁治术，若全身情况允许，必要时可做简单洁治去除大块牙石，但动作应轻柔，避免组织损伤，注意出血情况，酌情处理。

八、急性龈乳头炎

（一）概述

牙龈乳头因机械或化学刺激，出现的局限的急性非特异性炎症。

（二）临床表现

（1）自发性胀痛。

（2）牙龈乳头发红肿胀，探触痛明显，易出血。

（3）有龈乳头受到机械或化学刺激的病史，有时局部可见食物嵌塞等刺激物。

（4）患牙可有轻度叩痛。

（5）有时疼痛表现为明显的自发痛和中度的冷热刺激痛，需与牙髓炎鉴别。

（三）诊断与鉴别诊断

（1）根据典型的临床表现即可诊断。

（2）与牙髓炎鉴别：牙髓炎具有典型的疼痛症状，有引起牙髓病变的牙体损害或其他病因，温度测验极为敏感。

（四）治疗原则及方案

（1）去除嵌塞的食物、充填体悬突、鱼刺等局部刺激因素。

（2）去除菌斑、牙石，局部冲洗，上药，缓解急性炎症。

（3）急性炎症消退后彻底去除病因，如消除食物嵌塞的原因，治疗邻面龋，修改不良修复体等。

九、遗传性牙龈纤维瘤病

为与遗传有关的牙龈组织弥漫性纤维结缔组织增生性疾病。又称先天性牙龈纤维瘤病、家族性牙龈纤维瘤病或特发性牙龈纤维瘤病。较为罕见，国外统计发病率为 1/750 000。

（一）概述

以常染色体显性遗传为主，也有少数隐性遗传或散发病例。致病基因尚不明确。已发现 4 个位于不同染色体的基因座与其有关，分别命名为 GINGF1（2p21-p22）、GINGF2（5q13-q22）、GINGF3（2p22.3-p23.3）和 GINGF4（11p15）。在 GINGF1 位点，发现一个巴西家系中因 SOS1 基因发生单碱基插入，产生移码突变而致病。遗传性牙龈纤维瘤病具有明显的遗传异质性，尚未发现在临床表型与候选基因座方面存在明显相关性。

（二）临床表现

以全口牙龈纤维结缔组织广泛性、渐进性增生为临床特征。萌牙后发病，可见于乳牙萌出后,但多数为恒牙萌出后发生。牙龈广泛的渐进性的增生,累及全口的游离龈、龈乳头和附着龈直至膜龈联合处。牙龈增生覆盖部分牙面或整个牙冠,以上颌磨牙腭侧最为严重,影响美观和妨碍咀嚼功能。增生的牙龈颜色粉红,质地坚韧,表面光滑,偶有结节或小颗粒,可见点彩,无痛,不易出血。牙受牙龈挤压可出现松动和移位。萌牙期受增生牙龈阻扰,出现萌牙困难。

(三)诊断与鉴别诊断

(1)根据典型的牙龈增生表现,结合发病年龄,有家族史可诊断,但没有家族史也不能排除诊断。

(2)与药物性牙龈肥大相鉴别。后者有长期服药史,无家族史,牙龈增生较轻但炎症较重。

(四)治疗

切除增生牙龈,修整牙龈外形,恢复功能和外观。手术切除增生牙龈时,注意保护附着龈。

(五)预后

术后易复发。其为良性病变,复发后可再次手术。保持良好口腔卫生有助于防止或延缓复发。

第二节　牙髓病

一、可复性牙髓炎

可复性牙髓炎是牙髓组织以血管扩张、充血为主要病理变化的初期炎症表现。

(一)症状

患牙遇到冷、热或甜、酸刺激时,出现瞬间的疼痛反应,尤其对冷刺激更敏感。没有自发性疼痛。

(二)辅助检查

(1)患牙常有接近髓腔的牙体硬组织病损,如深龋、深楔状缺损、牙隐裂等。患牙也可有深牙周袋,或咬合创伤、正畸外力过大。

(2)温度测验表现为一过性疼痛。

(3)叩痛(－)。

(三)鉴别诊断

需与以下疾病相鉴别。

1.深龋

深龋患牙的冷诊反应正常,只有当冰水滴入洞中方可引起疼痛。当深龋与可复性牙髓炎一时难以区别时,可先按可复性牙髓炎进行安抚治疗。

2.不可复性牙髓炎

可复性牙髓炎与不可复性牙髓炎的关键区别在于前者无自发痛史,后者一般有自发痛史。不可复性牙髓炎患牙对温度测验的疼痛反应程度较重,持续时间较长,有时还可出现轻度叩痛。在临床上,若可复性牙髓炎与无典型自发痛症状的慢性牙髓炎一时难以区分,可先采用诊断性治疗,即用氧化锌丁香油(酚)黏固剂进行安抚治疗,在观察期内视其是否出现自发痛症状再明确诊断。

3.牙本质过敏症

牙本质过敏症的主要表现是酸、甜、冷、热等刺激可导致酸痛,刷牙、吃硬性食物等可导致更为明显的酸痛。

(四)治疗

彻底去除作用于患牙上的病源刺激因素,同时给予安抚治疗。

二、不可复性牙髓炎

(一)急性牙髓炎

急性牙髓炎的临床特点是发病急,疼痛剧烈。临床上绝大多数病例属于慢性牙髓炎急性发作,龋源性者尤为显著。

1.临床表现

急性牙髓炎(包括慢性牙髓炎急性发作)的主要症状是剧烈疼痛。疼痛的性质具有下列特点:

(1)自发性阵发性痛:疼痛可分为持续过程和缓解过程。炎症牙髓出现化脓时,可有搏动性跳痛。

(2)夜间痛:患者常因牙痛难以入眠,或从睡眠中痛醒。有时患者带凉水瓶就诊。

(3)温度刺激加剧疼痛:冷、热刺激可引起患牙的剧烈疼痛。如牙髓已有化脓或部分坏死,患牙可表现为"热痛冷缓解"。

(4)疼痛不能自行定位:疼痛发作时,患者多不能明确指出患牙,且疼痛呈放射性或牵涉性,常放射到患牙同侧的上、下颌牙或头、颞、面、耳等部位,但不会放射到患牙的对侧区域。

2.辅助检查

(1)可见深龋洞、冠部充填体或其他近髓的牙体硬组织疾病,其中牙隐裂常被忽略。或患牙有深牙周袋。

(2)探诊常可引起剧烈疼痛。有时可探及微小穿髓孔,并可见有少许脓血自穿髓孔流出。

(3)温度测验表现为敏感或激发痛。冰棒去除后,疼痛症状持续一段时间。当患牙对热诊更为敏感时,表明牙髓已出现化脓或部分坏死。

(4)急性牙髓炎早期,患牙叩痛(一);而发展到晚期,可出现垂直叩痛(±)。

3.鉴别诊断

(1)三叉神经痛:表现为突然发作的电击样或针刺样剧痛。一般有疼痛"扳机点",患者每触及该点即诱发疼痛,但每次发作时间短,最多数秒。此外,三叉神经痛较少在夜间发作,多数不影响患者的睡眠,冷、热温度刺激也不引发疼痛。

(2)龈乳头炎:表现为自发性持续性胀痛;对冷热刺激也有敏感反应,一般不会出现激发痛。患者对疼痛多可定位。检查时发现患者所指部位的龈乳头有充血、水肿,触痛明显。有食物嵌塞史。一般未查到可引起牙髓炎的牙体硬组织损害及其他疾病。

（3）上颌窦炎：急性上颌窦炎的疼痛为持续性胀痛，患侧的上颌前磨牙和磨牙可同时受累而导致2～3颗牙均有叩痛，但未查及可引起牙髓炎的牙体组织疾病。

（4）心源性牙痛：老年男性患者多见，牙痛剧烈，但无明显牙病。牙痛部位不确切，往往数颗牙齿均感到疼痛。虽经口腔科处理及服用止痛药，但都不能解除牙痛。做心电图检查、有心肌缺血改变，口服硝酸甘油后，疼痛停止。

4.治疗

急性牙髓炎的诊疗程序见图6-2-1。

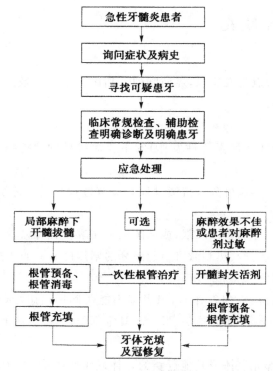

图 6-2-1　急性牙髓炎的诊疗程序

（二）慢性牙髓炎

慢性牙髓炎是临床上最为常见的一型牙髓炎。

1.临床表现

慢性牙髓炎一般不发生剧烈的自发性疼痛，但有时可出现不甚明显的阵发性隐痛或者每日定时出现钝痛，一般可定位患牙。患者可有长期的冷、热刺激痛病史。

2.辅助检查

（1）可见深龋洞、冠部充填体或其他近髓的牙体硬组织疾病。

（2）温度测验多为热诊引起迟缓性痛，或表现为迟钝。

（3）常有叩痛（±）或叩痛（＋）。

3.鉴别诊断

需与下列疾病相鉴别。

（1）深龋：深龋患牙温度测验同对照牙，只有当温度刺激进入洞内才出现敏感症状，刺激去除后症状立即消失；而慢性牙髓炎对温度刺激引起的疼痛反应会持续较长时间。另外，慢性牙髓炎可出现轻叩痛，而深龋患牙叩诊正常。

（2）干槽症：患侧近期有拔牙史。检查可见牙槽窝空虚，骨面暴露，出现臭味。拔牙窝邻牙虽也可有冷、热刺激敏感及叩痛，但无明确的牙髓疾病指征。

（3）牙龈息肉和牙周膜息肉：慢性牙髓炎当查及患牙深龋洞处有息肉时，要与牙龈息肉和牙周膜息肉相鉴别（图 6-2-2）。

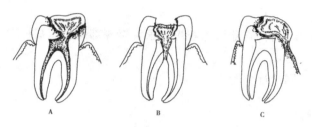

图 6-2-2　龋洞内息肉的来源

A.牙髓息肉；B.牙周膜息肉；C.牙龈息肉

4.治疗

慢性牙髓炎的诊疗程序见图 6-2-3。

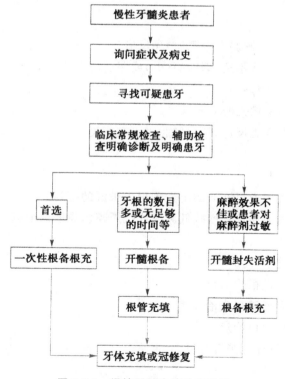

图 6-2-3　慢性牙髓炎的诊疗程序

（三）残髓炎

残髓炎发生在经牙髓治疗后的患牙,由于残留了少量炎症根髓或多根牙遗漏了未做处理的根管,而命名为残髓炎。

1.临床表现

常表现为自发性钝痛、放射性痛、温度刺激痛。因炎症是发生于近根尖孔处的根髓组织,所以患牙多有咬合不适或轻微咬合痛。患牙均有牙髓治疗史。

2.辅助检查

（1）患牙牙冠做过牙髓治疗的充填体或暂封材料。

（2）强冷或强热刺激可表现为迟缓性痛或仅有感觉。

（3）叩痛（＋）或叩痛（±）。

（4）去除患牙充填物,用根管器械探查患牙根管至深部时有探痛（＋）。

3.治疗

残髓炎的诊疗程序同慢性牙髓炎。

三、牙髓坏死

（一）临床表现

（1）无自觉症状。可有自发痛史、外伤史、正畸史或充填、修复史等。

（2）牙冠可存在深龋洞或其他牙体硬组织疾患,或是有充填物、深牙周袋等;也可见有完整牙冠者。牙冠变色、无光泽。

（二）辅助检查

（1）牙髓活力测验（温度测验和电测验）无反应。

（2）叩诊同正常对照牙或不适,即叩痛（一）或叩痛（±）。

（3）牙龈无根尖来源的瘘管。

（4）X线片示根尖周影像无明显异常。

（5）探深龋洞的穿髓孔无反应,开放髓腔时可有恶臭。

（三）鉴别诊断

与慢性根尖周炎鉴别。

（1）有瘘型慢性根尖周炎可在牙龈上发现根尖来源的瘘管。

（2）X线片表现为根尖周骨密度减低影像或根周膜影像模糊增宽。

（四）治疗

（1）年轻恒牙做根管治疗。

（2）发育完成的恒牙做根管治疗。

（3）成人后牙也可做牙髓塑化治疗。

（4）可自髓腔内进行脱色治疗。

（5）牙髓治疗后,可行牙冠美容修复。

四、牙髓钙化

牙髓的血液循环发生障碍,可造成牙髓组织营养不良,出现细胞变性,钙盐沉积,形成微小或大块的钙化物质,又称作髓石。髓石或是游离于牙髓组织中,或是附着在髓腔壁上;有时髓室内呈弥漫性钙化样,甚至造成整个髓腔闭锁。后者多发生在外伤后的牙齿,也可见于经氢氧化钙盖髓治疗或活髓切断术后的病例。

(一)临床表现

一般无临床症状,个别情况出现与体位相关的自发痛,也可沿三叉神经分布区放散。

(二)辅助检查

(1)牙髓温度测验可表现异常,迟钝或敏感。

(2)X线片显示髓腔内有阻射的钙化物(髓石)或呈弥漫性阻射而致髓腔的透射影像消失。若同时显示有根尖周病变者则诊断为"慢性根尖周炎"。

(3)询问病史有外伤或氢氧化钙治疗史,可作为参考。

(4)需在排除其他原因引起的自发性放散痛,并经过牙髓治疗疼痛得以消失,方能确诊。

(三)鉴别诊断

与三叉神经痛鉴别。

(1)髓石引起的疼痛无扳机点,主要与体位有关。

(2)X线检查结果作为参考。

(3)经诊断性治疗(牙髓治疗)后,视疼痛是否消失得以鉴别。

(四)治疗

(1)无症状者无须处理。

(2)根管治疗。

(3)根管不通而有根尖周病变的患牙,需做根尖手术。

五、牙内吸收

正常的牙髓组织变为肉芽组织,从髓腔内部开始吸收牙体硬组织,使髓腔壁变薄,严重者可造成病理性牙折。牙内吸收的原因不明,多发生于受过外伤的牙齿、再植牙及做过活髓切断术或盖髓术的牙齿。

(一)诊断标准

(1)多无自觉症状,也可出现自发性、阵发性痛、放散痛和温度刺激痛等牙髓炎症状。

(2)内吸收发生和髓室时,牙冠见有透粉红色区域或暗黑色区。发生在根管内时牙冠颜色无变化。

(3)牙髓温度测验反应可正常,也可表现为敏感或迟钝。

(4)叩诊同正常对照牙或不适,即叩痛(—)或叩痛(±)。

(5)X线片显示髓腔内有局限性不规则的膨大透影区域,严重者可见吸收区穿通髓腔壁,甚至出现牙根折断线。

(6)病史可作为参考。

(二)治疗原则

(1)彻底去除肉芽性牙髓组织。

(2)根管治疗。

(3)根管壁穿通者,可先修补穿孔再做根管充填。

(4)根管壁吸收严重,硬组织破坏过多,患牙松动度大者应予以拔除。

参考文献

[1]王晨,王捷.内科疾病学[M].北京:高等教育出版社,2019.

[2]赵冰.循环系统疾病[M].北京:中国医药科技出版社,2019.

[3]曾和松,汪道文.心血管内科疾病诊疗指南[M].北京:科学出版社,2019.

[4]陈江华.肾内科疾病临床诊疗[M].北京:人民卫生出版社,2018.

[5]彭永德.内科疾病临床思辨[M].北京:人民卫生出版社,2018.

[6]邬时民.呼吸系统疾病合理用药[M].上海:华东理工大学出版社,2017.

[7]陈亚红,杨汀.慢性阻塞性肺疾病[M].北京:人民卫生出版社,2017.

[8]王刚,宋涛.呼吸系统疾病防与治[M].北京:中国中医药出版社,2017.

[9]陈卫文.内科学[M].北京:高等教育出版社,2017.

[10]于皆平,沈志祥,罗和生.实用消化病学[M].3版.北京:科学出版社,2017.

[11]杨长青,许树长.消化内科常见病用药[M].2版.北京:人民卫生出版社,2016.

[12]王伟岸.胃肠病学手册[M].北京:人民卫生出版社,2016.

[13]马爱群,王建安.心血管系统疾病[M].北京:人民卫生出版社,2015.

[14]张雅慧.心血管系统疾病[M].北京:人民卫生出版社,2015.

[15]徐欣昌,田晓云.消化系统疾病[M].北京:人民卫生出版社,2015.

[16]樊新生.实用内科学[M].北京:科学出版社,2015.

[17]苏惠萍.呼吸疾病安全用药手册[M].北京:科学出版社,2015.

[18]何权瀛.基层常见呼吸疾病诊疗常规[M].北京:人民军医出版社,2015.

[19]林寿宁,朱永苹,林树元.消化内科新医师手册[M].2版.北京:化学工业出版社,2015.

[20]姜泊.胃肠病学[M].北京:人民卫生出版社,2015.

[21]孟靓靓,韩丽萍.呼吸系统疾病防治手册[M].北京:金盾出版社,2014.

[22]李云霞,王静.呼吸系统疾病[M].北京:人民卫生出版社,2014.

[23]钱家鸣.消化内科学[M].2版.北京:人民卫生出版社,2014.

[24]陆付耳.中医临床诊疗指南[M].北京:科学出版社,2016.

[25]冯先波.中医内科鉴别诊断要点[M].北京:中国中医药出版社,2018.

[26]倪青,王祥生.实用现代中医内科学[M].北京:中国科学技术出版社,2019.